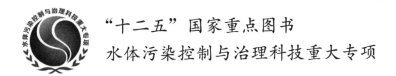

"十二五"国家重点图书

水体污染控制与治理科技重大专项

饮用水安全保障理论与技术研究进展

邵益生 杨 敏 等著

中国建筑工业出版社

图书在版编目(CIP)数据

饮用水安全保障理论与技术研究进展/邵益生，杨敏等著. —北京：中国建筑工业出版社，2018.12
"十二五"国家重点图书 水体污染控制与治理科技重大专项
ISBN 978-7-112-22703-7

Ⅰ.①饮… Ⅱ.①邵… ②杨… Ⅲ.①饮用水-给水卫生-研究进展 Ⅳ.①R123.5

中国版本图书馆CIP数据核字（2018）第214622号

本书结合"十一五"和"十二五"前期水专项饮用水安全保障主题的研究和应用示范成果，针对我国典型区域水源污染和供水系统的特征，以保障龙头饮用水稳定达标为目标，介绍了饮用水安全保障理论与技术体系的研究进展，系统阐释了"从源头到龙头"全流程饮用水安全保障技术体系的框架和内涵。从水源保护与修复、原水预处理和强化常规处理、深度处理工艺优化调控、膜组合净水工艺、特殊污染物处理和管网水质保持与调控等方面，介绍了饮用水安全保障工程技术的新成果；从供水系统风险评估与监管、突发性污染应急处置、水质监控预警等方面，介绍了饮用水安全保障管理技术的新进展；从水质检测仪器仪表、大型臭氧发生器、饮用水处理用超滤膜及一体化净水设备等方面，介绍了饮用水安全保障材料与设备产业化的新突破。通过介绍太湖流域、黄河下游地区和珠江下游地区饮用水安全保障技术集成与综合示范，系统总结了这一阶段饮用水安全保障研究取得的最新成果与实施成效，介绍了"十三五"任务布置和预期成果。

本书可用作从事给水排水工程、环境科学与工程等专业的研究人员、高等院校师生、研究生、企业技术人员、部门管理人员等的教材和必备参考书。

责任编辑：俞辉群 刘爱灵
责任校对：姜小莲

"十二五"国家重点图书
水体污染控制与治理科技重大专项
饮用水安全保障理论与技术研究进展
邵益生 杨 敏 等著
*
中国建筑工业出版社出版、发行（北京海淀三里河路9号）
各地新华书店、建筑书店经销
北京红光制版公司制版
天津翔远印刷有限公司印刷
*
开本：787×1092毫米 1/16 印张：21½ 字数：495千字
2019年4月第一版 2019年4月第一次印刷
定价：88.00元
ISBN 978-7-112-22703-7
（32804）

本书编委会

主　　任：邵益生
副 主 任：杨　敏
编　　委：（按姓氏笔画排序）

丁香鹏	于水利	于建伟	王东升	王建平
尹大强	邓志光	邓慧萍	叶　辉	白迪琪
边　际	吕　谋	朱建国	刘文君	刘书明
刘佳福	刘玲花	刘秋水	齐学斌	闫冠宇
阴兆栋	孙志林	孙韶华	苏一兵	杜建国
杨　帆	李玉中	李　星	李　琳	何　琴
宋兰合	张土桥	张　东	张亚峰	张　全
张　岚	张宏伟	张宏建	张明德	张金松
张晓健	张　雷	张　燕	陈良刚	陈　健
陈　超	邵卫云	林明利	郄燕秋	周长青
郑丙辉	孟明群	赵　锂	郝　力	胡启春
胡强干	柳　兵	侯立安	袁一星	莫　罹
桂　萍	贾瑞宝	顾金山	顾海涛	高乃云
郭　萍	梅旭荣	崔福义	董秉直	蒋绍阶
韩　伟	韩德宏	靳满城	潘文堂	

执笔主编：邵益生　杨　敏

前　言

　　根据《国家中长期科学和技术发展规划纲要（2006—2020年）》设立的国家水体污染控制与治理科技重大专项（简称水专项），包括湖泊、河流、城市、饮用水、监控预警和战略政策6个主题，旨在构建我国水污染治理技术体系、水环境管理技术体系和饮用水安全保障技术体系，重点突破工业污染源控制与治理、农业面源污染控制与治理、城市污水处理与资源化、水体水质净化与生态修复、饮用水安全保障、水环境监控预警与管理等关键技术和共性技术，开展重点流域和地区的综合示范。

　　"让群众喝上放心水！"是党中央、国务院对全国人民的庄严承诺。饮用水主题针对我国饮用水源普遍遭受污染、水污染事件频繁发生、供水系统存在安全隐患、饮用水监管体系不健全和安全保障技术支撑能力不足等薄弱环节，坚持问题导向、目标导向与科技创新相结合，以实施国家新的《生活饮用水卫生标准》GB 5749—2006为目标，以支撑《全国城市饮用水安全保障规划（2006—2020）》及相关规划的实施为重点，开展饮用水安全保障的共性技术、适用技术、集成技术研究与示范，旨在构建"从源头到龙头"全过程的饮用水安全保障技术体系，包括从水源地、净水厂、管网到水龙头"多级屏障"的工程技术体系和从中央到地方"多级协同"的监管技术体系，为保障城市供水安全提供系统全面、可持续的技术支持。

　　与水专项确定的"控源减排、减负修复、综合调控"三步走实施策略相呼应，饮用水主题按照"重点突破、系统集成、综合保障"三阶段进行任务部署。"十一五"期间，研究集成一批成套工艺技术在重点地区综合示范，重点突破一批关键共性技术在典型城市示范，筛选验证一批经济适用技术在典型村镇应用，确保示范水厂水质稳定达标，初步建立饮用水安全保障的技术体系；"十二五"期间，系统集成饮用水安全保障技术体系，构建饮用水安全保障技术工程化、业务化和产业化三类技术平台，支撑重点流域示范区城市饮用水水质全面达标，促进城乡供水一体化发展；"十三五"期间，继续完善饮用水安全保障技术体系，聚焦太湖流域和京津冀协同发展区开展综合保障示范，全面支撑重点示范区龙头水水质稳定达标，推动供水行业相关技术标准规范的修订，促进技术进步和产业发展，提升我国饮用水安全保障能力。

　　"十一五"期间，饮用水主题设置了饮用水安全保障管理技术体系研究与示范、供水水质监控预警及应急技术研究与示范、长江下游地区饮用水安全保障技术集成与综合示范、黄河下游地区饮用水安全保障技术集成与综合示范、珠江下游地区饮用水安全保障技术集成与综合示范、典型城市饮用水安全保障共性技术研究与示范、典型村镇饮用水安全保障适用技术研究与示范等7个项目共45个课题，全面开展了饮用水安全保障工程技术和监管技术研究。在工程技术方面，以长江下游、黄河下游、珠江下游三大重点地区，以及若干典型城市为示范区，重点突破了受污染水源的生态修复与水质改善、原水生物预处理、溴酸盐控制、臭味识别与控制、地下水除砷、大型水厂膜应用、紫外组合消毒、管网"黄水"控制等关键技术，构建了具有区域特色的饮用水安全保障集成技术体系；在监管技术方面，针对我国饮用水安全管理中存在的水质风险问题不明确、水质标准不协调、水源保护不规范、技术规范不健全、相关政策不配套、预警及应急反应能力弱等问题，系统开展了饮用水风险评估、水质监测、安全预警和应急技术研究，构建了城市供水水质监测、预警、应急和管理体系，形成了一系列的标准规范和技术指南，为《"十二五"全国城镇供水设施建设与改造规划》的编制实施，为全国城市供水水质督察和供水安全规范化考核等提供了重要技术支撑。

根据水专项管理办公室的总体部署，主题专家组确定本丛书由 10 本成果专著组成。本书是饮用水主题层面具有统领性、集成性和总结性的成果专著，敬请读者在阅读时注意以下三个特点：一是系统性，全书围绕构建饮用水安全保障技术体系的目标，共设置 5 篇16 章，内容是一个有机整体，第一篇是总体框架与研发思路，第二～四篇分别是工程技术、管理技术和产业化的研究进展，第五篇是展望；二是索引性，考虑到与丛书专著的衔接关系，本书第二、三篇中有些章节内容比较精简，需要深入了解的读者可查阅丛书的相关专著，也可与相关课题承担单位和负责人探讨，因为主要技术资料均源于相关课题；三是阶段性，原计划本书只收录"十一五"期间的研究成果，鉴于编写和出版持续时间较长等因素，也陆续收录了部分"十二五"的研究成果，但不同章节的截止时间并没有统一。我为由此给读者带来的困惑深表歉意。

全书由邵益生负责组织撰写和审阅定稿，各章节主要撰写人员为：第 1 章，杨敏、邵益生、石宝友；第 2 章，邵益生、杨敏；第 3 章，梅旭荣；第 4 章，尹大强、王东升；第5 章，张金松；第 6 章，贾瑞宝、刘文君；第 7 章，杨敏；第 8 章，张土桥、王东升；第9 章，尹大强、贾瑞宝、张金松；第 10 章，杨敏、郑丙辉；第 11 章，张晓健、桂萍、陈超；第 12 章，宋兰合、边际、郝力、邵益生；第 13 章，周长青；第 14 章，邓志光；第15 章，邵益生、杨敏、林明利；第 16 章，邵益生、杨敏、林明利。

本书编写工作得到了水专项管理办公室、水专项总体专家组、饮用水主题专家组的大力支持以及参与相关课题研究、示范应用的专家学者、工程技术和管理人员的密切配合，在此一并表示衷心感谢。同时，限于编者学识水平和实践经验，书中不足之处在所难免，敬请广大读者批评指正。

邵益生

2018 年 10 月

目　　录

附　　录

第一篇　总体框架与研发思路

第1章　研究背景与科技需求

1.1　面临的主要问题与挑战

随着我国工业化、城镇化进程的快速推进和经济社会的快速发展，水资源开发利用强度不断加大，水体污染日趋严重，水源水质问题日趋复杂，总体而言，我国河流、湖库、乃至地下水各种类型水源均存在比较严重的污染问题，特别是在河流的下游地区、城市化进程快土地开发强度高的地区，水源水质污染问题更为突出。尽管各级政府正在水源保护管理方面投入越来越多的力量，但是近期内水源水质得到显著改善的可能性不大。目前，突出的水源水质问题是：城市河流、河网水源水资源开发程度高，水源水氨氮、有机物特别是毒害性有机污染物含量普遍高，腐败性臭味问题比较普遍，有些地区还有病原型微生物污染问题；湖库型水源除了具有河流型水源的某些污染特征外，藻类暴发以及由此而带来的臭味、藻毒素等问题也很严重；地下水除了由于地质原因而存在的砷、氟、铁、锰等元素含量高外，主要问题还有氨氮、硝酸盐、有机物和病原型微生物污染。

与此同时，水源保护、净水处理、安全输配、水质监控等技术整体上还比较落后，水质监管还不是很到位，供水管网末梢水质不达标现象时有发生，供水系统各关键环节仍存在安全隐患，饮用水水源普遍遭受污染，供水水质合格率还不高，与人民日益增长的物质文化需求还有比较大的距离。根据住房和城乡建设部2010—2012年对全国650多个城市1500多个自来水厂的水质调查结果，约6％的城市存在水质不达标问题，不达标水厂占3％；2013年对全国613个县城的700多个自来水厂水质调查结果，约50％以上的县城存在水质不达标问题，超过检查水厂总数的45％，占供水能力的30％，县城的供水安全问题非常突出。

水源水质的污染问题，加之供水系统存在的安全隐患，而造成的供水水质不达标给饮用水安全保障带来巨大挑战。

1.1.1　饮用水水源普遍遭受污染

我国饮用水水源污染形势非常严峻，大部分饮用水水源受到不同程度污染，有机、有毒污染现象较为严重，饮用水安全保障存在严重隐患。我国政府高度关注水源水质的污染问题，开展了多起针对水源地的水质调查。在我国不少城市饮用水水源中检出数十种有机污染物，许多有机污染物具有致癌、致畸、致突变性，对人体健康存在长期潜在危害。

1. 全国水源总体状况

2006 年国家发改委、水利部、建设部、卫生部四部委组织了对 120 个城市 152 个典型饮用水水源地的有机污染物调查，有机污染物检出率达 40%，其中有 29 个水源地出现 1~2 项有机污染物超过《地表水环境质量标准》GB 3838—2002 限值的情况，主要超标有机污染物包括苯、四氯化碳、苯并（a）芘、多氯联苯等。

2009 年，住房和城乡建设部对全国 2199 个城镇的 4457 个公共供水厂取水口水质进行了调查：在 2714 个公共供水地表水厂中，水源水质不达标的水厂有 1219 个，供水能力 1.15 亿 m^3/d，占地表水厂总数的 45%，占地表水厂总供水能力的 59%。在 1743 个公共供水地下水厂中，水源水质不达标的水厂有 640 个，供水能力 0.122 亿 m^3/d，占地下水厂总数的 37%，占地下水厂总供水能力的 29%。原水水质超标的主要指标是铁、高锰酸盐指数、锰、氨氮、氟化物、砷和硝酸盐。截至 2010 年年底，还没有一个城市的饮用水水质能够全面达到《生活饮用水卫生标准》GB 5749—2006 的要求，由此判断，要在 2012 年 7 月 1 日前，在全国范围内全面达到新国标要求几乎不可能，饮用水水质全面达标任务非常艰巨（表 1-1）。

2009 年全国城市和县城供水厂原水水质总体情况表　　　　表 1-1

城市类别		城市			水厂			主要超标指标
		总数（个）	超标（个）	超标比例	总数（个）	超标（个）	超标比例	
设市城市	重点城市（含市辖区）	35	32	91%	471	257	55%	总氮、铁、高锰酸盐指数、粪大肠菌群、氟化物、硝酸盐
	地级市	260	180	69%	1071	494	46%	铁、锰、高锰酸盐指数、氨氮、氟化物、硝酸盐、砷
	县级市	370	195	53%	659	278	42%	高锰酸盐指数、锰、氨氮、铁、氟化物、砷、硝酸盐
	合计	665	407	61%	2201	1029	47%	铁、总氮、高锰酸盐指数、锰、氟化物、硝酸盐、砷
县城		1534	664	43%	2256	830	37%	高锰酸盐指数、锰、铁、氨氮、氟化物、砷、硝酸盐
合计		2199	1071	49%	4457	1859	42%	铁、高锰酸盐指数、锰、氨氮、氟化物、砷、硝酸盐

据住房和城乡建设部城市供水水质监测中心对全国 35 个重点城市地表水源约 20000 个样品的检测数据进行的统计，总体上水源水质合格率低，而且呈现逐年下降的趋势。按照《地表水环境质量标准》GB 3838—2002 对集中式供水水源的要求（Ⅱ类），水源水质符合要求的比例从 2002 年的 28.2% 下降到 2013 年的 16.0%（图 1-1）。

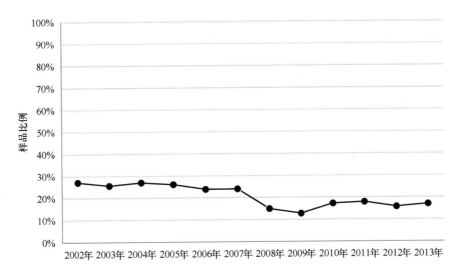

图 1-1　2002 年到 2013 年全国 35 个重点城市地表水源水质合格率变化

天然湖泊是我国重要的饮用水源。我国是一个多湖泊国家,共有湖泊 20000 多个,面积在 $1km^2$ 以上的天然湖泊共有 2759 个,总面积达 $91019km^2$,占国土总面积的 0.95%,储水总量 7088 亿 m^3,其中淡水储量 2260 亿 m^3。全国城镇饮用水源的 50% 以上来自天然湖泊。随着经济的快速发展,到 20 世纪 90 年代后期,我国已有 88.6% 的被调查湖泊处于富营养化状态,进入 21 世纪,我国湖泊富营养化呈现高速发展的态势。我国已经发生富营养化湖泊的面积达 $5000km^2$,具备发生富营养化条件的湖泊面积达到 $14000km^2$。富营养化湖泊型水源存在高藻、藻毒素、臭味等突出问题,饮用水安全保障形势十分严峻,已成为我国饮用水安全保障一项亟待解决的共性科学问题。

2. 重点地区水源状况

长江下游地区的上海黄浦江水源属于 Ⅲ～Ⅳ 类水体,且呈污染加剧态势,长江水源的陈行水库季节性藻类暴发,同时受咸潮入侵频繁,严重影响上海市安全供水。相当一部分污染物质采用传统水处理工艺难以去除,出厂水质难以达到新的《生活饮用水卫生标准》GB 5749—2006。上海自来水口感差,臭味物质去除效果欠佳,全面提高城市饮用水安全保障能力,是城市发展的必然要求,也是城市发展到现阶段的内在需要。以嘉兴地区为代表的太湖河网地区,河网交织、地势平坦,河水流速缓慢,过境流量大(75% 的水量为过境水),水源水质常年处在 Ⅳ 类到劣 Ⅴ 类,氨氮和有机物污染严重。嘉兴市等原水耗氧量和氨氮绝大部分时间分别在 5～8mg/L 和 0.5～4.0mg/L 范围内,耗氧量偶尔会超 8mg/L,氨氮超 4mg/L。嘉兴市供水资源不足,整体水环境恶化,属于水质型缺水城市。根据《嘉兴市给水工程专项规划》,2010 年嘉兴市城市需水量 55 万 m^3/d,缺水 12 万 m^3/d;预测 2020 年嘉兴市需水量 90 万 m^3/d,缺水 47 万 m^3/d。太湖富营养化严重,是我国重点治理的"三河三湖"之一。20 世纪 90 年代前后,随着区域经济飞速发展和城市化进程的加快,水资源开发与利用程度剧增,排入水体的污染物总量不断增加,区域内饮用水水源质量日益下降,水源水质已普遍降至 Ⅳ 类、甚至达到 Ⅴ 类和劣 Ⅴ 类。近年来,太湖水华连年暴发，严重影响到城乡居民饮用水的安全和区域经济社会的可持续发展，受到党中央、国务院和广大群众的高度关注。

黄河流域随着社会经济的快速发展，流域内污水排放量急剧增加。据统计，黄河干流44个地表水国控监测断面中，Ⅳ类以上水质的断面比例达到66％。同中上游地区相比，黄河下游地区面临的水质污染问题更为复杂，饮用水安全保障形势更为严峻。多年来，为缓解城市水资源压力，黄河下游地区沿黄城市多以引黄水为水源。引黄城镇为保证足够的水量，大多建有调蓄水库，引黄水库蓄集了经预沉后的低浊度高营养盐澄清水，水体相对较浅（小于10m），呈现中度富营养化状态，形成引黄水库特有的低浊高藻高臭味、小分子有机物和溴离子含量高等水质特征。该类水源水中无机物、有机物和有害生物并存，难于净化处理，对水厂的稳定运行和出水水质形成冲击。

珠江下游地区经济和社会高速发展，形成了以广州、深圳、东莞为代表的珠江下游地区城市群。2007年该地区国内生产总值达到30673亿元（广东省），约占全国的1/7，财税总收入达到6946亿元。目前，该地区用水人口8000余万，生活用水量巨大，每年接近100亿 m³。香港和澳门水源也来自珠江流域。由于水资源时空分布的不均匀性以及水源污染，珠江下游地区的饮用水安全保障水平与经济社会高速发展的需求之间的矛盾凸显，尤其是国家《生活饮用水卫生标准》GB 5749—2006 在2007年7月1日正式实施后，地区内饮用水安全面临极大的技术和管理挑战。该地区是典型的"南方江河型"下游水源，水量水质变化大，饮用水安全保障面临的主要问题是水源污染问题严重，根据广东省污染源普查领导小组办公室公布的数据，2010年广东省污染源数目60.2万个，占全国总数的10.1％，居全国各省份首位。其中，以广州、东莞和深圳饮用水问题最为突出，保障水质安全的需求迫切。另外，水资源时空分布不均，取水点通常地处下游，受上游污染威胁很大，而且咸潮上溯问题也非常突出。

3. 典型地区水源状况

典型城市：我国城市地域分异、社会经济发展水平不一，各城市水源水质特征、地形地貌、气候等不同，地域性饮用水问题十分明显：沿海潮汐影响地区如以上海、杭州等大城市为中心的长江三角洲地区以及以香港、广州和深圳为主体的珠江三角洲地区，潮汐河流在遭受水环境污染危害的同时，枯水季节受咸水入侵和潮汐强烈混合作用而造成水源地氯含量超标严重、现有水厂工艺又无法处理高氯水，致使人口高度密集的潮汐影响地区城市饮用水安全难以保障。地下水源地区以沈阳市为代表，沈阳地下水水质问题一是与铁、锰共存，而且锰浓度较高，二是污染物种类繁多，沈阳的两大地下水源水中利用 GC/MS 分别检出有95种和93种有机物，多为有毒有害微量有机污染物。南水北调受水地区以北京市、郑州市为代表，北京是一个地处水资源严重短缺的海河流域的特大型城市，郑州市供水保证程度过度依赖黄河水，水质不断恶化，南水北调工程完工后，北京、郑州将面临多水源供水的局面，多水源供水局面以及由此带来的水源水质多样化将对北京市和郑州市现行处理工艺带来冲击，从而对水源预警、处理工艺与输配水系统适应水源水质多样性的能力也提出了更高的要求。山地丘陵地区以重庆、绵阳为代表城市，山地丘陵地区供水压力大，管网易破损且漏损严重；基于较好水源水质而设计的水处理工艺更易受到水源水微污染的冲击；管网采用分区建设，易受冲击用水负荷影响；分布有膨胀土，膨胀土吸水膨胀、失水收缩，对供水管网建设和运行带来安全隐患；地形、地质条件特殊，地震多发，城市形态分区域、分组团显著。北方寒冷地区饮用水问题，水体自净能力极弱，寒冷地区冬季自然气温低于零度，水体表面覆盖冰层可厚达1m，挥发机制不起作用，微生物活动减弱，生化降解机制也受到很大的影响；松花江等北方寒冷地区水系高低漫滩潜流水溶有高浓度铁锰离子，在农田径流渗透下常富有氨氮离子，在低温下高浓度铁锰和氨氮难以去除；地表水中的有机物和水中的铁锰等成分络合，显著地提高了铁锰在水中的稳定性，使低温低浊时期的水质更加难于处理。季节性重污染水源地区以淮南市为代表，淮南市所面临的水质问题属于水源非稳定性高风险特征，淮河水源水的特点主要表现在高有机物、高氨氮、污染物种类多、水量、水质变化大、突发性污染风险大，而目前淮河沿岸城市基本都采用常规处理方法，对于COD、氨氮的去除率偏低，对多种复杂有机污染物去除能力很弱，而且系统缺乏弹性与缓冲能力，不能灵活应对原水水质的剧变。

典型村镇：我国不同地区因不同农业产业结构，其村镇的水体污染也呈现不同的污染物特征和发展趋势。华北地区随化肥使用量逐年上升，地下水的污染不断加剧；华南地区规模化养殖和复种指数提高已成为农业生产主流，随之而产生的有机污染不断增加；西南地区随着社会经济的发展以及城市化进程的加快，农民向乡镇集中，带来了污染负荷的集中和生活污水量的增加；西北地区随着气候变化，干旱性缺水面积越来越大，农村饮水困难的人数还在急剧增加；乡镇供水污染问题多，影响居民安全饮水；海岛资源型与水质型缺水并重，饮水安全适用技术缺乏。此外，长期以来，村镇供水一直是我国饮用水安全保障工作中最为薄弱的部分，缺乏有效的供水安全保障模式以及相应的技术规范，与城市供水相比，在水源保护、承受能力、供水规模、人才队伍等各个方面都明显不足，急需改善。

4. 突发水源污染事件

我国突发性饮用水污染事件进入高发期。2005年，吉林石化分公司双苯厂爆炸造成松花江重大水环境污染事件，为了防止硝基苯进入供水管网，哈尔滨市被迫停水4天，沿岸数百万居民的生产和生活受到严重影响。2006年，湘江株洲霞湾港至长沙江段发生镉重大污染事件，湘潭、长沙两市水厂取水水源受到不同程度污染。2007年无锡市城区出现大范围自来水发臭的问题，自来水不仅无法饮用，连洗澡甚至洗手都无法使用，引起了社会不安。2008年，广州白水村发生"毒水"事件，云南阳宗海发生砷污染事件。2009年江苏盐城发生水污染事件，山东沂南发生砷污染事件，湖南浏阳发生镉污染事件。2010年，紫金矿业发生铜酸水渗漏事故，大连新港发生原油泄漏事件，松花江发生化工桶事件。2011年，渤海蓬莱发生油田溢油事故，浙江杭州发生水源污染事件，云南曲靖发生铬渣污染事件。2012年，广西龙江河发生镉污染事件，江苏镇江发生水污染事件。2013年，杭州钱塘江发生臭味事件。2014年，兰州发生自来水苯超标事件。初步统计显示，自2005年松花江污染事件后，我国平均每两天发生一起环境突发事故，其中70%是水污染事故。各种水源污染事件给当地居民的供水安全造成了严重威胁，影响社会稳定。

5. 水源污染趋势判断

为了尽快解决水环境污染问题，近年来我国一方面加大了水污染治理的力度，建成了大量城市污水处理厂，污水处理率正在逐年上升；另一方面加强了产业结构调整，鼓励绿色低碳企业发展，调整和减少了大量高耗能、高排放、高污染的企业，从长远来看，这种努力有助于遏制水环境污染的发展趋势，并最终促使水环境质量逐步好转。但是，当前我国的国民经济仍将以高速或中高速的规模增长，经济规模的扩张势必会导致污染物排放量的增加，部分抵消政府在水污染控制方面的努力。另外，由于面源控制和内源控制等污染治理的复杂性，我国水源质量差、水质不稳定、突发污染多发等问题很难在短期内得到实质性的改变。

江河型水源的主要风险源依然是沿岸化工石化企业和危险化学品运输。由于我国长期以来工业布局，特别是化工石化企业布局不合理，众多工业企业分布在江河湖库附近，造成水源水污染事故隐患难以根除。据环保总局 2006 年的调查，全国总投资近 10152 亿元的 7555 个化工石化建设项目中，81％布设在江河水域、人口密集区等环境敏感区域，45％为重大风险源。由于长期以来对水源保护缺乏战略上的规划调控措施，交通设施建设和水源保护管理不协调，航运和公路运输事故时有发生，经常造成化学品的泄漏，污染下游水源。我国 2001—2004 年间发生水污染事故 3988 件，自 2005 年年底松花江水污染事故发生后又发生上百起水污染事故，如广东韶关冶炼厂向北江违法排放含镉废水、太湖北部湖湾蓝藻暴发等，其中多数是由工业生产和交通事故等突发性事故引起，大多影响到饮用水水源，直接危及城市的安全供水。今后这类突发性水污染事件也很难在短期内得到有效控制，突发性污染事故问题仍应长期重视。长江下游、珠江下游等重点地区的饮用水源保护区还普遍面临着土地高强度开发、高环境风险源分布、浅层地下水源受污染等问题，许多城市普遍面临着水源日益被城市包围的现象，水源保护形势严峻。加上枯水期、平水期咸潮入侵问题，水源水质风险问题难以在近期内缓解。

湖库富营养化导致的藻类暴发现象将继续存在，仍将是我国水源污染的突出问题。国外的经验表明，采取有力的污染控制技术措施以后，河流的污染问题会逐步得到改善。但是，进入富营养化后的湖泊却在很长的时间内不会发生显著的变化，因此即使在一些水污染控制做得比较好的发达国家，藻类暴发现象仍然时有发生。在外源污染得到较好控制后，沉积物中多年累积下来的营养盐等污染物会成为重要的内源污染物继续发挥作用。因此，在今后很长一段时间里太湖、巢湖等大型湖泊仍然会出现较高频率蓝藻水华暴发现象。

村镇污水处理基础设施建设落后是影响村镇水源水质的重要因素。与基础设施比较完善、经济负担能力比较强、污水收集比较容易的城市相比，高分散排放的农村生活污水的收集和处理存在很大的困难。如何建立有效的农村污水处理模式仍然需要较长一段时间的摸索。即使在点源污染问题基本得到解决以后，面源污染对水环境质量也有很大的影响，而且，相对于点源污染，农业面源污染的控制难度要大得多，在很大程度上取决于化肥、农药的科学施用，甚至是农业的现代化进程。

1.1.2　城市供水系统存在安全隐患

与水源系统存在的水源污染、水质恶化、突发事件等问题相关联，城市供水系统本身也存在安全隐患，如规划设计的系统协调性不够，多数水厂的净水工艺相对落后，不适应新的生活饮用水卫生标准的要求，供水管网因老化或缺乏有效的运行维护难以保持水质，二次供水设施存在不安全因素等。

1. 城市供水规划缺乏系统协调性

随着城镇化进程的加快，面临着城市水源普遍污染及突发性水污染事件高发的形势，城市供水系统的复杂性增加，而原有的供水规划的系统协调性缺乏，主要表现在以下三个层面：

首先，城市供水规划内部缺乏系统协调性，缺乏对水量、水质、空间布局及运行能耗的统筹协调。部分城市供水水源结构单一，以往的城市水资源配置侧重于水量的配置，而对水质的考虑较少；供水设施规划缺乏对常规供水和应急供水的统筹考虑，现有设施不能完全满足应急供水调控的要求；伴随着城镇化的快速推进，在一些经济发达、人口密集、城镇密布的地区，已出现了城乡和区域统一供水的发展趋势，目前的规划尚缺乏区域层面对水资源优化配置、水源的利用与保护、供水设施高效利用以及应急供水区域调度的统筹协调。

其次，城市供水规划缺乏与其他涉水设施规划的系统协调性。水在城市的自然循环和社会循环使得城市供水与其他涉水设施相互联系并密切相关，但目前在城市供水规划中考虑不够，如水资源的配置中对再生水和雨水资源化利用的统筹考虑还不够，水源的保护和利用缺乏对点源和面源污染控制的统筹考虑等。

第三，城市供水规划缺乏与城市空间及产业布局等的系统协调性。伴随着工业化和城镇化进程的快速推进，城市供水系统，尤其是城市水源与城市空间布局及产业布局不协调的问题凸显，使得工业污染事故和交通事故引发的水污染事故频发，严重威胁着供水安全。

总之，城市供水规划缺乏系统协调性的问题已经大大影响了城市供水系统的安全保障能力，而随着城市水资源、水环境和排水安全等问题的日益突出，城市供水的系统协调对解决上述复杂问题至关重要，因此迫切需要加强城市供水及水系统的综合规划研究。

2. 水质净化工艺技术相对落后

与水源遭受污染和水质标准提高形成鲜明对照的是，以去除水体颗粒物和细菌为主要目的的常规处理工艺就显得相对落后了。据 2008—2009 年住房和城乡建设部对全国城市和县城的 4457 个水厂设施运行状况的调查，75% 的地表水源水厂使用常规处理工艺，23% 的水厂采用简易处理或未经处理，采用可以有效去除多种污染物的深度处理的水厂仅为 2% 左右；91% 的地下水源水厂没有采取任何处理措施便直接把地下水供给用户，能对铁、锰、氟化物进行处理的水厂仅有 9% 左右。目前，传统的常规处理工艺仍是我国绝大多数水厂的主导工艺，其去除目标主要是可絮凝悬浮物、细菌类微生物等污染物，在严峻的水源水质污染状况下，难以有效去除 COD_{Mn}、氨氮、微量毒害有机物、病原性原虫等污染物，难以有效解决水源污染与水质标准提高之间的矛盾，难以有效控制水质转化过程中的安全风险，更难以有效应对突发性污染事件（表1-2）。

2009 年全国城市和县城水厂水质净化处理工艺　　　　　　　　　　表 1-2

	水质净化工艺类型	水厂数量（个）	该工艺水厂所占比例
地表水厂	深度处理	44	2%
	常规处理	1988	73%
	简易处理和未经处理	682	25%
	小计	2714	—
地下水厂	除铁、锰、氟、砷	156	9%
	直供	1587	91%
	小计	1743	—
合计	—	4457	—

针对水源水质污染问题，我国也开展了相关的处理技术研究，并取得了一定的成果。但早期以单项技术的研发为主，缺乏代表性、集成性和系统性。"十五"水体污染控制专项开始关注饮用水安全保障的系统性研究，并分别以上海、天津和深圳为基地进行了应用示范研究，总体上对于推动我国饮用水安全保障技术的进步发挥了重要作用。但是，"十五"研究相对力度较小，在区域代表性、覆盖面和典型性方面还不足以支撑和带动全国饮用水的安全保障工作，特别是在关键技术的适用性研究、突发性污染事件的应急处理技术等方面存在严重不足。因此，如何构建保障饮用水安全的多级屏障技术系统、强化供水过程应对各类突发事件的能力，成为我国供水行业面临的严峻挑战。

3. 管网输送过程水质恶化问题突出

随着城市的发展，原有的单一水源无法满足供水需求，不同类型的水源、不同区域调水的水源需要混合使用。在不同水源切换条件下，由于水质特征的差异可能导致输配管网内腐蚀产物的释放升高，从而产生管网"黄水"现象，影响供水管网水质稳定性。目前，国内外对水源切换导致的管网"黄水"产生的机制尚缺乏认识，不能对"黄水"的发生进行有效预测，也没有形成有效的预防和控制"黄水"的技术。水源调配使水中化学组分发生突变，如控制不当，将引发严重的管垢释放问题，在 2008 年 9 月底北京市调用河北水库水源时，由于国内对水质突变条件下管网水质稳定性控制问题缺少实际经验和理论指导，在 10 月初造成了大范围的"黄水问题"，影响范围达 10 万人。因此，面对水资源紧缺和多水源供水局面，急需研究多水源频繁切换条件下管网输配系统腐蚀产物释放与水质恶化规律控制技术对策。

在我国南方部分地区，水质呈低硬度低碱度的特点，水质化学稳定性差。腐蚀性的水体会对管网内壁产生腐蚀，导致管道寿命缩短，管材维护、更换费用增加。例如，深圳作为最年轻的城市，每年管网维护费用仍然高达 5000 万元以上。金属管道产生的腐蚀产物，聚集在管道内壁,导致管道有效过水断面缩小,管道阻力增加,管道输水能力因此降低,能耗提高。此外,管道内壁腐蚀产物的释放,会使水质恶化,严重时产生黄水,引起居民投诉。2009 年,深圳某城区自来水水质投诉 907 例,黄水问题 838 例,占总投诉量的 92%。然而,腐蚀不仅是金属管道的问题,管道内壁水泥砂浆等非金属保护层均可受水体的侵蚀,内衬"脱落",导致管网水 pH 值、浊度上升,影响居民饮用水水质。

给水管网水质变化除了管网腐蚀外,还有管网水质参数在管网水输送过程中的变化,如余氯的下降,浊度和消毒副产物的增加,通常对于长距离供水区域来说,通过中间泵站二次加氯来保障管网末梢的余氯浓度。虽然,加氯且保持管网末梢一定的余氯可以控制细菌在管网中的生长,但并不一定能控制所有细菌在管网中的繁殖。最近 10 余年,人们认识到引起配水管网中细菌重新生长和繁殖的主要诱因是出厂水中含有残存的异养菌生长所需的有机营养基质。尽管自来水厂通常通过投加氯消毒灭活病原菌,同时保持管网末端一定的余氯量(我国规定 0.05mg/L)来控制细菌在管网中的生长,但出厂水中仍残存有细菌;部分氯消毒后的受伤细菌也会在管网中自我修复,重新生长。当管网水中存在可生物降解有机物时,这些残存的细菌就能够获得营养重新生长繁殖,导致用户水质变坏。

4. 二次供水系统存在安全风险

城市建筑与小区供水的水质直接关系到居民饮用水安全和身体健康,是饮用水全流程安全保障体系的终端,用水末端的水质是体现给用户的真正水质,确保饮用水安全和达标是绝对必要的。我国建筑终端供水的水质合格率明显低于市政供水的水质,建筑给水的水质污染事件频发,污染种类呈现多样化趋势,建筑供水的水质合格率常常不到 80%,在我国大城市二次供水水质污染事件每年报道的有数千起,严重威胁着居民的身体健康,城市建筑供水的水质污染控制与安全保障亟待提高。

二次供水系统存在的问题,主要表现在以下几个方面:首先是二次供水设施建设不规范,由于我国有关二次供水的标准还不完善,导致系统技术方案设计不合理、设备选型标准低或者工程安装水平差等现象,使得二次供水设施的建设质量难以保证,有的设施没有运行几年就出现问题,不能满足居民安全用水需求。其次是居民二次供水管理难度大,由于居民二次供水设施点多面广,城市供水主管部门的行业监管难度大且管理力量薄弱;物业公司等设施管理单位缺乏相关专业技术,对设施运行维护管理的水平参差不齐;部分老旧居民住宅的二次供水设施因产权交叉等原因出现无人管理,导致设施水质污染、维护抢修不到位等情况时有发生。再次是清洗消毒措施落实不到位,由于一些设施管理单位不能严格按照规定定期对储水设施进行清洗消毒;或者管理单位选择一些非专业队伍进行清洗消毒,给供水水质带来隐患;有的地方对清洗方法是否规范、清洗人员是否符合健康要求、消毒药剂是否有卫生许可证明、清洗后是否进行水质检测等也都缺乏有效监管,清洗消毒效果难以保证。

1.1.3　村镇供水技术支撑能力薄弱

相对于城市供水而言,我国村镇供水的安全保障方面存在更多的问题,可主要概括为以下三个方面：

（1）水源分散、保护困难。我国村镇居民居住地分散，自然村落规模小，农村主要以库泊、河渠沟塘等地表水以及地下水井、傍河水井等地下水作为饮用水水源。水源地条件复杂，水源地大多设置在水资源丰富、取水条件较好的地段，但由于人口限制，水源地一般离生活区都比较近，受生活污染物影响较大；离生活区比较远的水源地，一般都在农业生产区影响范围内，农业生产中使用的化肥、农药等面源污染对水源地的影响也比较大，由于水源地量小分散，农村水源地保护十分困难。随着国民经济的飞速发展，农村现代化水平不断提高，来自农业生产和农村生活的污染物排放量日益增加，由于缺乏有效的农村环境保护措施，农村水环境污染呈逐渐加剧趋势。随着工农业的发展，许多以地表水为水源的农村地区受到了严重的人为造成的污染，主要表现为水源地有机物、微生物等污染物浓度水平大大超过地表水环境质量标准，且多种污染物交互作用引起复合污染可能产生更为严重的潜在健康风险。据报道，我国农村有3亿多人喝不上干净的水，其中超过60％是由于非自然因素导致的饮用水源水质不达标；农村人口中与环境污染密切相关的恶性肿瘤死亡率逐步上升，从1988年的0.0952‰上升到2000年的0.1126‰。可见，建立可持续的村镇供水模式，改善农村饮用水质量，保障农村供水安全，已经成为当前我国一个刻不容缓的重要任务。

（2）技术落后、设施简陋。我国村镇基础设施投入欠账的问题十分突出，村镇供水设施简陋、技术落后问题十分普遍。根据住房和城乡建设部2009年对全国设市城市和县城的普查，建制镇中公共水厂普遍是常规处理工艺，根据对400多个重点镇的调研及安徽、福建、内蒙古等14个省（区）的情况分析，建制镇多数水厂的工艺不完善，尤其是属于临时性质的简易供水设施多达11000多个；在1700多个地下水厂中，简单消毒和直接供水的占91％。建制镇尚且如此，农村的供水设施自不待言。总体上看，在我国城市供水问题还没完全解决、供水设施建设与改造任务还十分艰巨的情况下，我国村镇供水的专业人才数量、供水人员业务能力、供水设施能力建设、供水安全管理等方面还十分薄弱，村镇供水设施长期投入不足是主要原因，加强村镇供水设施建设投入、强化供水能力建设和提高管理水平是一项长期而艰巨的任务。

（3）管理粗放、监管乏力。村镇地区对水资源缺乏科学合理的利用和保护，水质净化和监测技术力量薄弱，不重视管网系统的安全输配，在供水管理和联合调度等方面严重不足，导致村镇供水在水质、水量方面的安全性均较低，应急能力很差，严重威胁当地社会经济发展和居民身体健康。为了提高农村饮用水水质，提升农村居民生活水平，越来越多的村镇在各级政府的支持下已开始逐步推行集中供水的方式。与比较成熟的城市供水系统相比，村镇供水具有供水规模小、水源缺乏保护措施、污染物形式复杂、处理工艺简单、处理设备简陋、运行管理技术力量薄弱、消费者负担能力低等特点；尤为突出的是，农村地区缺乏有效保障供水安全的技术体系和规范章程，村镇饮用水供给体系在水源地保护、水处理技术、输配水过程以及运行管理等各方面都存在一系列的问题。一些村镇由于缺乏可靠、有效的消毒保障，致病微生物对农村饮用水的威胁比较突出，据调查，饮用水引起的传染病要占全国传染病的 80％左右。

我国一些地区正在开展城乡供水一体化的研究和示范工作。但是，村镇供水存在用户分散、单位用水量低、经济承受能力低等一系列问题，水源方面也存在很大的限制，因此，在我国目前农村地区水环境质量恶化趋势难以遏制、农村百姓难以承受较高的水厂处理运行费用的情况下，如何提升村镇供水水平，规范供水过程，提高村镇饮用水水质，保证农村百姓身体健康是当前我国新农村建设面临的一个重要挑战。

1.1.4　水质监测预警及应急能力不足

（1）水质检测装备条件严重不足。

现有监测站大部分始建于 1990 年代初，其主要设备购于原水厂化验室阶段，基本按照当时的生活饮用水卫生标准 35 项的要求配备，不能满足《生活饮用水卫生标准》GB 5749—2006 的要求。根据住房和城乡建设部的调查统计，2009 年全国 90％的设市城市不具备国家标准要求的月检、年检的水质监测能力；4457 个公共水厂中 78％的水厂不具备国家标准规定的每日检测水质项目的能力；建制镇的水厂几乎无任何检测能力。检测能力能够覆盖 106 项指标的国家站仅 26 个，绝大部分地方站的监测能力甚至不能覆盖《生活饮用水卫生标准》GB 5749—2006 中表 1 和表 2 的基本要求。按有关标准规范要求，所有水厂都应具备日常质量控制的 10 项指标检测能力，但设市城市和县城现有 4457 个公共水厂中达到要求的仅占 22％，45％的水厂无任何检测条件。其他建制镇的水厂检测能力更加落后，供水生产过程中的质量控制缺乏必要的保障条件。总体上，目前的水质监测能力远不能满足饮用水标准关于水质检测指标及频率的要求，水质检测装备严重不足。

（2）水质监测技术方法标准化滞后。我国在水质科学和水质与健康关系方面的基础研究还很薄弱，有关研究资料及实践积累也很不足。不仅是《生活饮用水卫生标准》GB 5749—1985、卫生部的《生活饮用水检验规范》和《生活饮用水水质标准》GB 5749—2006，还是建设部的《城市供水水质标准》CJ/T 206—2005，以及《生活饮用水卫生标准》GB 5749—2006，主要都是参考的国外资料，比如 WHO 的《生活饮用水水质准则》（第二、三版）推荐的基准值（有的书上称指标值），它是根据现有研究资料做出的科学评定和判断，可作为各国制定卫生标准的重要参考和依据。《生活饮用水卫生标准》GB 5749—2006 主要参考 WHO 的有关资料，作为水质检验项目确定限值的依据。对国际标准的过度依赖导致新的《生活饮用水卫生标准》GB 5749—2006 实施过程中会出现许多问题，如检测方法适用性差、检测设备与耗材过度依赖国外进口。如微囊藻毒素的检测方法为酶联免疫法（ELISA），测定时标准物质依赖进口，检测工作受到限制。部分检测方法的试剂昂贵、前处理复杂等。据初步统计，一个水样检测全部的 106 项指标的费用大约 1.5 万元。与新的《生活饮用水卫生标准》GB 5749—2006 配套的水质检测方法，更多地采用了原有的检测方法，检测方法相对落后，急需制定出适合国情的水质检测方法：一方面在制定检测方法时尽可能用国产的仪器及国产的标准物质和化学试剂，操作及要求尽可能适应基层监测人员的能力；另一方面应具有前瞻性，尽可能与国际先进水平接轨。

（3）供水水质安全预警技术亟待开发。一是饮用水水质预警信息的获取、共享和科学利用技术急需提升。目前，我国饮用水水质检测技术和检测手段尚无法满足各种水质指标的简便、快速检测需求；替代参数检测方法对于某些微量或痕量污染物无法检测出来，导致漏检和漏警。传统人工式离线检测方法及其系统难以为水质评价及预警提供及时、动态、充足的水质信息。因此，除了急需开展水质信息在线检测和监测技术之外，还急需开展水质预警信息的获取、融合和数据挖掘新技术和新方法的研究，包括水质检测参数的选取和优化技术、水质难测参数的软测量技术、水质历史数据和离线数据信息融合与数据挖掘技术等方面的研究。二是饮用水水源、给水处理、输配管网水质一体化预警技术急需提升。目前，我国以整个供水流程全部环节为研究对象，进行局域性"从源头到龙头"、区域性和广域性的饮用水水质监测预警研究，几乎都还是空白。由于各环节的水质特点、所需技术、预警需求都不尽相同，因此，急需研究适用于整个饮用水供水流程的监测预警新技术和新方法以及集成应用技术。三是饮用水供水全流程水质信息预警理论和技术、预警方式以及响应机制的研究尚不深入。比如，根据新实行的饮用水水质卫生标准而制定的水质参数超标等级确定、水质信息报警和预警模型确定、以及水质信息预警机制等技术，急需进一步提升。四是基于GIS的饮用水供水全流程水质多源信息共享和预警平台急需研究与开发。急需构建一个信息充足、动态及时、可提供决策支持的饮用水水质预警平台。

（4）城市应急供水处理技术缺乏。由于发达国家突发性污染事故并不多见，国际上并没有具体的突发污染物处理技术和工艺参数。WHO于2006年9月新发布的《饮用水水质准则》（第三版）中，对于每种污染物笼统地提出了推荐的处理技术，如强化常规工艺、活性炭吸附工艺、生物处理工艺等，没有具体的工艺参数和实施方式；而且这些技术也只是针对污染物少量超标的水厂现有技术，没有针对突发性污染事故的实用技术。在松花江重大水污染事故发生后，我国城镇供水行业加快了针对水源突发污染的水厂净化技术研究，通过机理研究和实验室小试，初步形成了针对几十种污染物的应急净化技术，但是技术开发不够系统、深入，没有全部覆盖饮用水卫生标准的指标要求，距形成适用工艺和实现工程化也有相当距离。

（5）缺乏支撑供水水质监管的技术平台。我国水质管理"信息孤岛"现象突出。受传统管理方式影响和异构数据技术性制约，在同一供水系统中的实验室检测数据、水质在线监测数据和其他水质监测数据由于数据异构而难以整合，加上管理体制原因，同一城市各相关部门间信息不通畅、供水信息片块化也比较普遍，供水系统的水质信息缺乏系统性采集管理。因此，亟须供水系统全流程水质信息网络化采集和网络化分级传输技术。同时，我国水质信息管理方式落后。据粗略统计，在全国城市供水水质监测网41个国家站所在城市范围内，仅每年报送的水质信息量就多达约1350万条，加上相关供水信息，全国城镇的供水安全管理信息数量更加庞大，这些基础信息非常宝贵，是政府科学决策、行业技术发展的重要依据。但是在数据传输方式上，大部分城市仍然采用人工填报、纸介质传送，数据处理工作量大、信息传递效率低、出错率高。而且，已建的少数信息管理系统功能指向单一，缺乏对海量水质信息的综合管理和价值提取。因此，亟须建立标准统一，可扩展的信息管理数据库和可视化系统，建立城市供水水质监管信息平台。

1.1.5　饮用水安全管理技术体系不完善

（1）水质标准不能满足实际需要。我国饮用水水质标准制定的研发基础薄弱、针对性和可操作性不强，难以起到保障饮用水源水质安全的作用。主要表现在：饮用水水质标准的制定主要基于"采标"，而对我国幅员辽阔、经济发展不平衡、水源污染特点差异很大的情况考虑不够；同时，由于我国饮用水暴露评价研究不够，缺乏制定饮用水及水源水质标准的基础数据库，对新型污染物和关及广泛关注的关键指标缺乏针对我国实际情况的研究积累，从而使得一些关键指标无标准可依；我国还没有建立起为饮用水水质标准制定服务的饮用水水质健康风险评价方法体系，这也是影响我国水质标准制定的一个制约因素；饮用水水源标准不完善，难以起到保障饮用水源水质安全的作用。按相应水源标准进行的水质分级或适宜功能界定是以生活饮用水水质标准为依据的，水源水质标准对水环境污染的时空变化、供水工艺的现状及发展等情况考虑不够。目前，我国涉及饮用水源地原水水质的标准有四个，包括：建设部颁布的《生活饮用水水源水质标准》CJ 3020—1993、《地下水质量标准》GB/T 14848—2017、《地表水环境质量标准》GB 3838—2002 和《城市供水水质标准》CJ/T 206—2005。CJ 3020—1993 是我国最早的用于评价饮用水原水水质的标准，随着社会和经济的发展，我国饮用水源地的水质污染状况十分严重并且复杂，其评价指标及标准值已不能满足原水水质评价的需要，同时，新的饮用水水质标准对饮用水源水质的要求更为严格。在 2002 年颁布实施的 GB 3838—2002 中，对集中式生活饮用水地表水源的水质标准作了明确规定。在 2005 年颁布实施的 CJ/T 206—2005 中，明确规定用地表水作为供水水源时，应符合 GB 3838—2002 的要求，选用地下水作为供水水源时，应符合 GB/T 14848—2017 的要求。因此，GB 3838—2002 实际上成为目前评价我国地表饮用水源水质的唯一标准。

（2）水质风险评价指标体系尚未建立。虽然 2007 年 7 月 1 日开始正式执行新的《生活饮用水卫生标准》GB 5749—2006，但新标准也没有能够充分体现我国的主要水质风险。由于条件限制，我国还没有系统开展过针对我国水源特点的水质调查和风险评价工作，至今为止，我国的主要水质风险是什么、有何地域特点等问题不是很清楚。在这种情况下，新标准虽然综合考虑了国际上比较关注的一些新的水质指标，但却缺乏针对性，最终可能导致有些在我国不成问题的指标规定过严，不必要地增加了制水成本，而一些主要水质风险又可能因为没有数据而被忽略。同时，我国幅员辽阔，污染相对严重，类型千差万别，地区差异巨大，尽管检测项目逐渐增多，限值控制也越来越严格，但参数和限值的设置还存在许多不合理的地方，未列入控制标准的污染物在城市饮用水中常常超量检出，直接危害着广大人民群众的身体健康。

（3）饮用水源保护与管理缺乏科学性。在水源地管理方面，近年来有关部门加大了管理力度。国家环保局等单位颁布了《饮用水水源保护区污染防治管理规定》，提出了对饮用水水源保护区划分和防护的原则、方法、管理等，从一、二级及准保护区的功能着手，提出一、二级及准保护区应满足的条件，但是，该规定并没有给出明确的保护区划分标准。水源保护区的划定缺乏科学性，各城市划分的标准不一，不利于水源地的保护工作。其二是保护措施落实不到位，需要建立完整的监督系统。同时，我国目前还没有独立的饮用水源的水质标准，水源水的质量评价和水源地的管理缺乏科学、合理的依据。虽然《地表水环境质量标准》GB 3838—2002 对饮用水源水质作了一些限制要求，但在实际执行中又因水源污染状况而放松了要求，2010 年环境保护部在发布"水源水质状况"时，将水源合格的要求由原来的"二类水"降为"三类水"，以勉强维持 70%～80% 的水源达标率，否则，其达标率仅为 20%～30%。

(4) 供水系统安全管理体系不完整。在为饮用水提供服务的企业和行业管理方面，我国缺乏一个完整的安全管理体系。供水企业缺乏对整个供水链中存在的潜在风险进行分析、诊断，并采取有效控制措施的规范。目前，还没有建立起各相关部门协调一致的饮用水安全应急机制，供水企业和政府部门之间缺乏针对各种突发性供水安全事件的联动应急预案，使得一旦出现问题时缺乏判断和行动的依据。城市供水应急预案编制尚处于初级阶段，缺乏规范化的预案编制技术指导，各地编制的预案在应急体系、应急机制、应急设施、应急物资、应急响应等主要方面仍难以满足支撑城市应对突发性事故的需要。

(5) 供水企业技术创新能力不足。由于受到苏联发展模式的影响，我国的科研体制比较僵化，技术创新的主体主要是专门的科研机构，企业的自主创新能力较弱，科研机构与企业的结合不够紧密，体制上的缺陷直接限制了我国相关科学技术的进步。在饮用水安全保障的各种技术创新过程中，由于作为技术应用主体的企业往往参与不够充分，导致相关领域的技术创新和集成创新能力严重不足，有些关键水质问题长期得不到解决。近年来一些新的水处理技术与设备也相继在我国得到应用，然而，由于企业自身缺乏相应的技术消化和研发能力，在新技术、新设备的优化运行、与其他技术的兼容与组合以及技术的集成创新方面进展不如人意。

(6) 政府监管所需的科技支撑不足。随着政企职责的不断分离，供水企业已经逐步脱离政府，成为一个独立的实体，而政府主要通过标准、规范、政策、指导等一系列手段实现对供水行业和企业的监管。然而，在这一改革过程中，由于缺乏足够的科技支撑，政府的监管能力并没有得到实质性的提升，使得政府对饮用水安全保障的监管出现越来越多的困难。一般来说，政府对供水企业最有力、最直接的监管体现在水质等相关标准上。然而，长期以来，我国在标准制定方面没有给予足够的重视，缺乏足够的投入进行科学的标准制定工作，导致我国的水质标准只能通过参考主要发达国家和世界卫生组织的标准进行制定，缺乏针对性和科学性。而一个缺乏针对性的标准一方面可能因为某些指标过严而导致供水企业承受不必要的巨大经济压力，造成不必要的经济投入，另一方面又可能因为某些关键指标没有列入而形成很大的健康风险。类似这样的情况会导致政府对供水企业和行业的监管能力弱化，从而增大饮用水安全风险。

1.1.6 产业化支撑能力不足

近些年，我国在饮用水工艺、技术研发上的投入逐年加大，行业整体的技术水平有了很大提高，但国家在产品的研制与开发上投入力度小，对水质安全保障相关产品的政策扶持力度不够，导致产业化进程缓慢，关键材料设备国产化程度低。我国饮用水行业关键净水材料设备（如膜材料设备、臭氧发生设备）等均依赖进口，国产设备普遍缺乏自主创新技术，产品竞争能力偏弱，质量良莠不齐。我国饮用水材料与设备行业以低层次、小规模企业为主，在产品上，由于重复投资，技术引进不够，饮用水行业充斥着低质量产品。同时，我国长期依靠国外的水质检测方法、检测仪器设备和材料，饮用水水源污染物检测标物研制技术落后。虽然"十一五"期间，在水质检测材料和小型设备研制方面取得了一定进展，但目前高灵敏度的大型检测设备完全依赖进口，配套进口材料、试剂成本非常高。在检测设备材料和标准物质方面，国产化产品门类不齐，质量、可靠性还无法与进口产品抗衡，依赖于进口产品的局面短期内还无法得到根本性的改变。

1.2 技术发展状况分析

1.2.1 水源保护策略与技术

国内外在饮用水安全保障方面的经验表明，饮用水安全保障的基本前提是从源头到龙头（From Source to Tap）全过程的监测和管理。饮用水水质安全保障有五个重要关口：水源保护、技术先进的给水处理系统、稳定可靠的输配系统、高素质的水管理者和系统细致的水质监测。在上述 5 个关键环节中，水源保护是水污染控制最安全和最廉价的控制关口。如果饮用水水源地的水质安全受到威胁，则饮用水水质安全的保障基础不复存在。水源地一旦受到污染，其修复成本十分高昂。国外在水源地保护和修复实践中总结了保护的重要性，认为对于水源地应以预防保护为主，修复治理为辅（"An ounce of prevention is worth a pound of cure"），因此，对水源地的保护尤其重要。

从 20 世纪下半叶起，饮用水安全与水源地保护开始逐渐得到政府和公众的重视。1972 年联合国第一次人类环境会议开始将 1981—1990 年作为"国际饮用水供给和卫生十年"，旨在促进和加强公共机构对饮用水源的管理；1995 年，世界银行专门就全球面临的水资源危机提出警告；1996 年，联合国将"为干渴的城市供水"定为该年"世界水日"的主题，此后，大量与水源地保护相关的课题（如供水水质、集水区规划等）被列入联合国教科文组织国际水文计划第六阶段予以重点关注。在此期间，发达国家相继提出针对各国国情的水源地保护框架，美国先后颁布了生活饮用水安全法及其修正案、水源评价及保护导则；英国制定了统一的水源保护区划分规范；德国提出针对不同类型水源的水源保护区划分方案；法国通过水文区的划定强化水源保护；日本利用经济手段保障水源地当地的权益。

由于水源地的多样性，水源地保护研究涵盖了从高原、山地到平原河网等不同自然地理区域，对河流型、水库型、湖泊型、地下水等不同类型的水源地都有涉及。微观领域，水源微量有毒有机污染及其引发的环境健康风险正在成为研究热点；中观领域，水源地土地利用结构与水源水质内在关联及其导致的生态安全格局逐渐得到重视；宏观领域，水源地各利益方的充分参与、水源地土地利用格局和生态缓冲带设置、水源保护的有效运作机制及其损益分析等方面的研究不断升温。

水源保护研究在水源地环境现状调查及变化机理、水源地污染控制方面都取得了一定的成果，但水源地环境管理理论与方法的研究却成为水源地保护研究的瓶颈。国内水源地相关研究经过多年的发展和实践，在水源水质状况及其演变规律方面也进行得较为深入，我国卫生部及很多城市都启动了水源地现状调查计划，各水源地污染成因也得到广泛分析，取得了一定的研究成果；各地方层面的点源污染控制、水源保护区划定、水源保护条例制定工作正在广泛开展。

但是在水源保护方面，我国现有的水源地保护区划分与管理技术体系落后，与国外相比均存在较大的差距，缺乏饮用水源地安全规划与管理的技术及其相关的经济政策研究，尤其是水源地保护和管理技术的系统集成方面存在很大的差距，难以适应实际需求；水源地水质评价难以有效揭示区域潜在的污染源，现有的水质监测、评估技术也难以适应部分特征污染物的监测、评估需求；水源地污染源控制多侧重于点源污染，对于面源、内源污染的产生机理、迁移转化规律、关键区域识别等缺乏深入研究，难以掌握水源地污染物输入负荷，进而无法制定和采取有效控制对策和措施；水源地保护侧重工程措施而忽略非工程措施，导致措施实施范围受限，难以达到预期目标。

1. 水源保护区划分技术落后，水源地水质安全难以保障

国家环境保护总局等 5 部门 1989 年联合颁布实施的《饮用水源保护区污染防治管理规定》提出了饮用水水源保护区划分和防护的原则、方法、管理等技术要求。《规定》从不同级别保护区的功能入手，提出了各级保护区应满足的水质条件，但对于保护区范围如何确定，《规定》并没有明确相应的标准。因此，在规定执行过程中，各水源保护区划分标准和依据不一，不利于水源地的规范管理和保护工作。

2007 年 1 月 9 日，国家环境保护总局发布了《饮用水水源保护区划分技术规范》HJ/T 338—2007。该规范作为指导性规范，将水源地分成河流、湖库和地下水三种类型，并给出了经验类比和数值计算两种方法划分保护区，但推荐采用数值计算法划分。但由于受技术力量和管理等诸多方面因素制约，部分地方环保部门认为数值计算法模型适用和计算过程的可操作性不强，因此多采用经验类比法划分水源保护区，致使饮用水源保护区的划定的科学性仍显不足。由于水源保护区划分的不科学，致使水源地的各项保护措施落实不能全部到位，水源地水质安全难以保证。

2. 水源地保护、污染应急预警技术缺乏系统集成

我国对饮用水水源地的保护缺少总体规划，特别是跨行政区域的饮用水水源地保护缺少统筹考虑，水利、建设、环保、卫生、农业、林业等多部门对饮用水源均有管理措施，水利部门以水源保护、入河排污口管理、取水许可管理为主，环保部门以污染源监控为主，城建（市政）部门以生活污水、垃圾治理和城市供水为主等，但缺少将饮用水水源地作为一个整体进行保护的总体规划。需要以饮用水水源地为单元，建立协调和有效合作机制，发现问题并提出饮用水水源地保护工程和非工程措施。因此，水源地保护涉及的各部门应明确职责，协调一致，共同加强对饮用水源的保护是十分必要和紧迫的。

目前，我国针对大城市的水源地保护的研究开展较多，但多侧重于水污染控制、水体富营养化等问题的研究，缺少针对饮用水水源地的水源保护、水源保护区划分、水源地饮水安全应急措施等技术的系统及集成研究，较少考虑水源保护中的生态系统修复、水污染控制、生态移民、生态补偿等工程、非工程措施的集成研究，技术积累比较薄弱。因此，有必要研究不同类型水源地（河流型水源地、湖库型水源地、地下水水源地）、不同规模和管理条件下的水源地保护模式，并将其标准化和系统化，便于推广和应用。

3. 水源地管理体制不健全，无法满足饮用水安全保障的要求

我国水源地管理相关的法律法规及标准体系滞后，保护区划分工作有待加强，水质监测体系及饮用水安全技术标准与应急体系不完善，水源地环境管理体制和机制不健全等方面的问题。现行的环境管理法律法规和制度，大部分都是针对工业污染和城市制定的，难以适应农村环境管理的需要，农村环境保护法律、法规不健全。同时，由于县级环境监测能力严重不足，尚不具备开展农村饮水常规监测的能力，农村饮用水源水质监测尚属空白、水质状况不清。因此，农村饮用水水源地管理基础与城市相比更加薄弱，迫切需要加强。

总体而言，国内水源地保护相关理论研究及实践，与国外存在较大差距，大多未能涉及水源水质变化的驱动机制，较少从流域或集水区土地利用角度探讨水源地的有效保护，水源地各利益方的权益也未得到足够关注，水源保护运作机制和推动机制的欠缺影响了各项措施的有效性。饮用水水源保护直接关系到人们的生命健康，国内外保护水源地的首要措施是划定水源地保护区。例如，俄罗斯划分饮用水水源保护区的主要依据是：首先，依据水源的类型及其天然防护性能，划分一级保护区；其次，依据水源受到微生物污染及化学污染的可能来划分二、三级保护区。

美国采取地形边界划分法、阶梯式后退/缓冲地带法、迁移时间计算法来进行地表水饮用水源地保护区的划分。a. 地形边界划分法：划定水源保护区的一个重要的初始步骤就是划定分水岭区域。在地图上划分分水岭区域的方法是，画一条线连接取水口上坡地的最高点，地表径流从这里流到取水口。b. 阶梯式后退/缓冲地带法：利用地表水的阶梯式后退和缓冲地区降低径流对饮用水源的不利影响，主要目的是在更大程度上过滤地表径流，减慢地表径流并增加地下水的渗透。缓冲地区宽度的确定考虑的因素有：地形、当地土地的用途、留出缓冲区的政治和法律上的可行性、坡度、河流大小和土地所有权。河流型饮用水水源地的典型缓冲带是沿着河岸，取水口上游的宽度为 $50 \sim 200ft$ 的一个生长植被的土地带。类似地，湖泊、水库型的也可以同样划分。c. 迁移时间计算法：计算出的保护区实际上是河流所能到达的区域，而不是一个地区。本方法是对于一个污染物以与河流相同的流速计算从上游的监测点到取水口的迁移时间（TOT）。得到这个时间使得管理者可以有时间对污染事件做出正确的反映，采取有效的对策。利用水质流动模型，可以通过具体的水文、地理和水质参数计算迁移时间并且计算一旦污染时污染物在取水口时的污染水平。

加拿大温哥华对水源地区实行了封闭式的管理，在 $585km^2$ 范围内不经允许任何人不得擅自入内并绝对禁止游泳、划船、垂钓、野营等活动。他们认为要保持水的优质仅仅对水进行氯化处理是远远不够的，必须首先保证空气的清新，森林不遭破坏，水源不受污染。

德国地表水水源保护区划分的总原则是争取将取水口所在流域全区划定为水源保护区，水源保护区至少要包括流域内取水口上游区；水源保护区内部分级划出 2～3 个分区，分级保护。分区一般呈环带状或半环带状，以取水口为中心向外展开。德国在水源保护区方面经过长期实践，探索出了一系列保护饮用水水源地的规范、模型、政策与法规，建立保护区的划定原则与方法，以及分区分级保护的实用工具。

英国水源保护区划定实行三分法，水源保护区划分为内区（一级保护区）、外区（二级保护区）和流域区（三级保护区）。其中，一级保护区半径不得小于 $50m$；在地下岩土层对地下水的固有保护性很强的情况下（不渗水层）可以不设一级保护区；二级保护区面积不得小于流域区的 25%，在地下岩土层对地下水的固有保护性很强的情况下（比如不渗水层）可以不设二级保护区；划定三级区时应考虑井口周围较大的范围，范围半径不得小于 $5km$。

在我国，《中华人民共和国环境保护法》、《中华人民共和国水污染防治法》、《饮用水水源保护区污染防治管理规定》等法律法规及相关标准要求设立饮用水水源地保护区，保护饮用水水源地最大可能免受人类活动影响、保证水质安全。过去，由于缺乏保护区划分技术规范，划定的保护区范围大多都是指定范围的水域和陆域，没有经过科学的计算，科学性较差，保护区作用不能得到充分发挥；同时，因划定方法不统一，管理制度不明确，地方各自为政，自行制定划分方法，在涉及跨界水源时，因保护区定界及管理等方面的原因，导致上下游纠纷不断；再者，随着经济、社会的不断发展和城镇人口的不断增多，需要进行饮用水水源保护区的调整或重新划分。为此，2007 年，国家环境保护总局颁发了《饮用水水源保护区划分技术规范》HJ/T 338—2007，用来指导水源地保护区划分工作。

该规范采用《地表水环境质量标准》GB 3838—2002 作为饮用水水源地的水质标准；按照《饮用水水源保护区污染防治管理规定》的要求设置了三级保护区，即一级、二级和准保护区（一级保护区内水质主要是保证饮用水卫生的要求，二级保护区主要是在正常情况下满足水质要求，在出现污染饮用水源的突发情况时，保证有足够的采取紧急措施的时间和缓冲地带；准保护区则是为了在保障水源水质的情况下兼顾地方经济的发展，通过对其提出一定的防护要求来保证饮用水水源地水质）；确立了模型计算和类比经验方法两种保护区划分方法。

然而，《饮用水水源保护区划分技术规范》HJ/T 338—2007 在实际应用中碰到了一些问题。首先，规范提出的基于水质模拟计算保护区水域长度的方法较为复杂，对于环境保护一线管理人员而言，其计算过程具有一定的难度；其次，根据该规范，采用水质模型计算出的水域长度通常能达到几十公里，很明显，几十公里的保护区长度不具有可操作性；其三，随着我国经济社会的快速发展，尤其是沿河工业园区、化工园区的建设，对饮用水水源安全具有较大的风险隐患，为此，规范中基于经验值确定水源保护区陆域范围的科学性、合理性受到挑战。

实际上，影响饮用水水源保护区划定的因素十分复杂，包括水源保护区所在区域的地理位置、水文、气象、地质特征、水动力特性、水域污染类型、污染特征、污染源分布、水源地规模、水量需求等诸多影响因素。为此，要划分出一个能绝对保证水源安全的保护区范围也是十分困难的。因此，应从环境应急和环境风险评价角度入手，探讨基于突发环境应急响应机制的水源保护区水域范围及基于环境风险评价角度的水源保护区陆域范围划分方法，从而提出基于环境应急响应和环境风险评价的河流水源保护区划分技术。

1.2.2　饮用水净化处理技术

水厂水质净化技术是饮用水质安全保障体系的核心，其主要目标是通过各单元的处理形成保障饮用水水质的多级屏障。虽然在具体的技术运用上已经发生了很多的变革，沿用了 100 多年的混凝、沉淀、砂滤、氯消毒等传统处理工艺依旧是我国现行主导工艺。但是，传统工艺的主要去除目标是颗粒物、细菌类微生物等污染物，难以有效去除 COD_{Mn}、氨氮、微量毒害有机物、病原性原虫等污染物，难以有效解决水源污染与水质标准提高之间的矛盾，更是难以有效应对突发性污染事件。

1. 常规处理技术

混凝、沉淀、过滤等各种常规单元技术本身也存在进一步改善、优化与强化的潜力，特别是针对特定的水源水质特征如何进行系统优化与强化是目前学术界与供水企业非常关注的热点问题。例如，作为水处理系统中最基本的工艺单元，混凝沉淀的最主要功能是去除浊度，该工艺的处理效果对后续工艺运行工况有重要影响，并决定着最终出水水质和处理成本。我国提出了以优化絮凝剂组分和形态为核心的强化絮凝新概念，在混凝理论的研究和新型混凝剂的发展方面做出了很多具有开创性的工作，相关研究水平处于国际前沿，但在应用水平上与国际上仍存在较大的差距。

由滤池、滤料和操作系统构成的过滤系统不仅是去除、控制出水浊度的关键单元，而且是去除、控制隐孢子虫等原虫类病原微生物的主要屏障。日本在 1996 年暴发了大规模隐孢子虫感染事件后，加强了对水厂过滤的指导，并提出为了防止隐孢子虫的泄漏，要求将滤后水浊度控制在 0.1NTU 以下。目前，各国水厂都把降低滤后水浊度作为重要目标。在这种需求推动下，出现了各种高灵敏度的在线浊度仪与颗粒计数仪，用于水厂的水质与滤池运行监控。

饮用水的微生物安全性问题始终是饮用水安全保障最核心的问题之一，而消毒是保障饮用水微生物安全的最关键和最后的屏障。长期以来，氯气或次氯酸钠作为一种经济、有效的消毒剂在世界范围内得到广泛应用，用户末端水中是否存在余氯成为判断饮用水是否卫生的重要依据。20 世纪 70 年代，美国国家环保局（EPA）发现氯消毒过程中会产生三氯甲烷等致癌性消毒副产物，并在随后修改的饮用水标准中首次规定了消毒副产物标准（三氯甲烷<100 μg/L）。此后，随着分析技术的进步，卤乙酸和卤乙氰等其他有害消毒副产物又被相继检出。各种氯代消毒副产物的检出迫使人们探讨使用替代消毒剂的可能性，而有关氯胺、二氧化氯、臭氧、紫外等替代消毒剂的研究也层出不穷。大量研究表明，使用氯胺、二氧化氯、臭氧、紫外等可以有效降低三卤甲烷等消毒副产物的生成量；但各种替代消毒剂也可能存在各种各样的缺点与不足。在消毒效果上，臭氧与氯大致处于同一个水平，而二氧化氯稍微弱一些。按 CT 值计算，氯胺对大肠杆菌、病毒的消毒效果是臭氧和氯的 1‰～1%。臭氧和紫外线不具残留性，管网中的微生物消毒与再生长控制、生物膜生长控制的能力无法保证。二氧化氯存在产生亚氯酸盐等无机有害副产物的问题。目前，日本仍然主要以次氯酸钠为消毒剂。基于控制消毒副产物生成、保证管网末梢余氯浓度的考虑，美国和中国内地的部分城市采用氯胺进行消毒。但是，使用氯胺消毒不仅存在消毒能力弱化风险，近年来还有人发现氯胺消毒副产物中有些物质具有更强的致突变性，应该引起足够的重视。

除了消毒副产物之外，另外一个引起人们关注消毒问题的是陆续在世界各国发生的隐孢子虫和贾第鞭毛虫（简称"两虫"）感染事件。1984 年美国得克萨斯州发生了通过饮用水传播的隐孢子虫集体感染事件后，世界各地不断有关于隐孢子虫集体感染事件的报道。1993 年美国威斯康星州密尔沃基（Milwaukee）市发生了历史上规模最大的一次感染事件，该市 161 万人中有 40.3 万人出现了感染隐孢子虫的症状，由此引起了世界各国供水界对通过饮用水传播的隐孢子虫集体感染问题的高度关注。1996 年 6 月 10 日，日本东京附近的寄生镇发生了大规模隐孢子虫感染事件，该镇 13800 个居民中有 8812 人因饮用受隐孢子虫污染的水而受到感染，引起日本对该问题的高度重视。我国于 1987 年报道了首例发生于南京的人体隐孢子虫病病例后，安徽、内蒙古、福建等 19 个省区也相继报道了一些病例，据不完全统计截至 1998 年已超过千例。大量研究表明，氯消毒对以孢子形态存在的隐孢子虫几乎无能为力；而紫外线、臭氧消毒则能较为有效地灭活隐孢子虫。日本等主要发达国家尚未制定出直接针对隐孢子虫的饮用水标准，目前主要采取严格控制砂滤出水浊度（<0.1NTU）等一些间接措施来控制隐孢子虫污染带来的风险。我国新版饮用水卫生标准中把隐孢子虫和贾第鞭毛虫列为非常规指标，规定两者的含量均不得超过 1 个/10L。我国消费者一般习惯于饮用开水，这种生活习惯对于有效防止大规模隐孢子虫感染事件的发生比较有效。但是，总体来说，我国在这方面开展的工作还非常少，缺乏系统性，有关原虫类的健康风险有待于进一步系统、深入的研究。

2. 深度处理技术

水中有机物是消毒副产物的前驱物，农药等微量有机化学品是重要的毒理学指标，而表面活性剂、色度和异臭味物质的存在则会影响饮用水的感官特性和品位，这些都是水厂工艺中去除的目标。但是，常规的水厂工艺一般不具备从水源水中去除这些有机物的能力。对于这类物质的去除，需要采用深度处理技术。

利用臭氧破坏有机物的分子结构，利用后续的生物活性炭对臭氧氧化生成的小分子有机物进行进一步降解的臭氧生物活性炭联用技术是最典型的饮用水深度处理技术。一般来说，采用该技术主要目的包括：①去除水中消毒副产物前驱物，控制消毒副产物生成；②降解去除水中各种稳定性微量化学污染物；③破坏产生异臭异味物质的分子结构，改善饮用水感官指标。此外，具有强氧化性的臭氧能有效灭活水中各类病原微生物，可以显著改善饮用水的生物安全性。臭氧生物活性炭技术最初在德国得到研究和工程应用，随后在法国、荷兰等欧洲国家相继得到应用，1990 年代中期开始在日本也逐步得到推广应用。我国大陆最早使用该技术的水厂是北京市田村山水厂，至今已有 30 多年的历史。但是，臭氧活性炭工艺的真正意义上的推广应用主要发生在过去的几年里。在我国水源污染较严重且经济较发达的东部（如浙江桐乡、嘉兴等）与南部地区（如广东广州、深圳等地）陆续有些水厂开始采用该工艺。处理规模为 100 万 t/d 的广州南洲水厂在 2004 年的建成投产是我国深度处理技术应用的里程碑式的事件。在地表水源污染趋势得不到根本控制的情况下，臭氧生物活性炭技术将是今后保障饮用水化学与微生物安全的主要手段。

需要指出的是，臭氧生物活性炭技术也不是万能的技术。单独臭氧氧化对一些稳定性农药类物质、有机卤代物的分解效率很低，当原水受到这类物质污染时，往往需要使用高级氧化技术（如臭氧/过氧化氢技术）等。特别值得注意的是，当原水中存在一定浓度溴离子时，臭氧处理会产生溴酸盐。溴酸盐具有强致癌性，美国、日本等国的饮用水标准规定该物质的含量不得超过 $10\mu g/L$，我国新饮用水标准中也采纳了这一标准。溴酸盐生成控制及降解技术是饮用水领域的国际研究前沿，控制臭氧投加量或利用预臭氧替代主臭氧可以有效控制溴酸盐的生成。

活性炭也是深度处理的关键材料，以粉末活性炭和颗粒活性炭两种形式在饮用水处理中得到应用。一般来说，粉末活性炭主要用于具有季节性变化规律或突发性污染事件产生的农药、臭味物质、有机化学品等微量有机污染物的去除，其优点是使用方便灵活，设备投资成本较低，特别适用于一些突发性污染事件的应急处理。2005 年年末的松花江污染事件饮用水应急处理中粉末活性炭就发挥了极为关键的作用。日本等许多国家的不少水厂都备有粉末活性炭投加设备。对土臭素和 2-甲基异莰醇的去除研究表明，活性炭表面的微孔容积决定着活性炭的吸附容量，该发现为活性炭的筛选提供了一项重要的指标。但是，受粉末活性炭投加量的限制，该技术对于大量存在的有机污染物去除效率不高，对TOC、COD 等指标的去除效果不理想。同时，活性炭对于亲水性物质一般来说吸附能力都不是很强。

颗粒活性炭多用于原水水质季节性变化不大的情况。一般来说，颗粒活性炭对水中大多数有机物无选择地进行吸附，因此炭池在运行 3～6 个月后就会被穿透，需要更换或再生。总体说来，我国单独使用颗粒活性炭的水厂并不多，北京市水源九厂是我国单独利用活性炭吸附技术进行深度处理的少数水厂之一。最近的研究结果表明，即使是使用了长达数年的活性炭，其对于一些间断出现的微量化学物质仍然具有一定的吸附能力。但是，总体来说，我国活性炭吸附技术应用历史较短，缺乏系统、深入的研究，在水系活性炭生产、炭种选择、运行管理中均缺乏有力的科学技术支持。另外，由于活性炭需要频繁地更新或再生，国际上单独使用活性炭吸附技术的水厂也比较少。越来越多的水厂在进行深度处理时，都将臭氧氧化与颗粒炭吸附技术结合起来，形成臭氧生物活性炭组合工艺。

3. 膜分离净水技术

在饮用水处理方面，膜分离技术可以看做是 19 世纪以来所采用的一种快速过滤方法。与常规饮用水处理工艺相比，膜技术具有少投入甚至不投入化学药剂、占地面积小、便于实现自动化等优点，并已在饮用水的深度处理上得到广泛应用。常用的以压力为推动力的膜分离技术，有微滤、超滤、纳滤以及反渗透等工艺。

目前，在我国水环境污染状况没有明显改善的背景下，随着新国标 2012 年 7 月起强制执行，大量城镇水厂面临技术升级改造和工艺改造。另一方面，随着近年来膜产业得到了快速发展，膜材料和膜制备技术不断完善，膜组件系统已经国产化，膜技术在城市饮用水处理领域的大规模应用已经势在必行。据现有工程实践经验及试验研究成果，膜技术在饮用水领域的应用可在以下几方面进行拓展研究：

（1）研究适合低污染水源水和农村水源特点的实用型无药剂一体化膜处理技术。近年来，低污染及农村水源净化处理问题突出，随着膜组件及膜材料的快速发展，应针对特种水质及使用规模，研发实用型无药剂一体化膜处理技术及设备，发展组件和系统配置技术，提高膜处理系统整体性能。

（2）研究常规处理、深度处理工艺耦合集成过程中的关键问题，优化城镇给水厂膜法水处理技术体系。目前，膜处理技术仍属于新兴技术，在同原有常规工艺、深度处理工艺的耦合过程中，仍存在诸多关键技术问题，传统的混凝－沉淀－过滤－消毒的常规处理工艺存在微生物安全风险、消毒副产物超标等水质问题，而单独的超滤工艺又存在对水中小分子有机物低去除的特点，因此，需针对现有常规工艺及超滤技术在实际工程应用中存在的问题，优化给水厂膜法处理集成技术体系。

（3）针对水质突变对超滤膜运行特性的影响，研究应对水质突变的应急处理技术与超滤组合工艺强化处理技术。水质突变是影响水厂稳定运行的重要因素，如原水浊度突发、氨氮季节性升高及藻类暴发等水质问题均可导致水厂出水无法稳定达标，严重时甚至可导致水厂停产。针对上述突发水质问题，急需开展以膜技术为核心的应急处理技术，考察膜技术对各类突发污染物的去除效果，并对膜处理过程中超滤膜运行特性、膜污染控制等关键技术问题进行深入研究，最终形成针对不同突发污染问题的超滤组合工艺强化处理技术体系。

4. 特殊污染物去除技术

地下水是我国北方地区部分城市和许多村镇重要的饮用水源，由于受地理地质条件与环境地球化学过程变化的影响，地下水中经常存在砷、氟、硝酸盐、氨氮、铁、锰等特殊污染物。如何开发或选择高效、经济的处理技术是我们面临的难题之一。

（1）饮用地下水除氟技术。氟去除常用的工艺有混凝沉淀法、吸附法、离子交换法、膜分离法等。化学沉淀法通常是向含氟水中投加石灰生成沉淀物，再投加混凝剂以促进固液分离。但是这种方法除氟效率较低，混凝剂消耗量大且不能再生，形成的含氟废渣容易对环境造成二次污染，需要进一步处理、处置。离子交换法虽常用，但由于阴离子交换次序为 $SO_4^{2-} > NO_3^- > CrO_4^{2-} > Br^- > CN^- > Cl^- > F^-$，对氟离子的选择性不高，设备投资和运行费用很高；反渗透可以高效去除氟以及水中其他有害物质，但该法投资成本和运行费用也高，且对预处理要求高，浓缩液处理、处置比较困难。因此，吸附法被认为是最有效的除氟方法。常用的吸附剂有活性氧化铝、沸石、羟磷灰石等，其中活性氧化铝是最常用的氟离子吸附剂，采用活性氧化铝处理含氟 10mg/L 以下的地下水时，处理后水中含氟量可低于 1mg/L。

活性氧化铝是常用的除氟吸附剂，美国、法国、德国、日本等发达国家最早都是利用活性氧化铝进行处理，日本在 1990 年代还开发出了吸附容量较高的小粒径活性氧化铝（商品名为 KHD）。我国也是主要利用活性氧化铝进行除氟。但是，活性氧化铝作为吸附剂有如下缺点：一是活性氧化铝吸附容量低，一般为 5~8mg/g；二是活性氧化铝的适用 pH 值偏酸性（4.5~5.5），在此条件下，活性氧化铝溶出量较大，水中高浓度的铝离子可能会引起神经退化方面的疾病。因此，近年来，国内外都在关注高容量、适用 pH 值范围宽的高效除氟吸附剂的开发。许多铝氧化物、铝铁基氧化物、铝铁基稀土掺杂的氧化物被开发出来除砷，如最新开发的铁铝铈复合氧化物，静态饱和吸附量高达 200mg/g。目前，日本已经开发出用聚乙烯醇负载 CeO_2 的商业化吸附剂 READ-F，但价格非常昂贵。

（2）饮用地下水除砷技术。饮用水中砷的问题引起了世界各国的高度关注，近年来各国饮用水标准中对砷的控制越来越严，多数国家都采用 $10\mu g/L$ 的标准。为了适应 $10\mu g/L$ 的饮用水砷标准，美国环境保护署（U. S. EPA）估计该国有 4000 座供水系统需要改造，其中 97% 是小型系统。2001 年美国环境保护署（U. S. EPA）在评价了多种具有潜力和切实有用的除砷技术后，给出了一份最适宜的除砷技术清单，包括活性氧化铝及替代材料的吸附、离子交换、强化的石灰软化、强化混凝/过滤、氧化/砂滤、混凝强化微滤等，对于所筛选出的技术，截至 2004 年美国国内建立了两期的除砷供水示范工程。第一期 12 个，采用吸附技术的系统占 9 个。在众多的除砷技术中，吸附技术被认为是适合于社区、以乡镇、村镇为单位的农户及分散居住的家庭使用的最为经济有效的技术。吸附技术的核心是高性能的吸附剂。很多种吸附剂包括天然矿物、合成的铁及铝的氧化物及羟基氧化物、铁氧化物负载材料、零价铁、钛氧化物及负载材料、稀土氧化物及活性炭等都被报道用于除砷。其中，铁的氧化物及铁基掺杂或负载的材料由于对 As（Ⅴ）强的结合能力，受到更多的关注，如最新开发的高吸附容量（180mg/g）的铁铈氧化物材料。在目前饮水除砷剂的市场，已商品化应用的有活性氧化铝（包括改性的活性氧化铝 KHD®）、基于水合羟基铁氧化物的 GFH® 和 GFO®、聚乙烯醇负载 CeO_2 的 READ-As® 等产品。国际市场上的商品化吸附剂性能较好，但都存在价格较高的缺点，如美国 USFilter 销售的一次性使用的 GFH®（静态吸附容量为 60~70mg/g）为 62000 元/t，或 72000 元/m³。我国目前还没有商品化的高效除砷吸附剂，目前适用的活性氧化铝存在吸附容量低、机械强度差、重复利用性差等问题，很难在实际工程中应用。

（3）饮用地下水除铁除锰技术。高锰高铁地下水水处理技术传统主要依靠化学氧化方法，包括预氯化、空气曝气、氧气曝气、氯化－曝气组合、折点曝气等。此外，也有部分研究者提出吸附除铁除锰法，又开发了生物氧化除铁除锰技术。但目前我国许多城市铁锰、氨氮及有机物复合污染的情况比较普遍，但缺乏相应的处理技术。如沈阳市地下水水源的主要问题是锰、铁、氨氮、臭味超标，同时有机污染严重。一般情况下氨氮的浓度约为 $2\sim4mg/L$，臭味为 3 级。另一个特征是存在高锰低铁的特殊现象。单井锰的浓度可达 $5\sim6mg/L$，超标 50～60 倍，铁的浓度约为 $0.3\sim1.0mg/L$。通过对沈阳市两大地下水源水 GC/MS 的检测，分别检出有近百种有机物，主要为酚类、多环芳烃、有机氯化物、土臭素、酸酯类、石油添加剂等微量有毒有害污染物。

（4）饮用水硝酸盐去除技术。对饮用水中硝酸盐的去除方法主要有：物化法、生物法、化学法等。物化法主要是膜分离法和离子交换法，效果较好，但都存在成本过高的问题，无法在较大规模的饮用水处理中应用。近年来，国内外针对地下水硝酸盐去除问题开展了大量研究，开发出了一些新的技术。电极－生物膜反应器将反硝化菌固定在阴极上，阴极上的反硝化菌利用电解产生的氢气将硝酸盐还原为氮气，很好地解决了氢气反硝化过程中存在氢气溶解度低、存储和运输困难的缺点。同时，在电化学水处理的研究中，人们发现用三维电极替代传统的二维电极可以有效地提高电解效率。

1.2.3　饮用水安全输配技术

输配水管网是城市供水系统中的重要组成部分，直接与用户发生联系。输配水管网本身是一个庞大、高度复杂的系统，从水质角度来讲，是一个巨大的管式反应器，其自身没有净化处理能力。水从处理厂流至用户水龙头，其间会发生复杂的物理、化学以及微生物反应，造成水质不同程度的下降。所以，保持输配水管网水质是目前供水企业提高水质的一个薄弱环节。

（1）管网水质监测模拟及预测技术。要减少管网对水质的不利影响，提高用户节点供水水质，首先需全面了解在现有管网中水质变化的情况及各用户节点的水质状况。在复杂的城市输配水管网系统中，不可能对所有管段和节点上的水质变化进行现场监测，只能采取人工抽样测试，或者建立在线监测系统。前者通常是根据管网系统的布局及有关水质标准和规定，选择某些水质参数进行检验。这种方式主要是对管网水质进行定期监测，具有广泛的应用领域，很多城市的供水管网都使用。但由于城市给水管网具有服务面积大、网络结构复杂、管道铺设年代不一致、管材特性不同等特点，仅靠有限的监测点进行人工监测水质变化情况，难以达到全面地、实时地了解整个管网水质情况的目的。因此，建立在线监测系统是将来管网水质监测的发展方向。当然，在实际管网中在线监测系统的建立易受到实际工程条件的限制，且建设费用和运行费用较高，故系统中监测点的配置不可能很多。目前，切实可行的办法是选择少量监测点进行实时监测，并根据其监测数据结合计算机模拟技术，建立监测管网水质模型，对水质的变化趋势进行模拟和预测。

（2）供水管网地理信息系统构建技术。在构建基于城市供水管网地理信息系统方面，国外供水行业采用计算机信息管理已比较普遍，通过广泛应用 GIS 系统进行供水管理工作，实现供水系统信息化管理，为供水系统优化提供重要的决策支持。国外早在 20 世纪 60 年代就开始了针对城市供水系统的全方位计算机应用的研究，80 年代后随着最优化数学理论和计算机技术的发展，在不断加深理论和实践方面研究的基础上，在一些城市实现了在线实时的全方位监控与优化调度。近年来，以大规模并行处理为主流的神经网络理论得到了迅速发展，其中前馈神经网络以其良好的非线性映射能力、自适应和自学习性能在故障诊断、市场预测和水文预报等诸多领域中获得了成功应用。适应性强，宜用于给水管网系统改扩建的微观模型将是未来一段时期内研究和发展的重点。

我国从 20 世纪 70 年代开始就有管网安全运行方面的研究。在这方面的研究取得了一定的进展，但与国外尚有一定的差距。管网数据库的研究已从单一属性扩展到能够包含尽可能多管道信息的数据库；其中用水量的预测作为管网调度的基础，已经进行了长期研究和应用技术开发，包括线性回归、时间序列、灰色系统、神经网络方面的研究。

（3）供水管网水质保持技术。针对城市供水管网水质安全保障技术，目前研究的热点是管网水质生物稳定性和化学稳定性评价指标体系与控制，供水管网生物膜中的微生物生长与种群多样性研究，水厂净水工艺提升改造对输配水管网水质保持的影响研究，输配管网消毒剂衰减变化规律和二次消毒研究，输配水管网优化调度保障水质研究，以及管网水质模型研究。目前，基本上是基于实验室研究，针对实际供水管网的水质控制仍然缺少经验和理论指导。例如，国内外对管网"黄水"产生的机制尚缺乏认识，不能对黄水的发生进行有效预测，发生了 2008 年 9 月底北京市调用河北水库水源时的大范围"黄水问题"。又例如，目前可以对供水管网的水量和水压进行较为准确的模拟，但是对供水管网中的水质却很难准确预测，其原因是管网的水质影响因素众多，到目前为止尚无准确的管网水质模型。

1.2.4 水质监控及应急技术

（1）供水水质监测技术。在供水水质监测技术方面，发达国家在水环境监测分析方法上已经形成了系列化，如美国 EPA500 系列饮用水中有机物分析方法、600 系列城市和工业废水中有机物分析方法等。越来越多高灵敏度的测试方法用于水质问题的识别诊断，等离子发射光谱仪－质谱（ICP-MS）、气相色谱质谱（GC-MS）、液相色谱质谱（GC-MS）得到了广泛的应用，检测灵敏度高达 pg 级。同时，还出现了生物测试、毒性测试等技术，但样品预处理技术的发展还不够快，还有许多关键技术需要深入研究。美国是研制有机标样种类最多的国家，美国环境保护署的有机污染物标样有一千多种。

我国长期依靠国外的水质检测方法、检测仪器设备和材料，饮用水水质检测技术水平还比较低，应急监测方面开展的研究不多，饮用水水源污染物检测标准物质研制技术落后。目前，我国城市供水水质监测技术仍然以理化监测为主体，生物监测和水质自动监测都处于初级发展阶段，与国外检测水平差距较大，缺少标准化的应急监测技术方法，多数水质监测标准物质特别是有毒有机标准物质仍需从国外进口。

（2）供水安全预警技术。在供水水质监控预警方面，美国基于反恐怖袭击的需要，在2002年开始研究、目前已经建成了适合其国内特点的应急和预警系统，并推广到所有的自来水公司、大型公共场所、大型宾馆等。此外，还对供水系统的风险因素进行了全面的评估，并建立了包括6个模块在内的《饮用水源污染威胁和事故的应急反应编制导则》，为各地制定水源地突发污染事件的应急预案提供指导。欧洲多瑙河流域有关国家，专门针对多瑙河这一跨国河流的突发性事故（主要是船舶溢油泄漏事故和工业事故性排放），设计了"多瑙河突发性事故应急预警系统"，该系统从1997年4月开始运行，经过不断地更新和改进，已具有快速的信息传递能力、较为完备的危险物质数据库、较为准确的污染物影响模拟水准，逐渐成为多瑙河突发性污染事故风险评价和应急响应的主要工具。国外很多城市对水源水质采用在线监测的方式，美国和欧洲有些城市已经采用在线生物毒性测定仪作为突发性事故的预警系统。

与先进国家相比，我国在饮用水监控预警方面存在严重的不足。我国城市供水行业一般采用合格率对饮用水水质进行评判，合格率不同于我们通常所指的水质评价，它表示饮用水样品对水质标准的符合程度，不能综合反映饮用水的水质状况。国内已有关于水质自动监测系统在水环境监测中应用的报道，但在城市供水系统的预警方面还未见报道。城市供水水质预警体系方面的研究，多侧重于水源水，一些城市建立了水源水在线监测预警系统。如深圳对水源水质在线监测预警系统进行了研究，选择了浑浊度等8项指标作为水源水质预警的指标。武汉市建立了汉江初级预警预报系统，由武汉、老河口、襄樊、潜江、仙桃等沿江城市实施水源水质同步监测，在易发生"水华"的季节，增加监测频率，初步保证饮用水源水质安全。目前，国内的研究工作仅限于水质模型的开发，而且主要应用于水污染突发事故的模拟及事后评估上，没有与应急预案相联动。总体上，尚没有开展从水质监测、水质评价、水质预警到应急处理的系统研究，缺乏水质预警信息化建设方面的研究。

迄今为止，国内外针对水质污染的成因机制、分布、发生、发展规律及治理开展了较多的研究。从防污、减污、防灾、减灾的角度出发，要想避免污染和警情的发生，减少污染和警情造成的损失，就应该在污染和警情发生之前进行预报，但目前国内外对此方面的研究还处于刚刚起步阶段。

（3）城市供水应急技术。在突发性污染事故的应急方面，由于我国在工业布局上存在问题，因此导致突发性水污染事件频发，而一些发达国家该问题并不突出。国外在应对水污染突发事件方面一般都采用高新技术及相应的硬件设施进行应对，如1986年莱茵河发生污染，河流沿途很多国家采用了先进的计算机模拟预测技术很好地跟踪了污染物的传播范围和速度，赢得了污染防控的主动。在设施方面，一些国家在水厂前建设储水池，储存可用1天至1周的水量，储水池可以在事故时避开污染高峰，并为水质化验检测留出检测时间。一些现代化水厂具有应对各种突发污染物的净化设施，包括粉末活性炭、氧化剂、pH值调整等。

但是由于发达国家突发性污染事故并不多见，国际上并没有具体的突发污染物处理技术和工艺参数。WHO 于 2006 年 9 月新发布的《饮用水水质准则》（第三版）中，对于每种污染物笼统地提出了推荐的处理技术，如强化常规工艺、活性炭吸附工艺、生物处理工艺等，没有具体的工艺参数和实施方式；而且这些技术也只是针对污染物少量超标的水厂现有技术，没有针对突发性污染事故的实用技术。

2005 年年底发生的松花江水污染事件提高了我国对突发性污染事故和城市安全供水工作的重视程度，推动了相关研究工作的开展。在松花江特大污染事件发生后，国家环保总局、科技部分别紧急立项，开展相关研究。国家环保总局于 2006 年 1 月立项开展了《松花江重大污染事件生态环境影响评估与对策技术方案》项目，其中为城市应急供水单独设立了一个课题——"城市安全供水应急净化技术方案研究"。科技部也对松花江水污染事件立项开展研究。但以上两个课题主要是针对松花江硝基苯污染开展的，对污染物质和影响区域的局限性较大。

从国内外水质监控、预警和针对突发污染事件的应急技术体系研究现状和发展趋势来看，研究适合我国国情的饮用水水质监控预警及应急处理综合技术体系是今后研究的重点。

1.2.5　饮用水安全管理技术

（1）饮用水源地管理技术。在水源地保护区划定方面，国外水源地保护区划分技术体系主要基于污染物的迁移特性、水文地质等，利用区域水文资料和数学模型划定，美国、德国、英国在水源保护区方面经过长期实践，探索出了一系列保护饮用水水源地的规范、模型、政策与法规、建立保护区的划定原则与方法，以及分区分级保护的实用工具。我国水源地保护区划分多是利用国外经验和模式，并没有结合中国实际情况进行。

在水源地管理方面，国外日益借助先进的计算机技术、3S 技术等构建决策支持系统，将环境数据库、水动力－水质模型库、遥感技术、经济优化技术、水资源配置技术、环境专家等综合系统集成以提供决策支持，实现饮用水水源地的高效管理。同时，随着经济体制的变化，水源地管理也日益引入经济杠杆的调配作用，涉及经济补偿、区域合作、利益分配等重要问题，均严重制约着水源地水质保障程度。

我国由于水源地保护起步较晚，国内水源地环境管理的理论与方法均与国际存在一定的差别，进一步反映在水源保护的实践中，表现在管理策略缺乏有效性、控制措施缺乏系统性以及控制措施的灵活性、针对性较差，在实际中落实较难，难以充分调动集水区居民的积极性。

因此，有必要在水源地保护区划分、水源地水质评价、饮用水水源地风险评估、饮用水水源地安全管理等关键技术研究的基础上，进行系统集成，构建高效的饮用水管理体系。

（2）水质风险评价方法技术。风险评价已经成为发达国家制定饮用水水质标准的关键依据。美国"安全饮用水法"要求各州和供水单位实施饮用水水源地的水质评价。新西兰地表和地下水水源地水质评价包括风险源等级评价和水源地水质等级评价。澳大利亚要求水源地水质满足饮用水水源地的最低水质要求，水质评价指标根据检测数据（水源地）、自来水厂处理标准或效率、处理水体满足公众、美学标准等制定。加拿大环境委员会制定水质指数（water quality index）进行水质状况评价，通过改变水质目标及相应水质指标参数，识别不同水体的潜在威胁。

《地表水环境质量标准》GB 3838—2002 和《生活饮用水卫生标准》GB 5749—2006 以及国家环境保护总局公布实施的《重点城市集中式饮用水源地水质监测、评价与公布方案》等是饮用水水源保护和饮用水安全保障的重要法律依据。但是，我国在水质风险评价和标准制定方面与国际相比比较落后，总体来说，没有开展过针对饮用水风险的系统评价，主要水质风险问题不明确，在标准制定过程中也主要依赖于参考国外标准，没有针对性。

（3）饮用水安全风险管理。风险管理是供水系统安全评估和管理的发展趋势，其重点在预防性管理。WHO 和欧美等发达国家已做了大量的研究工作，并取得了良好的实效，积累了丰富的实施应用经验。1994 年，WHO 发布了《水危害分析和关键控制点法》，冰岛和瑞士最先应用并取得了较好的效果，1997 年 WHO 将这一管理技术写入了《饮水水质准则》（第三卷：卫生学调查与预防性步骤）；2001 年，新西兰开始实施《公共卫生危险度管理计划》。基于管理技术体系的有效性和必要性，2004 年国际水协的《波恩宣言》重点介绍了"水安全计划"；澳大利亚和英国分别于 2004 和 2005 年开始应用并实施"饮水安全计划"；此外，德国建立的"供水安全技术管理体系"对保障安全供水也具有十分重要的意义。

（4）供水行业绩效评估。国际上自 20 世纪 80 年代末至今是对水务行业实行绩效评价发展较快的时期。世界银行开发了"国际供水与污水处理绩效管理网络（IBNET）"，该网络来源于 20 世纪 90 年代的一个收集供水绩效数据的项目；2002 年美国水协（AWWA）开发了供水和污水行业绩效指标体系；荷兰供水协会（Vewin）1997 年建立了供水行业绩效标杆管理系统；1997 年以来国际水协（IWA）一直强调开发一套普遍适用的程序和方法，为决策者提供对于公用事业绩效管理的全面支持，在 2000 年推出了第一版《供水服务绩效指标》，于 2006 年推出了第二版本。我国水务企业绩效评价体系尚在建立中，但自 20 世纪 80 年代中国城镇供水协会就开展了对于城镇供水企业生产能力、经营状况、服务水平的统计，20 世纪 90 年代初建设部计划财务司印发的《城市建设统计指标解释》中也包括了对于城市供水与节水、市政排水与污水处理的统计内容；2007 年 1 月，清华大学与首创股份共同完成了建设部科学技术项目《城市供水行业绩效关键指标研究》（06-R2-9）。

（5）饮用水安全督察技术。为加强城市供水水质管理工作，建设部自 1993 年开始建立全国城市供水水质监测体系，包括国家城市供水水质监测网和地方城市供水水质监测网。2000—2005 年在联合国开发署技术援助项目"中国城市供水水质督察体系"的推动下，我国在借鉴国外实践经验的基础上初步建立了我国的城市供水水质督察制度。2005

年建设部发布《关于加强城市供水水质督察工作的通知》（建城〔2005〕158 号），2007 年修订的《城市供水水质管理规定》（建设部令第 156 号）进一步强化了城市供水水质督察制度。自 2007 年以来，建设部依托国家城市供水水质监测网，每年开展一次全国城市供水水质督察工作，北京、天津、山东、江苏等大部分省市也在本区域内依托地方城市供水水质监测网开展了此项工作，促进了我国城市供水水质安全保障工作。

但是，由于我国城镇供水企业数量众多，各地情况复杂，仍需要进一步结合我国具体国情，发展城市供水水质督察理论，建立适合我国具体特点的督察技术体系，以指导我国城市供水水质督察工作。近年来，在开展城市供水水质督察工作的实践过程中，逐步认识到目前仍存在一些妨碍城市公共供水水质督察工作的问题，主要是：

（1）缺乏评价方法技术规范指导，各地水质督察工作技术要求不统一，督察技术内容不全面，督察信息碎片化，实施机制不健全，督察结果缺乏科学评价方法，难以指导有效支撑全国性的工作。

（2）缺乏适用于督察现场的检测方法，影响水质督察工作效率。在长距离运输水质检测样品的情况下，部分水质指标难以按相关标准要求及时进行检测，有时还会出现在被检单位对检测结果提出质疑时难以实施科学复测的情况。

（3）水质督察技术资源布局不均衡，检测质量控制机制不完善，检测资源浪费与水质督察技术资源不足问题并存，技术依托单位尤其是地方城市供水水质监测网地方监测站的水质督察数据的科学性缺乏充分的保障。

为从根本上保障城市供水水质督察的权威性，需要重点研究解决城市供水水质督察缺乏规范化程序和规范化技术的难题，通过科技研发与资源整合，集成城市供水水质督察技术体系，以增强水质督察工作的客观性、公正性、科学性。

1.3 国家战略与科技需求

1.3.1 落实国家饮用水安全保障战略需求

"让群众喝上放心水"是党和国家对全国人民的庄严承诺！所谓"放心水"就是水质达标的水，也就是符合《生活饮用水卫生标准》GB 5749—2006 的水，这是一项复杂的系统工程、惠民的德政工程，也是国家的战略任务。在落实科学发展观、建设资源节约型、环境友好型社会的过程中，特别是实现党的十八大提出的"到 2020 年全面建成小康社会和建设生态文明"的战略目标的过程中，也迫切需要在饮用水安全保障方面提出与之相适应的理论基础和决策依据。

《国务院关于落实科学发展观加强环境保护的决定》明确要求"以饮用水安全和重点流域治理为重点，加强水污染防治。要科学划定和调整饮用水水源保护区，切实加强饮用水水源保护，建设好城市备用水源，解决好农村饮用水安全问题，坚决取缔水源保护区内的直接排污口，严防养殖业污染水源，禁止有毒有害物质进入饮用水水源保护区，强化水污染事故的预防和应急处理，确保群众饮用水安全。可见，饮用水安全保障问题已经引起党和政府的高度关注，已经成为落实以人为本的精神、落实科学发展观以及建立和谐社会的一项重要内容。

1.3.2　实施国家饮用水安全保障规划需求

《中华人民共和国国民经济和社会发展第十一个五年规划纲要》中要求：科学划定饮用水水源保护区，强化对主要河流和湖泊排污的管制，坚决取缔饮用水水源地的直接排污口。2007年10月经国务院同意印发的《全国城市饮用水安全保障规划（2006—2020年）》，提出了"十一五"期间重点解决205个设市城市及350个问题突出的县级城镇饮用水安全问题、至2020年全面改善设市城市和县级城镇的饮用水安全状况的目标，明确部署了加强饮用水源地治理和保护、加强净水工艺和供水管网改造、健全国家城市供水水质监测网、增强应对突发事故的应急供水能力等项具体任务。开展本主题下各项目研究，是顺利实施《全国城市饮用水安全保障规划（2006—2020年）》及其相关配套规划的重要保障条件。同时，也可为地方政府实施城乡供水规划提供重要的技术支撑。

1.3.3　施行国家新的《生活饮用水卫生标准》需求

我国于2007年7月1日开始实施《生活饮用水卫生标准》GB 5749—2006，要求于2012年7月1日前全面实施。新的国家标准在很大程度上参考、借鉴了世界卫生组织（WHO）的水质准则，检测项目由35项增至106项，大幅增加了微量有机物、消毒副产物等毒理性指标。一方面是饮用水卫生标准的要求大幅提高，另一方面是饮用水水源水质的普遍恶化、各种突发性水污染事件频繁发生，我国现有的技术体系难以适应饮用水安全保障目标的实际需求。所有这一切都对水质监控、水源保护与管理、水厂工艺改造等供水技术、水质监测、预警及应急处理以及政府和企业多层次的管理工作提出了更高的要求和更大的挑战。因此，切实保证《生活饮用水卫生标准》GB 5749—2006的顺利执行，实现国家对饮用水安全保障的要求，都迫切需要提供强有力的科技支撑。

1.3.4　落实国家中长期科技发展规划需求

《国家中长期科学和技术发展规划纲要（2006—2020年）》将"水体污染控制与治理"列为16个重大专项之一，并明确三大重点任务：选择不同类型的典型流域，开展流域水环境生态功能区划，研究流域水污染控制、湖泊富营养化防治和水环境生态修复关键技术，开展流域水污染治理技术集成示范；选择重点地区，突破饮用水源保护和饮用水深度处理及输送技术，开发安全饮用水保障技术；研究多尺度水质在线监测、遥感遥测和水质水量优化调配技术，开展流域水质监控、预警和综合管理示范。饮用水安全保障技术研发是其中的三大主要任务之一，包括饮用水源保护、深度处理、水质监测、预警和安全管理等研究及综合示范。

1.3.5　促进行业技术进步和产业化发展需求

（1）鉴于我国饮用水水源普遍遭受污染的严峻形势，阐明饮用水水质风险所在、提出切实有效的饮用水水源地保护和管理技术措施，防止各种有害污染物进入水源地，是保障饮用水安全的根本所在。

（2）在水源水质状况难以在近期内得到显著改善的情况下，针对特定的饮用水水质风险问题研究，开发有效的水处理关键技术，在大幅削减水中污染物的同时控制新的有害副产物的产生，并通过水源地、水厂和输配管网的有机结合以及各种关键技术的组合和集成创新形成多级屏障进行污染物的拦截和多种污染物的同时去除，是保障饮用水安全的基本途径。

（3）阐明供水链中各种安全隐患，强化针对水质的有效监控手段，强化企业和行业的管理能力、特别是应对突发性水污染事件的能力是防患于未然、切实提高供水行业抗风险能力的前提和关键。

（4）为创新饮用水水质管理模式，引导监测机构有序建设，防止新一轮低水平重复建设导致巨大的投资浪费，需要建立科学的水质监控及预警体系，集成饮用水安全监管业务化平台。

（5）为打破国外在水质监测、净水关键设备等领域的垄断，摆脱某些产品完全依赖进口的困境，降低设备投资和使用成本，急需研发具有自主知识产权的关键材料设备并尽快实现产业化。

第2章 研究框架与技术路线

2.1 总体框架设计

2.1.1 总体思路

（1）设计依据

《国家中长期科学和技术发展规划纲要（2006－2020年）》（以下简称《纲要》）将"水体污染控制与治理"（以下简称水专项）列为国家16个重大专项之一。2006年国家启动了水专项的顶层设计和实施方案编写工作；2007年12月，国务院原则批复了《水体污染控制与治理技术研究与示范实施方案》（2006－2020年），并部署了"湖泊富营养化控制与治理技术研究与综合示范、河流水污染控制综合整治技术与综合示范、城市水污染控制与水环境综合整治技术研究与示范、饮用水安全保障技术研究与示范、流域水环境监控预警技术研究与综合管理示范、水环境管理与政策研究及示范"等6大主题研究任务，计划用三个五年计划时间，分"控源减排、减负修复、综合调控"三个阶段，开展关键技术研究、重要产品研发和工程技术示范，建立适合我国国情的流域水污染治理技术体系、水环境管理技术体系和饮用水安全保障技术体系，为我国的水环境改善和饮用水安全保障提供技术支撑。

"让群众喝上放心水！"是党中央、国务院对全国人民的庄严承诺。"饮用水安全保障技术体系研究与示范"主题的主要任务是：针对我国饮用水源普遍遭受污染、供水系统存在安全隐患和技术支撑能力不足等薄弱环节，按照《纲要》要求和国务院批复的实施方案，选择重点地区，突破饮用水源保护和饮用水深度处理及输送技术，开发安全饮用水保障技术，开展饮用水水质检测、监测、预警、应急技术研究与示范，建立"从源头到龙头"（从水源地到水龙头）的饮用水安全保障技术体系，为提升我国饮用水安全保障和监管能力，确保饮用水水质全面达标提供技术支撑。

（2）研究思路

在问题导向、目标导向和行业需求"三轮驱动"下，开展科技创新（包括技术创新、管理创新、知识创新）和体制机制创新，着力突破制约行业发展的关键技术瓶颈，通过工程、管理和综合示范应用，科研、管理、产业化平台建设和标准规范制定、人才培养等能力建设，逐步建立"从源头到龙头"（从水源地到水龙头）的饮用水安全保障技术体系，为饮用水安全保障提供全面、系统和持续的技术支撑（图2-1）。

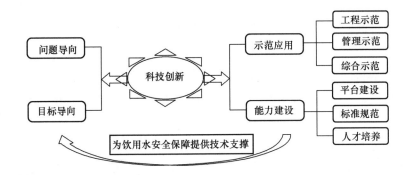

图 2-1　饮用水安全保障主题研发总体思路

（3）实施策略

鉴于水环境污染治理的复杂性和长期性，水专项设计周期跨越三个五年计划，为此确定了"控源减排、减负修复、综合调控"三步走的实施策略，与此相呼应，饮用水主题针对不同阶段面临的突出问题和技术难题，设计了"重点突破、系统集成、综合保障"三步走的实施策略。"十一五"期间，研究集成一批成套工艺技术在重点地区综合示范，重点突破一批关键共性技术在典型城市示范，筛选验证一批经济适用技术在典型村镇应用，确保示范水厂水质稳定达标，初步建立饮用水安全保障的技术体系；"十二五"期间，系统集成饮用水安全保障技术体系，构建饮用水安全保障技术工程化、业务化和产业化三类技术平台，支撑重点流域示范区城市饮用水水质全面达标，促进城乡供水一体化发展；"十三五"期间，继续完善饮用水安全保障技术体系，聚焦太湖流域和京津冀协同发展区开展综合保障示范，全面支撑重点示范区龙头水水质稳定达标，推动供水行业相关技术标准规范的修订，促进技术进步和产业发展，提升我国饮用水安全保障能力。

2.1.2　设计原则

（1）项目顶层设计要以科技发展《纲要》为依据，处理好继承与发展的关系。要在国务院批复的水专项实施方案基础上与时俱进，根据科技部、财政部等"三部委"的阶段评估意见及中央领导要求及时做出必要调整。

（2）关键技术研发要以形成技术体系为目标，处理好点上突破与系统集成的关系。要不断充实完善饮用水安全保障技术体系，持续推进科研、管理、产业化"三类"技术平台建设，着力提升饮用水安全保障的可持续能力。

（3）示范工程建设要以取得规模效益为目标，处理好技术研究与示范应用的关系。要确保工程类技术研发紧密围绕示范工程展开，尤其是要与"示范城市"创建需求相结合，努力在示范中取得规模化应用效果。

（4）产业化的开发要以形成规模生产能力为目标，处理好引进吸收与创新的关系。要突出自主创新，在配套工艺、企业/行业标准、生产能力、国产化率、市场占有率等方面形成综合优势。

（5）标准规范和政策研究要以形成决策依据为目标，处理好共性与个性的关系。要紧密围绕国家、行业的需求，突出共性问题研究，形成能正式颁布实施的标准、规范、指南和手册等。

总之，期望通过国家科技重大专项的实施，特别是针对不同水源特征、不同污染类型、不同供水模式、不同发展阶段需求进行精心设计与组织，实现关键技术的突破与技术的集成创新，形成针对性强、技术可靠、经济适用的饮用水安全保障关键技术、技术集成体系与优化运行方案，探寻配套的技术政策、相关标准、监控预警平台，并通过不同规模、不同类型、不同形式的示范工程和示范应用，建立适合我国特点的饮用水安全保障技术体系，为实现饮用水安全保障的国家战略和行业发展目标提供切实有效的技术支撑。

2.2　总体目标与阶段目标

2.2.1　总体目标

针对我国饮用水水源普遍污染、水污染事件频繁发生、供水系统存在安全隐患、饮用水监管体系不健全和安全保障技术支撑能力不足等问题，配合《全国城市饮用水安全保障规划（2006—2020)》及其相关规划的实施，以国家《生活饮用水卫生标准》GB 5749—2006 为依据，结合重点地区和典型区域水源污染和供水系统特征，通过关键技术研发、技术集成和应用示范，构建针对"水源保护、净化处理、安全输配"全流程的工程技术体系和集"水质监测、风险管理、应急处置"于一体的监管技术体系，为全面提升我国饮用水安全保障能力和促进相关产业发展提供科技支撑。

2.2.2　阶段目标

1. 第一阶段（2008～2010 年）

针对我国饮用水安全隐患和保障技术的薄弱环节，以支撑全面实施新的《生活饮用水卫生标准》GB 5749—2006 为目标，研发一批共性技术，在典型城市示范应用；筛选一批适用技术，在典型村镇示范应用；集成一批关键技术，在重点地区综合示范；同步开展饮用水水质监测、预警和应急技术研究与应用示范，并在此基础上初步建立从"源水到龙头"的饮用水安全保障技术体系，为保障饮用水安全提供全面的技术支持。具体目标包括：

建立饮用水源优先控制污染物的识别与筛选方法、饮用水源地保护区科学划分及水质调控技术；建立针对水源水质特点的饮用水预处理技术、强化常规处理技术、深度处理技术，针对不同类型村镇供水的分散型饮用水处理适用技术，以及应对突发性水源污染的城市供水应急处理系列技术；建立和完善管网水质稳定化、管网监测、多水源联合调度和优化管理技术，完善城乡一体化供水机制；建立饮用水水质与供水全过程风险识别与评价技术，完善饮用水水质标准体系和饮用水安全计划以及供水企业绩效评估体系；建立全流程饮用水水质监测与预警技术，初步构建国家、省、市三级供水水质监控网络、预警系统和应急技术体系；探索水质监测关键材料、设备国产化的技术途径。

在长江下游、黄河下游和珠江下游重点区域，突破应对高氨氮、高有机物、高藻等污染的水质净化技术，初步构建具有区域特色的饮用水安全保障集成技术体系；针对不同类型的典型城市，有针对性地研发饮用水源地抑咸、避咸优化调度技术、地下水水源水质保护与污染物去除技术、南水北调供水系统水质稳定技术、山地丘陵城市管网安全运行技术、低温低浊水源的水厂高效净化技术、重污染水源水高效处理技术等关键共性技术，构建具有一定代表性的城市饮用水安全保障共性技术体系；针对不同特点的典型村镇，研发水源地面源污染控制、水质净化处理和安全供水等技术，建立分散式村镇饮用水安全保障适用技术体系。

2. 第二阶段（2011～2015 年）

深化研究饮用水安全保障技术体系，推动饮用水安全保障技术研发、安全监管和产业化平台建设，支撑重点示范地区城乡饮用水水质全面达标，促进关键材料设备产业化发展，提升供水安全保障能力。

具体目标包括：以水源地环境保护与生态恢复、区域饮用水安全综合保障能力提高为目标，重点从水源地生态恢复技术与管理方法、区域供水安全保障技术集成体系、典型区域和城市水源保护－水处理－水输配一体化的系统模式、突发水污染事件预测、预警技术与机制综合体系等关键技术方面进行突破和完善，进一步研发饮用水水质监测、处理材料和设备，初步建立具有我国特色的饮用水安全保障的技术体系和标准体系，进一步扩大在区域层次上的集成示范，继续推进和扩大饮用水水质监测网络和信息平台的示范建设，为提高城乡饮用水水质监控能力、有效应对突发性饮用水污染事件、实现重点区域、典型城镇饮用水水质基本达标提供技术支撑。

3. 第三阶段（2016～2020 年）

继续完善饮用水安全保障技术体系，聚焦太湖流域和京津冀协同发展区开展综合保障示范，全面支撑重点示范区龙头水水质稳定达标，推动供水行业相关技术标准规范的修订，促进技术进步和产业发展，提升我国饮用水安全保障能力。

具体目标为：以建立比较完善的饮用水水质监控体系、水源地综合保护体系、城乡一体化的供水系统为目标，进一步探索水源地保护综合管理模式、城乡一体化供水系统的运行、监管模式、饮用水安全综合保障技术应用和推广模式，构建包括标准、法规、技术、管理、政策、机制等内容的综合配套系统，在全国范围开展饮用水技术与管理模式的推广应用，进一步提升全国饮用水安全保障水平，全面实现饮用水水质达标。

2.3　体系框架与技术路线

2.3.1　体系定位

水专项确定了建立适合我国国情的水污染治理技术体系、水环境管理技术体系和饮用水安全保障技术体系，为我国的水环境改善和饮用水安全保障提供技术支撑的总体目标，并在"十一五"期间设立了湖泊、河流、城市、饮用水、监控预警和管理政策等 6 个主题的研究任务。其中，饮用水主题的研究目标和重点任务有其特殊性：

（1）从主题之间的逻辑关系看，湖泊、河流、城市主题与饮用水主题存在类似于"上游与下游"的关系，其关键"交接点"是"水源地"，湖泊、河流、城市等水体的污染状况直接关系到水源地的水质，因此，湖泊、河流、城市水污染治理是保障水源安全的前提条件。

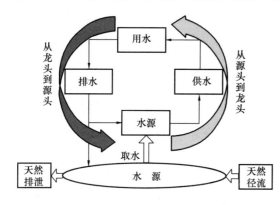

图 2-2　城市社会水循环系统示意图

（2）从研究对象和研究内容看，饮用水主题研究的重点是供水过程，即"从源头到龙头"的安全保障问题，而河流、湖泊、城市等主题研究的重点是排水过程即"从龙头回到源头"的污染控制和治理问题，供水系统又转化"上游"，排水系统则处于"下游"，两者共同构成了一个完整而又特别的"城市社会水循环系统"（图 2-2）。

（3）从研究示范的空间布局看，饮用水主题与水污染治理"重点流域"的湖泊、河流主题并不是完全重合的，有的水污染治理"重点流域"的湖泊、河流并没有重要水源地（如滇池、海河），相反，有些污染问题突出的重要水源地却不在"重点流域"（如东江、黄河）。

（4）由此可见，饮用水安全保障技术体系的基本定位是"从源头到龙头"的全流程：以"社会水循环系统"的重要组成部分—供水系统为主要研究对象，涉及水源保护、水厂净化、管网输配和二次供水等各个关键环节的工程技术和监管技术等。

2.3.2　体系框架

根据技术的应用主体和服务对象，将饮用水安全保障技术体系分解工程技术体系和监管技术体系两大部分（图 2-3），其中：

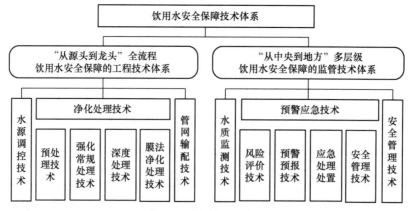

图 2-3　饮用水安全保障技术体系框架图

　　工程技术体系主要由水源保护技术、水源调控技术、水质净化技术（包括预处理、强化常规处理、深度处理、膜法处理等技术）、管网输配技术、二次供水技术等组成，是覆盖"从源头到龙头"全流程的饮用水安全保障系统，主要面向服务于供水工程的规划、设计、建设和运行管理。

　　监管技术体系主要由水质检测技术、风险评价技术、水质标准制定技术、水质监控预警技术、应急处理技术和安全管理技术等组成，涵盖"从中央到地方"多层级的饮用水安全监管系统，主要面向服务于各级政府及其相关部门对饮用水安全的监督管理。同时，也是供水企业的运行管理的重要手段。

　　两个技术体系是一个有机整体，在实际研究中，是不能将其截然分开的；在实际应用中，通常是相互支撑，共同发挥作用的。如水质监测技术，既是政府供水和卫生主管部门履行监管职责的重要手段，也是供水企业日常运行管理的必备工具，水质监测是供水系统调整优化运行参数的重要基础和科学依据。

2.3.3　体系内涵

　　饮用水安全保障技术体系不是关键技术的简单组合，而是指为特定目标服务且有内在逻辑关系的"技术集群"，是应对复杂系统问题的整体解决方案。这个特定目标就是支撑供水系统安全运行，实现饮用水水质全面达标；所谓的逻辑关系就是"从源头到龙头"全流程保障和全过程监管。为便于讨论和理解，可将技术体系的内涵描绘成"同心圆"状的"技术集群"（图 2-4）。

　　"同心圆"的核心是亟须研究突破的关键技术，这是技术体系发展的动力所在，也是水专项任务部署的主要依据，但由于水源污染问题的复杂性，单一技术通常难以解决系统性的问题，况且水源的地域性特征又决定了难有包治百病的"灵丹妙药"。因此，突破的关键技术需要因地制宜，与既有技术结合形成集成技术、组合工艺或整体解决方案，才能发挥出关键技术应有的作用。关键技术及其集成技术或组合工艺依托研发平台或示范工程的应用，逐步形成体系并走向成熟，经监测评估验证确认稳定可靠的，最终会以导则、指南、规范、标准、手册，以及

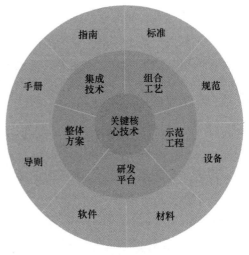

图 2-4　饮用水安全保障技术
体系内涵的"同心圆"组成

软件、材料、设备、专利等不同形式的技术成果予以体现。

　　如果结合技术就绪度分析，借用"金字塔"的结构来描述技术体系的形成过程（图 2-5），可以很清楚地观察到，处于塔顶端的是就绪度最低的亟须突破的关键核心技术，而处于塔基部分的技术最为成熟可靠，介于两者之间的技术是在转化、成长和应用中的集成

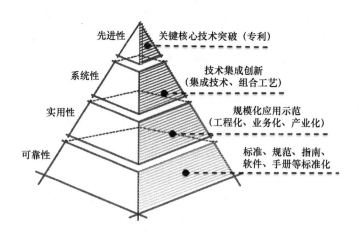

图 2-5　饮用水安全保障技术体系形成过程的"金字塔"结构

技术或组合工艺。因此，在观察、评估饮用水安全保障技术体系时，至少应考虑以下 5 个特征：

（1）先进性：是否有关键核心技术是衡量技术体系先进性的重要标志，要考察是否取得突破或有明显进展，是否具有独立自主的知识产权。

（2）系统性：是否与既有技术结合产生集成创新是衡量技术体系系统性的重要标志，要考察是否形成了有针对性的整体解决方案。

（3）适用性：是否实现技术的工程化应用、业务化运行或产业化发展是衡量技术体系适用性的重要标志，要考察是否能满足政府部门或企业需求。

（4）可靠性：是否转化为技术指南、导则、标准、规范或政策等标准化文件是衡量技术体系成熟可靠的重要标志，要考察技术体系的推广应用情况。

2.3.3　技术路线

（1）"十一五"技术路线。以支撑实施《生活饮用水卫生标准》GB 5749－2006 及相关规划为目标，针对所选定的重点区域、典型城市和典型村镇的不同问题，开展饮用水管理技术体系、监测技术体系、应急技术体系、集成技术体系、共性技术体系和适用技术体系研究与示范，构建国家、省、市三级水质监测网络、信息平台、预警应急及相关的管理技术体系，建立具有区域特点的饮用水安全保障技术体系及相关的示范工程、研发基地和技术规程（图 2-6）。

（2）"十二五"技术路线。在延续"十一五"技术路线基本框架的基础上，"十二五"进一步突出了饮用水安全保障关键材料设备的研发和产业化，在加强太湖流域城市群、南水北调受水区等重点示范区研究的同时，更加注重研发平台、业务化平台、产业化基地以及标准规范等能力建设（图 2-7）。

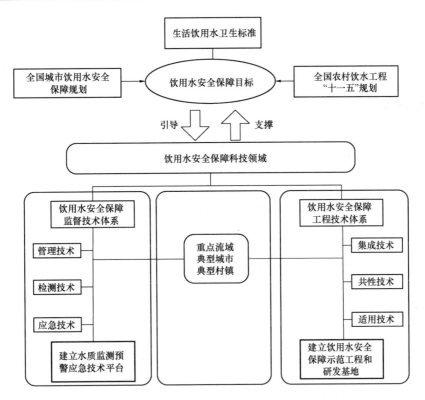

图 2-6　饮用水安全保障主题"十一五"研发技术路线

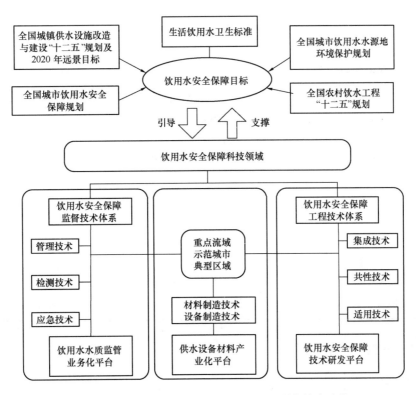

图 2-7　饮用水安全保障主题"十二五"研发技术路线

2.4 总体布局与阶段任务

2.4.1 总体布局

根据我国城镇化和社会经济发展中，饮用水安全保障面临的问题和挑战，饮用水主题按照"重点突破、系统集成、综合保障"的实施策略，分阶段提出阶段目标、关键技术、示范应用和预期成果（表 2-1）。

饮用水主题三阶段任务布局 表 2-1

	"十一五"时期 （2008～2010）	"十二五"时期 （2011～2015）	"十三五"时期 （2016～2020）
社会发展	快速发展，统筹发展，"两型"社会建设，城乡一体化	转型发展，智慧发展，生态文明建设，新型城镇化	转型发展，智慧发展，生态文明，新型城镇化，全面建成小康社会
问题/难题	水源水质普遍污染，供水系统安全隐患，处理技术工艺和管网安全输配不能满足需求，水质监管和应急技术能力弱	水源水质依然污染，新型污染物、特殊污染物处理的技术需求增加，远距离调水增加水质风险，监管和应急技术能力有待提高	在逐步解决老问题的同时，还会出现新问题，新标准，新要求，有待进一步梳理
阶段目标	重点突破。示范水厂水质达标，管网末梢水水质有所改善，安全保障能力有所提升	系统集成。示范城市水厂水质达标，管网末梢水水质明显改善，安全保障能力明显提升	综合保障。示范区域水质全面达标，饮用水品质提升，安全保障能力全面提升
关键技术	研发水源保护、深度处理、管网输配；水质监测、预警应急、风险管理等技术，初步构建饮用水安全保障技术体系	研发新兴污染物、特殊污染物处理技术，优化净水工艺，促进材料设备产业化，基本建成饮用水安全保障技术体系	开发饮用水安全保障前沿技术，综合集成经济适用的技术工艺，逐步完善饮用水安全保障技术体系
示范应用	3 大重点流域/地区，6 类典型城市，8 类典型村镇	6 大重点流域近 20 个示范城市，兼顾非重点流域内典型区域	重点流域地区城乡全覆盖，城乡供水全行业推广应用
成果/效益	行业技术进步，示范工程，技术指南，局部受益人口，保障能力建设	行业技术进步，示范城市，标准规范，区域受益人口，保障能力提升	行业技术进步，学科发展，产业发展，全社会受益，保障能力全面提升

2.4.2 "十一五"任务部署

1. 基本思路

（1）注重顶层设计，分步推进实施。要充分认识全面提高我国饮用水水质、保障饮用水安全是一项长期而艰巨的任务，饮用水安全保障技术体系的构建也有个逐步完善的过程。因此，必须注重顶层设计，在制定主题实施总体目标和任务的基础上，分解各阶段的目标和任务。要按照近期和远期相结合、分步推进实施的原则，重点明确近期的研究目标和主要任务，并确保目标、任务在各阶段之间的有效衔接。

（2）围绕两条主线，突出研究重点。针对供水系统各环节存在的安全隐患和技术难点，围绕饮用水安全保障工程技术和监管技术两条主线，重点开展关键共性技术和设备产业化等"短板"技术的研究与示范，集成构建"风险识别、水源保护、净化处理、安全输配、水质监测、预警应急、安全管理"等为一体的饮用水安全保障技术体系，为全面提升我国供水行业的水质监控能力、应急处置能力和管理水平提供技术支撑。

（3）针对典型问题，研究共性技术。针对行业发展需要解决的重大问题和不同区域存在的典型问题和实际需求，选择长江下游、黄河下游、珠江下游等饮用水安全保障的重点地区，开展技术集成和综合示范；围绕"三江三河"等水污染防治的重点区域，选择典型城市、典型村镇，开展共性技术、适用技术研究与示范，为解决不同地区的典型问题提供技术支持。

根据上述思路，"十一五"期间，饮用水主题以构建具有区域特色的饮用水安全保障技术体系和基于风险评估监管技术体系为目标，设置了饮用水安全保障管理技术体系研究与示范、供水水质监控预警及应急技术研究与示范、长江下游地区饮用水安全保障技术集成与综合示范、"黄河下游地区饮用水安全保障技术集成与综合示范、珠江下游地区饮用水安全保障技术集成与综合示范、典型城市饮用水安全保障共性技术研究与示范、典型村镇饮用水安全保障适用技术研究与示范等 7 个项目共 45 个课题（附表 1），全面开展了饮用水安全保障工程技术和监管技术研究和应用示范，既突出了在三个重点地区的综合示范，又兼顾了典型城市和典型村镇的应用示范，为解决我国其他地区的类似问题提供借鉴。

2. 科学问题与技术需求

（1）水源中特征污染物种类、风险及其转移转化机制。我国目前严重缺乏不同地区水源中特征污染物种类、含量及其迁移、转化规律的基础数据，因此不能准确确定各水源水的水质风险和相应的工艺对策，不能制定科学的饮用水源水质标准，导致水源水质管理目标模糊。同时由于水源水质基础数据的缺乏，也导致饮用水水质标准缺乏针对性，适用条件不明确，有些水质指标不能切合我国现阶段的实际情况，目标过多，难以为供水企业的水质改善努力指明方向。

（2）高度关联人体健康风险的水质指标体系构建方法。水源水和水处理工程中产生的中各种杂质种类复杂多样，浓度通常较低，对人体健康的影响关系十分复杂。目前我国的饮用水标准主要借鉴国外的先进经验，缺少与我国具体情况的有效结合。水质指标主要采用单一物质的最低浓度限值。目前水源和饮用水中检出的微量有机物和微生物越来越多，即使要定量分析水质标准中规定的所有指标也有较大困难，而最新研究表明微量有机和无机物中存在协同的作用机制，可能比单个污染物对人体的健康风险更大。因此，迫切需要科学地确定水源和饮用水中对人体健康影响最大的各项水质指标，研究单项指标与综合指标相结合的指标体系，简化测定技术，为水质标准的制定作支撑。

（3）特征污染物的高效去除与有毒有害新生污染物的控制机理。我国水源水中主要问题特征包括有机物、氨氮、藻类、臭味、微量有毒有害有机物、病原微生物，及地区性的咸潮、砷、氟等问题。针对不同的水质问题需要开发不同的处理技术，同时要尽量避免技术本身可能产生的有毒有害副产物，如化学副产物和有害微生物。目前的主流处理技术包括强化常规技术、生物技术、化学预氧化技术和高级氧化技术等。需要根据不同水质特点，确定最优的水处理技术。

（4）管网水质输送过程中化学和生物学特性的变化规律。我国城市供水的管网系统普遍规模大，停留时间长，管材复杂，老化严重。出厂水在管网输送过程中产生十分复杂的生物、化学变化，使用户龙头水水质下降，严重制约饮用水安全性的提高。为了确保饮用水输送过程中的安全，必须识别导致饮用水输送过程中水质变化的主要因素，研究水质变化中的化学和微生物学规律，解决制约饮用水输送过程中水质稳定性的关键技术问题。

3."十一五"预期成果

（1）建立适合我国实际的供水安全管理技术体系，主要包括饮用水安全风险评价体系、水源水质及饮用水水质标准、饮用水质量控制技术与管理规范、城市供水行业绩效管理体系等。

（2）构建国家饮用水安全监测、预警及应急技术体系，主要包括研发平台、监控网络、评价体系、预警系统、供应体系和规划与决策支持系统；实现一批监测材料设备的国产化。

（3）建立重点地区饮用水安全保障的集成技术体系，主要包括水源水质风险识别与评估体系，经济、高效处理技术工艺集成系统和从水源－水厂－管网全过程的水质预警系统和动态调控系统等。

（4）建立不同水源类型的典型城市饮用水安全保障关键技术，构建具有区域特色的城市饮用水安全保障共性技术体系。

（5）建立村镇饮用水安全保障适用技术体系、村镇饮用水水质监测与控制管理体系和村镇饮用水安全保障政策体系。

（6）培养一批在水源保护、净化处理、安全输配、水质检测等相关领域达到国际先进水平的研究、开发、工程、运营管理人才，构建我国饮用水安全保障技术支持平台和科技人才队伍。

2.4.3　"十二五"任务部署

1. 基本思路

"十二五"任务部署的基本思路是：根据国务院批复的总体方案，延续"十一五"的技术路线，在"聚焦瘦身"的基础上，开展工程建设、监督管理和产业化三大领域的关键技术研究，选择重点流域和地区进行规模化应用示范。总共启动32个课题，其中工程技术类课题 18 个，管理技术类课题 4 个，产业化类课题 10 个（图 2-8，附表 2）。

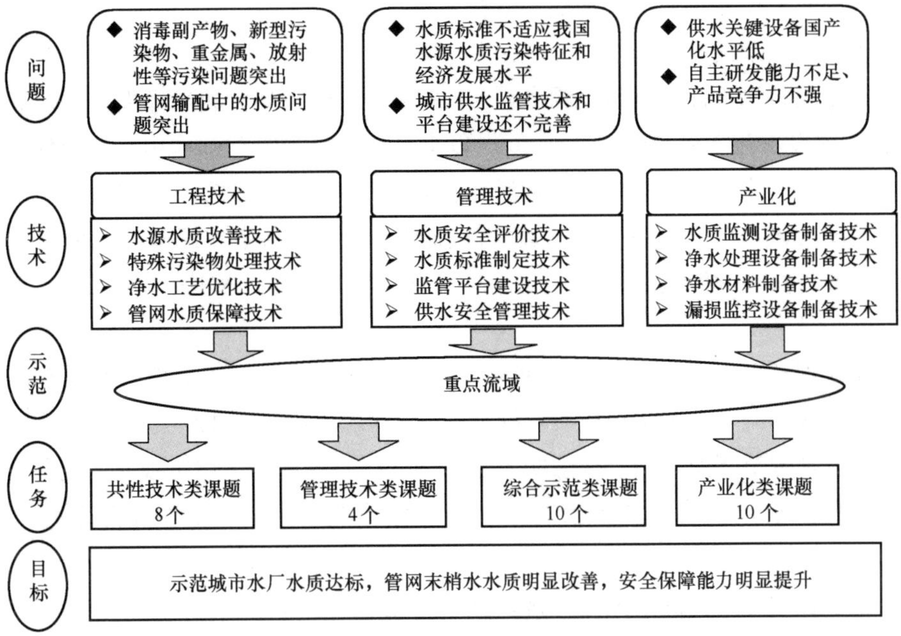

图 2-8 饮用水主题"十二五"任务部署的基本思路

2. 科学问题与技术需求

（1）饮用水系统中有毒有害污染物的迁移转化机制及风险识别。针对不同的水源水质，研究不同管材的腐蚀规律，腐蚀产物管垢的形成特征，以及对水质的影响，提出形成保护性管垢的管网水质控制技术。

（2）特征污染物的高效去除与有毒有害副产物的控制原理。针对不同的水质问题需要开发不同的处理技术，同时要尽量避免技术本身可能产生的有毒有害副产物，如化学副产物和有害微生物。

（3）基于水源水质时空差异的饮用水安全保障的战略对策。需要研究水源水质时空差异特征及其变化规律，并以此为依据建立与水源水质特征相适应的实现饮用水水质达标的技术路线、实施方案和管理体系。大力推进基于风险评价的水质管理以及标准制定技术研究，全面提升示范区供水系统综合管理和城市供水应急响应支撑能力。

3. 能力建设的重点内容

（1）城镇供水水质监管业务化技术平台。以加强"水质监测、快速反应、安全监管"为主要目标的供水水质监测、信息管理、水质预警和应急处理的能力建设，为国家及各地城市政府履行水质安全职责提供业务化的监管技术支撑。

（2）城镇供水系统建设工程化技术平台。加强以实现"水质达标、节能减排、节水减污"为主要目标的水务规划、设计、建设和运行管理的能力建设，为我国饮用水水质达标提供工程化的研发技术支撑。

（3）城镇供水材料设备产业化技术平台。以实现"提高质量、降低成本、替代进口"

为主要目标的供水大宗材料、设备的产业化和易受国外制约的关键材料设备国产化的支持力度，为供水领域民族工业发展提供制造技术支撑。

4. "十二五"预期成果

（1）在工程技术方面：申请发明专利 80 项以上，形成相关技术标准、规范和指南共 30 项以上，建设示范工程与研发基地 50 个以上，形成较为完整的饮用水安全保障工程技术体系，基本解决重点流域饮用水安全保障的关键技术问题。预期代表性成果：太湖流域研究取得重要突破，全面解决太湖、黄浦江和河网三类受污染水源水净化处理的技术难题，促进江苏省实现太湖流域深度处理全覆盖以及城乡一体化解决 80％以上农村供水的目标。

（2）在管理技术方面：明确 10 大重点流域饮用水风险，形成科学的水质标准制定技术体系，修订或编制《地表水环境质量标准》、《生活饮用水卫生标准》等一批重要水质标准以及一批管理规范指南，结合智慧城市建设构建国家饮用水水质监管业务化平台，形成系统化的城乡供水政策建议和国家饮用水安全保障战略报告，全面提升政府水质监管能力。

（3）在产业化方面：供水关键材料设备国产化能力大幅提升，建立相关产业化联盟，形成饮用水水质在线监测设备、水质检测仪器设备、净水材料与设备等系列产品 50 台（套）以上，并有规模化应用。

第二篇　饮用水安全保障工程技术

第3章　水源保护与修复技术

3.1　受污染河网型水源生态修复技术

3.1.1　技术需求

以嘉兴地区为代表的太湖河网地区，河网交织、地势平坦，河水流速缓慢，过境流量大（75%的水量为过境水），水源水质常年处在Ⅳ类到劣Ⅴ类，原水耗氧量和氨氮大部分时间分别为5～8mg/L和0.5～4.0mg/L范围，是典型的高氨氮和高有机物污染的河网水质。因此，要解决嘉兴地区饮用水保障问题，必须将水源修复与水厂深度处理工艺应用有效结合起来。水源修复的关键是去除部分有机物和氨氮，稳定水源水质，为后续水厂工艺的优化运行奠定基础。

3.1.2　关键技术内容

1. 基本原理

该水源修复技术主要是利用水陆交错带厌氧－好氧环境交替频繁、生物活性高的特点，通过构建大面积水陆交错带湿地、在湿地中构筑丰富的人工根孔以及在运行中强制性调节水位等方式，强化水陆交错带水质净化功能。在湿地构建初期就构造一个由根系、土壤、土壤微生物、水、空气等组成的"多层次界面系统"，其良好的多层次交叉管孔分布特征对污染物质的空间传输迁移过程具有明显的导流、富集作用，并影响土壤亚界面各种物质和能量的流动过程。污染物在土壤－根孔微界面发生优先流动和迁移，并在土壤系统的物理、化学和微生物作用过程中，达到转化降解并最终去除的目的（图3-1）。

2. 关键技术

该技术的核心在于创新性地提出了通过构建人工湿地生态根孔（CRCT）来强化湿地系统的水分流动和物质传输功能。CRCT模拟湿地自然的芦苇根孔系统，以人为埋植的植物秸秆作为湿地的填料/介质，有效地改变了湿地土壤亚表层的大孔隙结构，为人工湿地建设和应用开辟了一条新途径。利用人工根孔强化物质传输，构建沟壕－植物床系统增加水陆交错带界面，通过水力调控加速氧化还原交替过程，最终实现污染物质在湿地系统中的有效截留和降解（图3-2）。

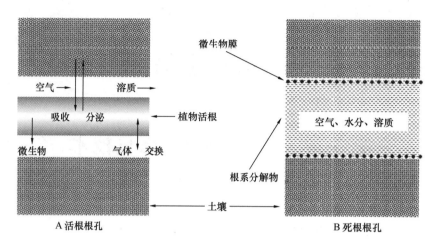

图 3-1　湿地根孔技术原理示意图

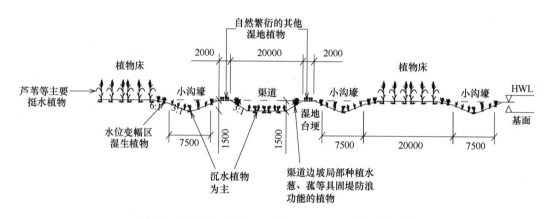

图 3-2　植物床—沟壕—湿地—渠道连续体剖面示意图

3. 技术工艺

工艺流程——通过"串并联"思路，将预处理区—根孔生态净化区—深度净化区组成有机串联体，大沟、小沟、植物床组成有机并联体（图 3-3）。

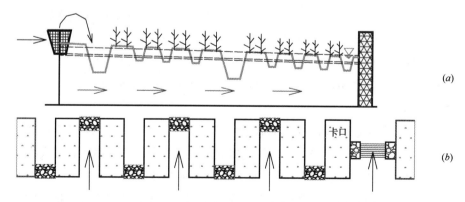

图 3-3　多级阶式湿地串联和并联相结合的形式示意图

（*a*）串联；（*b*）并联

水力调控——合理设计和优化运行：水力梯度和竖向设计，利用卡口、堵头调控水量，多种水力运行模式灵活应用。

针对太湖流域河网地区水源水质污染较为突出的问题，构建包含预处理区—根孔生态净化区—深度净化区的生态型人工湿地。生态湿地内部设置关键的净化处理单元进行合理搭配，并通过优化运行方式，实现各种类型的污染物的分级净化，显著提升水源水质。该技术工艺可以推广应用于我国南方地区的水源生态修复。

4. 技术来源及知识产权概况

该水源修复技术是对自主研发关键技术的一种集成和优化组合。涉及的知识产权包括：一种人工构筑湿地根孔的方法（CN 102115260 B），一种使用人工湿地净化污水的系统和净化自来水厂污染源水的系统方法（CN 102234165 B），一种人工湿地水力流程驱动系统及方法（CN 103058381 A），一种用于净化富营养化水源的立体浮床的制作方法（CN 101643277 B）。

3.1.3 技术成果应用

嘉兴市石臼漾水厂水源生态修复示范工程位于嘉兴市区西北角的楔形绿地，是石臼漾水厂（日供水能力 25 万 m³）的水源地，总面积 3878 亩（1 亩＝666.67m²，后同），湿地核心净化区 1630 亩：包含生物预处理区、根孔湿地生态净化区、深度水源净化区（图 3-4）。

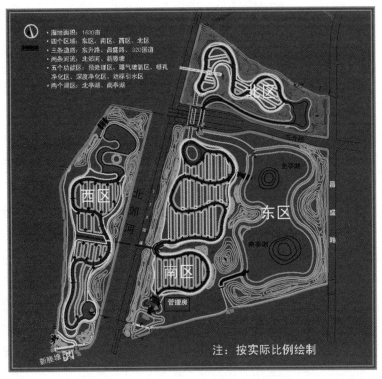

图 3-4 嘉兴市石臼漾生态湿地工程平面图

石臼漾生态湿地工程北郊河西侧区块（410 亩）于 2009 年 5 月建成，并与先期建成的北郊河东侧区块（1220 亩）联合试运行，之后对湿地系统进行了进一步优化改进。石臼漾生态湿地工程按湿地总面积计算，工程建设直接成本约为 62 元/m²，工程运行费（包括设施维护、植物管理、电费等）约为 3.34 分/m³（图 3-5）。

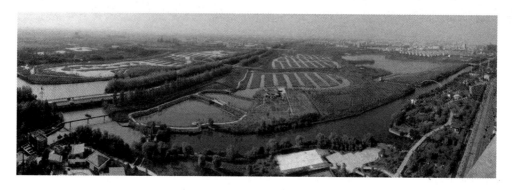

图 3-5　嘉兴市石臼漾生态湿地工程鸟瞰图

水源主要水质指标改善情况为：浊度、氨氮、总铁去除率均大于 30%，总磷去除率大于 25%，总锰、总氮去除率大于 15%，COD$_{Mn}$ 去除率为 5%。该工程为石臼漾水厂 25 万 m³/d 的安全供水奠定了重要基础。同时，湿地系统储水能力为 120 万 m³，在河网遭到突发性污染时，具备接近 5d 的应急供水保障能力。

此外，湿地工程还带来区域环境改善、生物多样性保护、区域宜居舒适度提升等多重生态服务功能。浙江省嘉兴市石臼漾水源生态湿地工程获住建部 2011 年中国人居环境范例奖（建城〔2011〕203 号）和 2012 年迪拜国际改善居住环境最佳范例奖（建办城函〔2013〕24 号）。

3.2　引黄水源水质调控组合技术

3.2.1　技术需求

黄河流域是我国北方严重缺水的地区之一。由于上游河道来水量持续减少，黄河下游地区黄河河道干涸和断流现象时有发生。为了提高城市供水水源的可靠性，该地区普遍采用引黄水库作为城市调蓄供水水源。

引黄水库是典型的平原水库，水库相对较浅，通常不到 10m；由于蓄积了低浊度的高营养盐澄清水，极易滋生藻类；因此，引黄水库面临有机物和藻类代谢产物的复合污染。水厂常规工艺难以应对，影响到黄河下游地区的城市水厂稳定运行和出厂水稳定达标，引黄水厂出水的臭味和消毒副产物浓度高等水质问题日益凸显，饮用水安全保障形势日益趋紧。

在黄河下游的主要城市中，济南市鹊山和玉清湖两个引黄水库富营养化严重，藻类、有机物和臭味等水质问题日益凸显。青岛市棘洪滩引黄水库的臭和味、色度、氨氮、总氮时有超标，藻类周期性增长和爆发。东营市引黄水库的总氮超标严重，藻类疯长；此外，重金属及石油类时常超标。

如何改善引黄水库水源系统的水质，进而保障城市稳定供水和饮用水安全，成为黄河下游地区急需解决的难题。

3.2.2 关键技术内容

1. 基本原理

针对引黄水库水源系统存在的高藻、高臭味等共性问题，在对黄河下游地区引黄水库全面普查的基础上、解析引黄水库水源系统，研究实施分段管理，开发从取水口到供水厂的多级强化水质净化系统。

针对黄河来水水质波动大的特征，研究黄河来水水质预测技术，基于"沙-水"关系开发水质水量联合调控平台，优化引黄取水调度、保障取水安全、提高取水水质，减轻后续水源子系统的水质改善难度；充分利用沉砂条渠占地大、泥沙基质丰富的特征，开发库前水质净化技术，在沉砂条渠内构建梯级湿地系统提高源水水质；针对引黄水库藻类高发、藻源污染难以控制的问题，研究库内水质稳定技术，保持源水水质；从"源头"上改善城市供水系统的入厂水质，减轻水厂净化难度、降低制水成本，进而保障城市水厂的出水水质安全；针对引黄水源系统流程长、范围大，突发污染风险多发的特征，提出水源保护对策；利用引黄水库与水厂间的长距离输送管道，研究移动式应急处理系统，保障突发污染情景下的源水水质安全，确保不影响后续供水环节的安全运行。

课题对单项技术进行系统集成，并在典型水域进行中试，以济南市鹊山引黄水库为示范构建多级强化水质综合保障体系，为从"源头"改善引黄城市供水系统水源水质，保障黄河下游地区城市饮用水水质安全提供支撑和示范。

2. 关键技术

（1）水质水量联合调控的优化取水技术

以水位、流量、含沙量等因子作为主要输入参数，建立人工神经网络预测模型，采用黄河典型水文站的水质数据，较为准确地预测引黄水库取水口的水质状况，为事先了解取水口水质提供了一种简单、高效的模拟预测技术。同时，对沉砂条渠内泥沙作用机理及水质变化规律进行了长期跟踪和大量实验室试验，探明了沉砂条渠泥沙特性与水质净化的作用机理，识别了黄河泥沙悬移质和推移质的表面特性及空间分布，发现了条渠前段以推移质的沉降为主、条渠后段以悬移质的凝聚为主的特征，解明了水中总磷含量与含沙量的关系。以沉砂条渠的出水水质最优作为管理目标，基于沉砂条渠"沙-水"关系开发水质水动力计算软件 Win EFDC，耦合基于 ANN 的黄河水质预报模型；制定最优取水调控区间，为引黄水源的科学管理提供了技术支撑（图 3-6，图 3-7）。

（2）沉砂条渠梯级湿地系统构建技术

在沉沙条渠内利用黄河泥沙为基质构建梯级湿地系统，强化沉沙条渠的水质净化功

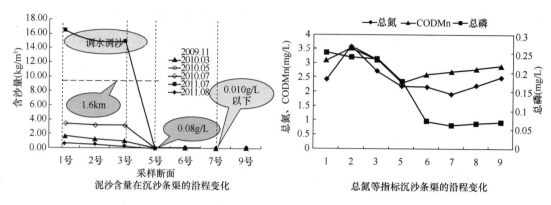

图 3-6　沉砂条渠内泥沙与污染物的变化规律

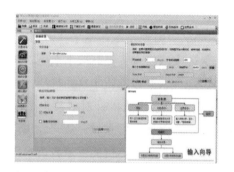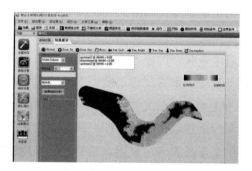

图 3-7　水质水量联合调控平台 Win EFDC

能，使之成为集沉沙与水质净化功能为一体的复合系统。

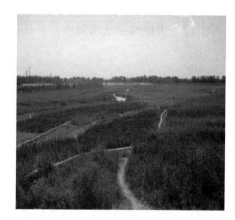

图 3-8　自然湿地现场

通过深入研究黄河泥沙的特性及净化机理，确定了本地黄河泥沙作为天然除磷基质的主要技术参数；依据条渠高程合理布置沉水、挺水、浮水等水生植物，筛选具有较强抗淤积能力的本地水生植物 15 种，包括香蒲、芦苇、水菖蒲、花叶芦竹、再力花、水葱、海寿花、慈菇、千屈菜、茭白、黄菖蒲、荷花、睡莲、水芹菜、芒草等。自然湿地对总磷的去除率达到 98%，比对照组高出 88%。中试工程建设显示，自然湿地投资约 25 元/m²，维护成本低于 0.01 元/m²（图 3-8）。

人工湿地构建研究，比较了表面流、水平潜流、垂直潜流三种基本形式的复合人工湿地，粗砂、砾石和黄河沙等 3 种填料，芦苇、茭白等 8 种水生植物，最终筛选出适合沉砂条渠的"表面流"＋"水平潜流"组合形式，优选植物有再力花、花叶芦竹等；该湿地组合前端表流池能有效沉淀泥沙，后端潜流池能高效去除总氮。人工湿地对总氮的去除率达到 20%，总氮去除能力为 0.3g/（m²·d）。每年

11月份湿地停止进水、排空积水、收割植物、就地覆盖、保温越冬，来年 3 月份清除表层覆盖物后，绝大部分植物能够正常萌芽（图 3-9）。

（3）引黄水库致嗅藻类微生态控制技术

引黄水库库区水质主要受藻类生长影响，控藻是保障引黄水库水质稳定的关键。基于引黄水库库区藻类分布及类别构成变化特征，根据藻类代谢产物 MIB 的浓度分布特征及表现出的空间特异性，研究发现峰值出现在水库的进水区和出水区附近的特征，将其作为关键节点

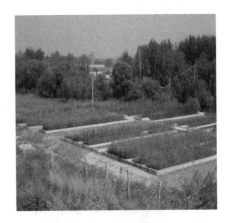

图 3-9　人工湿地现场

设置控藻单元。该技术由移动式遮光控藻平台和原位净化系统两个单元组成（图 3-10）。

研究识别出导致水库臭味问题的关键藻类-底栖藻，底栖藻秋季集中脱落是导致引黄水库进水区藻类总数激增及臭味问题的直接原因；根据引黄水库护岸坡度及水下光照强度，确定了遮光系统的设计参数，通过现场试验识别藻类高发风险点；将遮光抑藻单元布设于高发风险点，削弱水下光照度来抑制藻类的生长，降低藻类臭味发生的强度。遮光平台由浮筒框架和遮光材料组成，具有移动灵活、抗风浪冲击等优点；遮光平台有效降低了水库石砌堤坝上颤藻数量，平台下方水中臭味较周边水体降低 20％（图 3-11）。

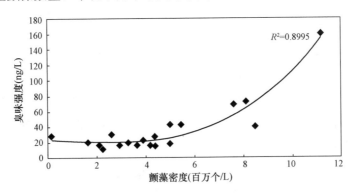

图 3-10　臭味强度和颤藻密度相关分析

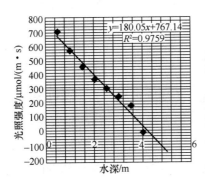
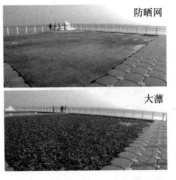

图 3-11　移动式遮光控藻平台

原位净化系统研发，筛选高活性的沉水式和浮动式人工水草，构建多层级、立体式生态载体，利用太阳能和风能驱动的复氧装置，制造剪切流态，破坏浮游藻类生长的水力条件，实现控藻的目标。原位净化系统设置在水库出水区，面积 2100m²，包括水体复氧和人工水草两部分。水体复氧部分采用风力曝气和太阳能曝气，底部设置固定人工水草、水面设置浮动人工水草。结合水体混合复氧技术与微生态强化技术，充分发挥各自优势、协同增效，能够实现水体解层、藻类控制、污染物降解等多种目的。原位净化系统对藻类、总氮和耗氧量的去除率分别达 25％、12.5％和 15.6％（图 3-12）。

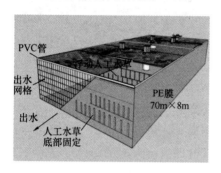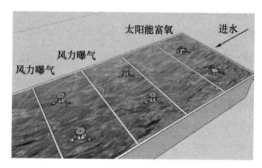

图 3-12　原位净化人工水草净化系统

（4）车载移动式源水应急处理技术

开发水质监测预警平台，研制了高效生物除藻剂，利用输水管道作为药剂的反应场所，建设车载移动式应急加药系统，能够有效应对藻类、石油类等突发污染事件，显著提高了应急处置的能力和效率。

水质监管预警平台，包括"固定＋移动＋实验室检测"的水质监测系统，藻类、石油类等突发污染物在线预警系统，自动分析上传数据，提出应急处理推荐方案。基于水库的自然环境筛选得到高效除藻菌株 *Aeromonas sp*，对菌体培养液离心处理获得胞外分泌物，旋蒸浓缩后萃取，旋蒸至干得到生物除藻剂结晶体，规模化生产除藻剂。在鹊山水库现场，安放 2m³ 玻璃反应器 2 个，充满鹊山水库水；加入生物除藻剂 5 天后，铜绿微囊藻的密度降低了 90％（图 3-13）。

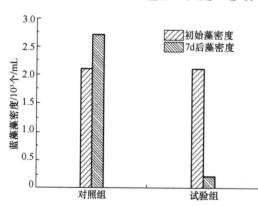

图 3-13　投加生物除藻剂前后蓝藻密度

移动式应急处理系统分为粉料投加系统（生物除藻剂、粉末活性炭等）、药剂投加系统（酸、碱及氧化剂等）及二氧化氯投加系统。各配备 1 套标准集装箱，可实现药剂的一次性投加和分段投加，从而应对不同的突发污染。在济南市鹊山、玉清湖等引黄水库输水管道建立药剂投加口，利用输水管道作为药剂的反应场所，发挥药剂的氧化和吸附作用，在输水的过程中实现水质改善（图 3-14）。

3. 技术工艺

首先，利用黄河水质预报模型及条渠 Win EFDC 模型耦合计算，反算出最优取水区间，制定水质水量联合调控方案。黄河水进入条渠后，先后经过自然湿地和人工湿地组成的梯级湿地系统，强化去除水中的氮磷等营养物质，降低进入引黄水库的污染负荷。在水库的进水区和出水区，分区建设遮光平台和原位净化单位组成的

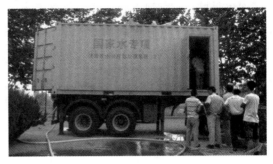

图 3-14　移动应急车演练现场

微生态藻类控制系统，分别抑制底栖藻和浮游藻的生长，降低库区致臭藻类的密度和臭味物质的强度。开发水质监管预警平台，预警预报藻类、石油类等突发污染；筛选分离本土高效除藻菌株，研制高效生物除藻剂；研发车载移动式加药系统，改造输水管道作为药剂的反应场所，有效应对藻类、石油类等突发污染事件，进一步保障入厂水质（图 3-15）。

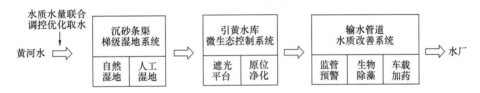

图 3-15　引黄水库水源系统多级水质净化技术工艺流程图

3.2.3　技术成果应用

研究成果在济南市鹊山水库得到全面应用的基础上，逐渐推广至其他引黄水库与湖库型水源的水质改善与安全保障工作中。

（1）技术成果全面应用到济南市鹊山水库的生产与管理。

依托该技术建成了鹊山水库水质多级安全屏障示范基地，优化了取水调度方案、改善了引黄水库水质、提升了安全保障能力；稳定运行后，鹊山水库出水的致臭物质 MIB 值比往年同期下降 50%～65%，臭味问题明显缓解。以鹊山水库为水源的鹊华水厂，进厂原水水质明显改善，加之水厂同步进行工艺改造，进一步增强了对有机物及臭味的去除能力，明显提升了出厂水水质。

（2）技术成果逐步推广至其他引黄水库。

课题重要产出《引黄水库水质安全保障技术指南》（以下简称《指南》），在山东省引黄水库中得到较为广泛的应用。玉清湖水库依据《指南》，编制完成生物浮床水质提升技术应用与示范技术方案，有效提升了玉清湖水库水质。

（3）技术成果在黄河下游引黄水库和其他地区湖库型水源的应用前景广阔。

针对引黄水库水源系统存在的共性问题，在对黄河下游地区引黄水库全面普查、解析引黄水库水源系统的基础上，研发的引黄水库水质多级安全屏障技术体系针对性强、技术

经济优势明显，对黄河下游地区引黄水库水源系统的水质改善和安全保障具有较强的借鉴价值和示范意义。此外，湖库型水源大多受藻类问题困扰，该集成技术体系中的水质水量联合调度、梯级湿地构建、生物控藻等技术，在其他地区湖库型水源也具有较强的应用价值。

3.3　潮汐河流水源地抑咸避咸优化调度技术

3.3.1　技术需求

在全球气候变化和河流上游水资源开发的双重压力下，我国潮汐影响地区水源地咸水入侵日益严重。钱塘江作为一个典型的强潮河流型水源，近年来咸潮周期越来越长，咸潮上溯距离也越来越远，饮用水安全保障的难度也日益增大。目前，我国相关研究基础比较薄弱，亟须建立针对咸潮入侵的预警预报技术，在预测钱塘江强潮作用下咸水入侵范围和盐度分布的基础上，研究不同潮型与不同径流组合条件下蓄淡水库、取水口运行方案，为潮汐影响地区饮用水安全保障提供科学支撑。

3.3.2　关键技术内容

1. 技术原理

（1）强潮河口泄水抑咸及蓄淡避咸控制

对于强潮河口型水源，上游水库泄水抑制及下游水库蓄淡避咸的关键是盐度场的准确预报。钱塘江饮用水源地河段受弯道环流和强潮双重影响，水动力条件和盐度场三维性强，变化十分复杂，而含砂量高和河床物质可冲易动又进一步增加了预报的难度。针对上述情况，研发了适合强潮多砂条件的实时潮位盐度在线监测技术和设备，并以三维潮流-盐度场耦合的模拟技术、两相流大涡模拟技术及粒子群优化小波神经网络模拟技术等为核心，针对钱塘江河口建立基于取水口盐度实时监测的水源地盐度预报技术，为水库泄水抑咸优化调度提供了科学支撑；以蓄淡水库水位、河口盐度预测值和取水口盐度为主要边界条件，开发避咸泵站自动调度控制系统，建立强潮河流型水源蓄淡避咸取水技术。

（2）强潮河流型水源管理决策系统

开发出潮汐作用下流域断面的水体盐度变化模型，实现钱塘江河口盐水入侵时空变化状态模拟，描述三维流场中盐度的运动扩散特性。研究水体盐度扩散分布规律；基于钱塘江径流-潮流特征约束与盐度隶属关系，通过数据挖掘和模糊综合评判法及潮流盐度模型计算，建立水源调度决策模型，并应用元胞自动机法对潮位、盐度、径流和水利设施运行等复杂状态进行可变约束多目标多模态描述；采用多维多尺度盐度流场的视算描述方法，研发了可视化方法及盐度扩散渲染算法，实现了钱塘江河口咸水入侵三维时空变化模拟、盐分随潮扩散多维网格数据的关系计算方法；提出一种位置敏感的提高决策支持系统查询效率的签名索引方法和求解 N-S 方程的新迭代方法，用于钱塘江水质分析和预测；研发出将任意水域潮位、盐度分布、水质特征值及优化反馈阈值指标融合为一体的动态可视化系统，实现了钱塘江河口盐水入侵与水源地盐度时空分布的动态可视化模拟，建立了可视化的决策支持系统。

2. 关键技术内容

（1）强潮河流水库泄水抑咸优化调度技术

针对强潮河流咸水入侵受径流与潮汐共同作用及河口边界条件控制的复杂问题，特别是涌潮作用下河口盐淡水混合和盐度扩散问题，研究建立盐度与河流海洋动力因子的复杂响应关系。在此基础上，从水动力学和盐度输运控制微分方程出发，研发基于微机群并行技术的潮流－盐度的预报模型，根据实时监测的盐度、潮水和上游来水资料，对强潮河流盐度分布进行高效预报，快速、合理地预测出未来数天至数十天的盐度的三维分布，为上游新安江水库和富春江水库水资源优化调度提供依据。

1）钱塘江实时潮位氯度遥测技术

研发出一种适合潮汐影响河口的水位和水体氯离子自动检测仪器，该系统包含数据采集机和 GPRS 通信设备，可定时远程传送数据。

2）钱塘江河口水动力盐度的数值预报技术

研发出基于 KFVS 格式的钱塘江河口二维涌潮盐度数值模拟系统和基于分子动力学的钱塘江河口咸潮三维数值模拟软件。综合集成自主研发的二维涌潮盐度数值模拟系统、三维数值模拟软件、Delft3D 水动力盐度模型和神经网络技术等开展钱塘江河口多组合水动力－盐度耦合计算，阐明了钱塘江河口咸潮入侵的基本规律。

盐度在水流中扩散分布跟一般的标量输运有明显不同，除受流体输运作用外，自身溶解于水的过程也会引起溶液密度的变化，从而使得盐度扩散受到了一般标量所不具备的扩散输运特性影响。传统多相流则采用分相求解方式进行计算，对于溶解于水中的氯度则难以模拟。将盐度运动扩散数学模型和多相流 LES-FDF 模型结合开发出盐度预报软件，根据上游来水和下游盐度条件，计算出钱塘江河口水源地附近的三维盐度分布。

3）钱塘江咸潮入侵可视化技术

钱塘江咸潮入侵可视化技术将可视化过程分为四大步骤：数据读取和预处理；可视化映射；图形绘制；结果输出。在此基础上设计与开发了相应的可视化软件系统，包括数据读取模块、可视化映射模块、绘制模块、数据输出模块和辅助模块。软件功能包括：颜色映射、等值线、等值面、切面、切体、流线、流管、矢量箭头、动画、曲线图表等。各个算法都包装成含标准输入输出接口的功能模块，各模块能以管网形式进行动态链接，针对具体问题进行组合，实现各种不同功能。系统界面使用 QT 开发，主要代码使用 Fortran 和 C++混合开发，最终实现了钱塘江水动力和盐度耦合的三维数值预测数据的可视化。

4）强潮河流上游水库优化调度泄水抑咸调度方案

基于上游径流及河口盐度预测结果，建立上游水库泄水抑咸的优化调度模型。模型计算结果表明，潮汛中最大潮差对临界抑咸流量影响很大。在现状取水条件下，潮差为 1.7m 左右时对应的临界抑咸流量计算值为 $200\sim300\text{m}^3/\text{s}$，潮差为 2.8m 左右时的临界抑咸流量计算值为 300～400m³/s，潮差为 3.9m 左右时的临界抑咸流量计算值为 400～500m³/s。同时，对上游水库在汛期内（15d）按均匀、阶梯非均匀及大流量提前等三种不同泄放方式进行了情景分析。结果表明，在总水量相同的情况下，对珊瑚沙取水口的最大盐度和超标时间而言，均匀放水大于阶梯泄放；按大中小潮的实际时间阶梯泄放大于提前 2d 的阶梯泄放。说明采用非均匀泄水方案可显著节省径流量，水资源量可节约 20％以上。

（2）下游水库避咸蓄淡取水技术

该技术由多点集中监控信息远程无线传输技术、用于蓄淡避咸控制的多泵轮启技术和基于串口无线通信技术的智能取水技术等组成，综合考虑了钱塘江河口氯度变化、可安全取水时段、水泵负荷和水库蓄淡水量等约束条件进行多目标调度决策，在确保取水安全的同时，优化水泵效能、保障水泵安全和寿命最大化。

1）点集中监控信息远程无线传输技术

该技术包括以下几个方面：

在泵站取水口安置 SC-106 在线式盐度传感器，用于采集泵站地区的钱塘江实时盐度数据，数据直接传送至泵站的中控室。SC-106 在线式盐度传感器采用防爆铸铝外壳，坚固耐用，特别适合环境较差的环境使用。

在珊瑚沙水库安置西门子一体化超声波液位计 SITRANS Probe LU，用于采集水库实时水位数据。与此同时，在水库安置西门子 S7-200PLC，通过 PLC 的短信通信模块，实现珊瑚沙水库与大刀沙泵站的通信，将水库采集到的实时水位数据传送至泵站的控制室中。超声波液位计 SITRANS Probe LU 采用自动虚假回波抑制技术来避免固定障碍物的影响，最大量程 12m。

大刀沙泵站和浙江大学实验室各安置通信模块 MOXA-2150 一套，运用串口无线通信技术，实现两者间通信。浙江大学预测的水泵开闭时间段数据可及时传送至泵站的控制室，同时泵站机组当天的运行数据也可及时回传至实验室，形成完善的反馈机制。

2）用于水源蓄淡避咸控制的多泵轮启技术

为避免出现水泵连续启闭或长时间运行而导致水泵寿命减短、电力负荷过大等问题，通过建立数学模型，确定水泵启闭顺序以及每台水泵的累计开启时间，并通过算法实现水泵取水避咸抢淡的优化控制技术，保障水泵安全取水。

控制水泵启闭需同时满足以下三个条件：a. 珊瑚沙水库水位低于设计阈值；b. 钱塘江水源地河段在预测的安全取水时间段内；c. 取水口盐度传感器数据低于 250mg/L。只有同时满足水库水位、预测时段、取水口盐度这三个阈值条件时，水泵才会根据其控制程序运行，只要有一个条件不满足，水泵便停止工作。

3）基于串口无线通信技术的智能取水系统

智能取水系统由中央控制室和图像工作站组成，上位机采用 Microsoft Windows XP 操作系统，具有可实时监视泵组、油水气系统、励磁等运行状态；监视泵组的开、停流程，并进行泵组及其辅助设备的控制操作；监视电流、电压、有功、无功、温度等的趋势；监视系统报警状况以及查询或打印值班报表等功能。中央控制室包括 1 号工作站、2 号工作站和图像工作站，1 号和 2 号工作站是两台相互独立运行的 PC 机，安装有监控系统软件；图像工作站由一台 CEC46in 的 DID 液晶显示单元及大屏幕多图像处理器组成，用来显示泵站的工作状态、报警信息、视频图像等，传感器采集取水口盐度及水库水位信息，GPRS 模块通过短信方式接收浙江大学实验室预测的无咸潮时间段数据，方案通过网线将这三大条件信息传送给两个工作站。工作站与泵组 LCU 间通过网络交换机连接，工作站经以太网向泵组 LCU 发送控制命令，启动 LCU 中的 PLC 控制程序，从而开启或关闭相应通道的水泵。

3. 相关知识产权

已授权国家专利 7 项，一种自适应于投影表面的智能投影方法（ZL 2010 1 0262552.1），一种城市供水水库的视频监控系统（ZL 2012 2 0274379.1），一种避咸泵站自动调度的控制系统及方法（ZL 20121037477.2），一种含氯度自动检测仪（ZL 2012 2 0141991.1），一种自适应投影颜色补偿办法（2011 1 0246453.9），一种基于智能手机的泵站视频监控系统（2012 1 0220631.5），一种面向非定常三维流场涡结构的智能分析方法（2011 1 0246452.4）。

3.3.3　技术成果应用

选择钱塘江强涌潮河口闸口至富阳水源地 12km 为水库泄流抑咸示范区。示范区为杭州市重要饮用水源地，布有九溪水厂、南星水厂、清泰水厂、赤山埠水厂、萧山一水厂、萧山二水厂、萧山三水厂和萧山南片水厂等水厂的取水口（图 3-16），原水取自钱塘江，约 240 万 t/d，占杭州市饮用水源的 85% 以上。

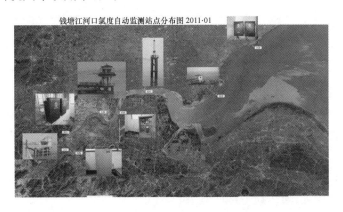

图 3-16　8 站氯度实时自动观测站点

示范区建设的主要目标是通过多站盐度同步实时监测、盐度数值预报及水库泄水抑咸调度方案三位一体的强潮河流泄水抑咸调度关键技术示范，有效地抑制强潮作用下河口的咸水入侵，实现钱塘江流域水资源的合理配置和水库群的优化调度，最大限度地抑制咸潮入侵饮用水源地，以显著提高杭州市的水源水质。

为检验水库泄水抑咸优化调度技术的可靠性，于 2012 年 11 月 15～30 日进行了为期

15d 的水库泄水试验，泄水试验期间进行盐度的实时监测和取水口的盐度预报，富春江水库的下泄采用非均匀放水方式，而且提前 2d 时间逐渐开始泄放大流量，泄水过程的最小流量为 250 m³/s，最大流量为 380 m³/s，其中，大潮时段（初一～初四）平均流量 360 m³/s，中潮时段（初五～初九）平均流量 320 m³/s，小潮时段平均流量约 260 m³/s。实时预报模型的上边界利用 2012 年 11 月 12～30 日预报的最小下泄流量，下边界澉浦采用预报的天文潮位，以此作为模型的输入边界进行盐度实时预报，与实时监测的盐度值进行了对比，结果见图 3-17。

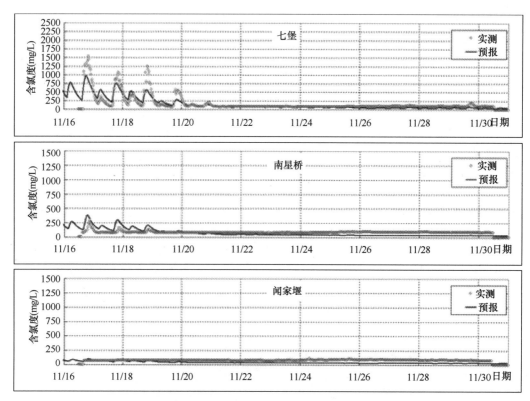

图 3-17　代表站位盐度预报与实测比较（2012 年 11 月）

在钱塘江河口盐水入侵的末端，盐度的大小及超标时间与农业、环境等用水的取水量多寡相关，这给盐度精确预报带来较大的难度。但结果表明，最大氯度的预报值与实测值比较，相差大多数在 30％内，最小氯度的预报值基本与监测值吻合，氯度超标时间绝大多数的误差在 3h 内，预测达到了预期效果。

根据七堡潮差、南星桥水厂附近江水盐度的实测资料计算得到各次咸潮进入示范区的氯化物总量，见表 3-1。从表 3-1 可知，进入抑咸示范区超标时段的最大盐量为 4.2 万 t，下半年进盐量总计达 20 万 t。

根据 2012 年枯季取水口江水盐度现场观测记录汇总，2012 年下半年枯水季节杭州市取水口在大潮汛期间受咸潮影响 2 次共 9d，未受影响的天数占全年天数的 96.5％。南星水厂取水口氯离子超标的累计时间为 69.25h，最长连续超标时间为 22h，最大氯化物含量

2012 年下半年进入抑咸示范区超标时段的盐量统计表   表 3-1

编号	时间	潮差 (m)	氯化物 (mg/L)	潮量 (亿 m³)	盐量 (万 t)
1	2012—10—14	2.21	340	0.537	1.351
	2012—10—15	2.8	362	0.680	1.822
	2012—10—16	3	504	0.729	2.718
	2012—10—17	3.23	720	0.785	4.180
	2012—10—18	2.9	600	0.704	3.128
	2012—10—19	2.82	540	0.685	2.737
	2012—10—20	2.43	200	0.590	0.874
2	2012—11—14	2.58	536	0.627	2.486
	2012—11—15	2.5	252	0.607	1.132
下半年合计					20.0

为 720mg/L；珊瑚沙水库取水口累计超标时间为 1.02d，最长连续超标时间为 7.3d，最大氯化物含量为 450mg/L。

综上可见，通过钱塘江河口饮用水源地水库泄流抑咸示范，实现了钱塘江饮用水源氯化物达标率为 95% 以上的目标。2003 年下半年进入水源地的氯化物最大值约为 10 万 t，受咸潮影响时段氯化物总量达 182 万 t。与此相比，2012 年下半年进入水源地的氯化物最大值约为 4.2 万 t，受咸潮影响时段氯化物总量达 20 万 t。因此，钱塘江河口饮用水源地水库泄流抑咸技术示范实现水源地含盐量最大值削减约 58%，含盐量总量削减约 89%，节约水资源量达 20% 以上，达到了预期的目标。

蓄淡水库避咸调度控制示范工程以杭州市大刀沙泵站为核心。大刀沙泵站一通钱塘江，二通珊瑚沙水库（蓄淡避咸水库），三通闲林水库（应急备用水库），是避咸调度控制的枢纽。大刀沙泵站泵组配有 4 台流量为 6.5m³/s 的轴流泵，整个泵组的理论调度能力为 26m³/s。将避咸控制和多泵轮启技术、面向避咸控制的多点集中监控信息远程无线传输技术和蓄淡水库—泵站监视与控制实时数据的集成技术应用于珊瑚沙水库—大刀沙泵站，实现了避咸调度的全自动控制。由自动控制程序进行第一层面的安全保证和现场操作，可大幅度提升工作效率，提高城市饮用水源供水系统的蓄淡避咸能力，最大程度地减少钱塘江咸潮入侵对杭州市饮用水的影响（图 3-18、图 3-19）。

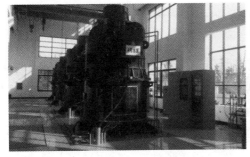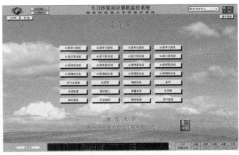

图 3-18 杭州市大刀沙泵站运行机组蓄淡避咸智能控制平台

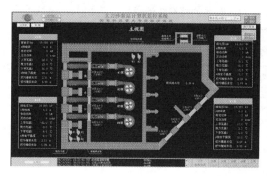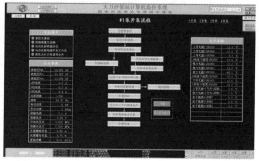

图 3-19　多泵轮启智能控制系统轮启开泵流程

3.4　分散式水源地污染控制技术

3.4.1　技术需求

我国幅员辽阔，南北纵跨热带、亚热带、温带三大气候带，地形变化复杂。因此，水文地质条件差异性很大，从而决定了饮用水水源类型多种多样。村镇饮用水源类型更是多样，主要有溪河水、库泊水、坑塘集雨水、井水、泉水、塘坝水六种类型，其特点是水源分散，不易保护。

目前，我国农村饮用水源受农民生活和生产所引起的污染影响严重，同时高氟、高砷、苦咸等地质原因导致的水质问题也比较突出。其中，地面水超标率为 40.44%，地下水超标率为 45.94%。据调查，2008 年全国农村有 5085 万人饮用水含氟量超过生活饮用水卫生标准。高砷水主要分布在内蒙古、山西、新疆、宁夏和吉林等省区的局部地区，受影响人口达几百万人。苦咸水主要分布在北方部分地区和东部沿海地区，农村饮用苦咸水的人口达 3855 万人。此外，农村水污染问题突出，随着污染从城市向农村的扩散和农村农药、化肥用量的不断增加，越来越多的农村饮用水源受到污染。同时，农村水源保护意识薄弱，很多水源邻近畜牧场、厕所、垃圾堆放场以及工厂，导致水源污染风险高，农村居民饮水质量和卫生状况保障度差。因此，如何控制各种工农业活动对水源造成的污染，是保障农村水厂、水站安全供水的前提。

3.4.2　关键技术内容

1. 村镇分散水源地特征污染物识别技术

针对不同农村污染源的特点，开展水源特征污染物识别技术研究，重点突破了稳定同位素识别硝酸盐污染技术、分散水源地特征基因微生物快速溯源技术。

（1）基于稳定同位素的硝酸盐污染源识别技术

采用离子交换色谱法将硝酸盐转变为 $AgNO_3$ 后经 TC-EA 转化为 N_2，引入 IRMS 进行 $\delta^{15}N$ 分析，其 $\delta^{15}N$ 测定结果的标准偏差为 0.22%，重现性好，被用来作为硝酸盐来源识别的依据。通过测定的 $NO_3^- \delta^{15}N$ 值与前人总结的不同污染来源的硝酸盐氮同位素组成特征进行比较，来确定硝酸盐的污染来源。

针对硝酸盐态氮含量超过 $10mg/L$ 的山东省地下水采集了大量样品，其结果见图 3-20。可以看出，35.45％的地下水样品的 $\delta^{15}N > 10‰$，说明其 $NO_3^- \text{-}N$ 污染来自于粪肥污染，这与采样调查过程中，农民使用大量的动物粪便作为基肥的情况是相符的；有 27.1％的地下水样品的 $\delta^{15}N < 6.8‰$，说明这部分地下水主要是受化肥污染；还有 37.45％的地下水样品的 $NO_3^- \text{-}N$ 污染来自于化肥、粪肥及生活污水的混合污染。该方法和结果为今后采取地下水源保护措施提供了科学依据。

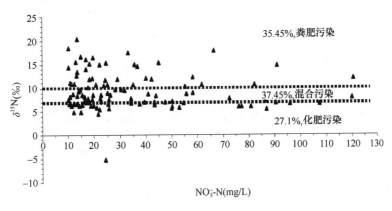

图 3-20　研究区域地下水 $NO_{3-}\delta^{15}N$ 值总体分布范围

（2）分散水源地微生物快速溯源技术

先后建立了基于分子分型的培养建库微生物溯源技术和基于大肠杆菌特异性基因 PCR-DGGE 分析的非培养微生物溯源技术。培养建库微生物溯源技术主要利用 BOX-PCR 方法对污染样品和可疑污染源中的大肠杆菌菌株进行分型，确定不同样品中大肠杆菌菌株的亲缘关系以及是否存在克隆现象，利用这种关系来判断污染的来源。非培养建库微生物溯源是利用 DGGE 分析污染样品和可疑污染源中大肠杆菌的特异性基因群体差异，通过某个基因的群体差异反映大肠杆菌整体的差异，再通过大肠杆菌的整体差异来判断样品之间存在的污染联系，从而确定污染的主要来源。以 BOX-PCR 和（GTG）5-PCR 等分子分型方法为基础的培养建库微生物溯源技术见图 3-21。

利用分子生物学方法对华南典型村镇饮用水源中的微生物进行检测，发现水源中存在大肠杆菌，而大肠杆菌是自然存在于温血动物肠道内的一种微生物，它在水体中出现警示水体中污染可能主要来自温血动物，并可能伴随着致病菌的存在。两种类型的微生物溯源方法研究结果均证明了示范地农村塘坝饮用水的污染主要受到其周围池塘水的污染，而池塘水中的污染主要来自养殖的畜禽粪便。示范地养殖的猪和鸡排泄的废弃物是造成水体污染的主要因素。示范地饮用水中普遍存在大肠杆菌，污染呈现了面源污染特征。

研究结果证明了建立的微生物溯源方法具有重要的推广和应用价值，基于此项技术编写了受农业面源污染的水体微生物溯源技术操作规程一套，并首次提出将两种技术有机结

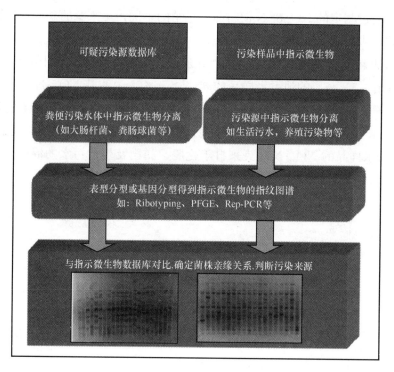

图 3-21　微生物溯源技术路线图

合以提高溯源的准确性和可操作性,在一定程度上完善和丰富了微生物溯源现有的技术。

2. 水源地特征污染物控制与水源水预处理技术

(1) 塘坝水源污染物控制与生态去除技术

针对华南尤其是广东等地以"猪—鱼"养殖模式为主的立体养殖业比较发达,猪粪尿肥塘造成水源污染的问题,研发了养殖污染减排、污染物循环利用、养殖废水生物净化等技术,进行水源污染控制。

1) 禽畜粪便微生物快速发酵与循环利用技术

针对广东农村地区水源地周围立体养殖导致的水源污染问题,建立以控制水源地猪粪水和池塘废水污染为核心的立体养殖污染控制技术。利用微生物发酵技术将猪粪便转化为鱼塘饲料,通过池塘排出废水的植物净化沟净化回用技术,减少养殖排放对水源的污染。

立体养殖模式中的污染主要来自于猪的粪尿排泄物和冲洗猪舍废水,以及以猪粪尿代替部分饲料的鱼塘排泄废水,研究猪粪尿和池塘养殖废水的处理和循环利用技术是解决立体养殖污染的关键。

快速发酵微生物菌剂活化液以 0.1% 的比例接入发酵池,经 7~8d 发酵,猪场废水的 COD_{Cr} 总体去除率为 70%~75%,氨氮增加约 18%,可培养微生物总数基本维持在 10^5 cfu/mL 左右,粪大肠菌群数减少了约 2~3 个数量级。"猪—微—鱼"塘前期发酵废水一次性排入(1∶400),使得各参数浓度异常升高,但经过 7d 左右的塘水稀释和生态体系的转化平衡,各参数值均回落至安全水平。"猪—微—鱼"塘水质监测结果表明:透明度 18~25cm,DO 为 4.6~6.6mg/L,可培养微生物总数为 10^4 cfu/mL 左右,粪大肠菌群为

$10000 \sim 25000$MPN/L。经过塘水 $7 \sim 10$d 的自净消纳后，NO_2^--N 为 $0.1 \sim 0.3$mg/L，NH_4^+-N 为 $0.9 \sim 1.3$mg/L，TP 为 $0.6 \sim 0.9$mg/L，COD_{Cr} 为 $70 \sim 90$mg/L。而"猪—鱼"模式中新鲜废水直接进入鱼塘，不仅带入了氮、磷，还带入了大量未分解完全的有机质，使得塘水的氨氮、总磷、COD_{Cr} 值始终在异常高的水平，水体发黑。

植物净化沟水的监测结果表明：溶氧可达到 7mg/L，COD_{Cr} 浓度为 $10 \sim 40$mg/L，NH_4^+-N 浓度为 $0.9 \sim 1.3$mg/L，NO_2^--N 浓度为 $0.02 \sim 0.2$mg/L，TP 浓度低于 0.2mg/L，可培养微生物总数为 $10^3 \sim 10^4$cfu/mL 左右，粪大肠菌群为 $10^3 \sim 10^4$MPN/L。氧水沟水质明显好于"猪—微—鱼"塘水，说明塘水排入氧化沟后能得到有效净化，沟水回排有利于鱼塘水的改良。

2）发酵床养殖零排放技术

针对福建养猪业比较发达，已成为农村水源地主要污染源的状况，研发了零污染生态养猪技术，其基本模式就是将锯末、谷壳、蔗渣粉、玉米秸或玉米芯以及少量米糠等农业废弃物作为垫料，利用垫料发酵剂对垫料建堆发酵，然后铺进猪舍形成垫床。猪粪尿直接排放在垫料上，能够迅速地被垫料中的微生物分解利用，微生物发酵产生的热量可保障猪只正常越冬；同时，发酵产生的菌体蛋白可为猪只提供补充料。整个饲养过程对外达到零排放、无臭味，因此，"零污染生态养猪模式"是经济效益、环保效益俱佳的新型养猪模式。

（2）基于硝酸盐源头阻控的农业种植技术

针对当前种植模式、耕作措施不合理引起的地下饮用水源硝酸盐氮不断上升的问题，在作物养分管理技术、种植结构调整、轮作制度及保护性耕作等田间试验研究基础上，形成了以硝酸盐流失控制为核心的地下饮用水源地污染负荷源头阻控集成技术模式。

1）污染负荷削减的氮肥运筹及养分管理模式

比较玉米种植的几种养分管理模式发现，缓控释肥（N192kg·hm^{-2}）处理与常规施肥相比，$0 \sim 100$cm 土层中硝态氮积累量下降了 48%，大大降低了农田硝态氮淋溶污染浅层地下水的风险。与当地农民习惯施氮量 240kg·hm^{-2} 相比，氮肥减量 10% 和 20% 玉米产量无显著性差异而土壤硝态氮含量却显著降低，氮肥减量 20% 追肥后移对于饮用水源地氮污染负荷削减达到了 32.2%。

对于水稻来说，一次追肥条件下在常规施肥基础上减量 12.5%（N210kg·hm^{-2}）不影响水稻产量，减量 25%（N180kg·hm^{-2}）虽然土壤硝态氮累积量低但水稻产量下降 10.66%。水稻最佳养分管理模式处理（N210$P_2O_5$75K_2O90kg·hm^{-2}）在保证产量的同时对于地下饮用水源地氮污染负荷削减达到了 17.9%。

秸秆还田后，玉米植株吸氮量和氮收获指数均有所增加。氮素利用率的各项指标（氮肥农学利用率、吸收利用率、生理利用率和氮肥偏生产力）均比秸秆未还田有所提高。以上研究表明秸秆还田配合氮肥合理施用提高了农田土壤氮素利用效率，降低了土壤矿质氮的残留累积，从而大大降低了土壤氮素淋溶污染浅层地下水的风险。

通过田间定位试验，研究了西红柿、春菠菜、尖椒、茄子、生菜、甘蓝、花椰菜、黄瓜等露地和温室种植蔬菜模式下施肥量、施肥方式、产量与土壤硝酸盐累积量之间的关系，获得了作物最佳的水肥管理措施（图3-22、图3-23），集成了地下水硝态氮污染负荷最大削减技术，提出了作物营养诊断施肥技术，并形成了这些蔬菜的施肥基准，这些基准的应用在保证产量不降低以及增产的基础上，可以比农户施肥量降低21.8％～77.1％，同时0～2m土层硝态氮污染量可以削减20％以上，极大地从源头降低了地下水硝酸盐污染负荷。

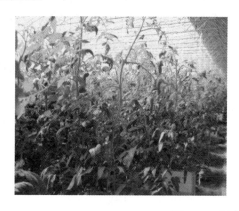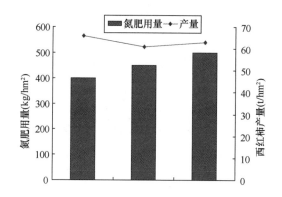

图3-22　温室西红柿氮肥削减技术

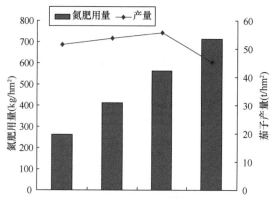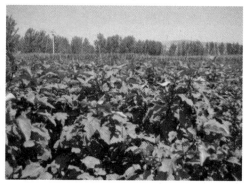

图3-23　硝化抑制剂对茄子产量和0～2m土层硝态氮累积量的影响

2）水源地污染负荷削减优势作物品种

地下饮用水源地污染负荷削减优势玉米品种：相同施肥水平，密植型玉米新春18的产量最高，达到11177.36kg·hm^{-2}，比平展型玉米高出12.6％～29.3％，同时，密植型玉米土壤氮素残留量较平展型玉米下降了26.9％。这表明密植型玉米较平展型玉米提高土壤氮素利用效率、降低土壤氮素残留。

污染负荷削减优势水稻品种：与袁粳338、富粳2103、吉粳88相比，通育239在整个生育期均表现出对氮素的较强吸收能力，与水稻的其他品种相比栽培通育239地下饮用水源地氮污染负荷削减达到15.3％～21.2％。

3）基于污染负荷削减的作物种植结构及轮作模式

试验区地下饮用水源地污染负荷削减的作物优化结构模式为，坡耕地采取玉米—牧草

—小灌木 4∶1∶1 的种植模式能够有效地控制水土流失，减少氮素对地下饮用水污染的贡献达到 25.6%～27.5%。

　　建立了不同生态位植物搭配种植土壤硝态氮淋溶阻控技术，形成了大葱/小麦轮作肥料精准化施用技术规程（图 3-24、图 3-25、表 3-2），技术应用使得作物增产 11.8%，2m 土体硝态氮累积量平均降低 16.7%，90cm 土体硝态氮周年淋失量降低 17.1%，大大降低了土壤中硝态氮的累积量，降低了通过淋失造成地下水硝酸盐污染的风险。

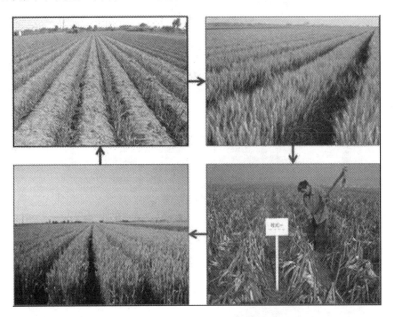

图 3-24　大葱—小麦—大葱—小麦轮作种植模式

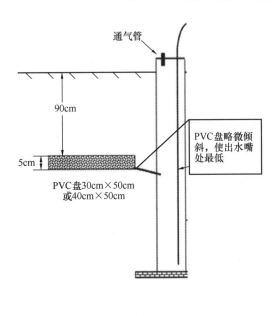
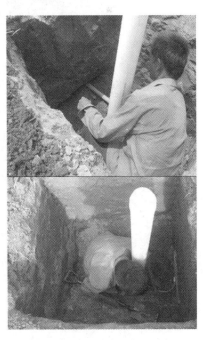

90cm土层设立淋溶观测装置，研究土壤硝态氮淋失量

图 3-25　土壤硝态氮淋失评价

大葱—小麦轮作硝酸盐淋溶阻控技术模式

表3-2

	大葱定植期（6月下旬）	葱白生长初期（8月上旬）	管状叶盛长期（8月下旬）	葱白生长盛期（9月上旬）	葱白生长盛期（9月下旬）	小麦播种期（10月上旬）	大葱收获期（11月上旬）	小麦拔节期（3月下旬）	小麦收获期（6月上旬）
适宜区域	该技术模式图适用于山东章丘大葱亩产3500kg，冬小麦亩产350kg以上的地区推广应用								
总体目标	保障作物产量，减少硝态氮淋失，实现经济效益与环境效益的和谐统一								
时期	大葱定植期（6月下旬）	葱白生长初期（8月上旬）	管状叶盛长期（8月下旬）	葱白生长盛期（9月上旬）	葱白生长盛期（9月下旬）	小麦播种期（10月上旬）	大葱收获期（11月上旬）	小麦拔节期（3月下旬）	小麦收获期（6月上旬）
生育期图片									
主攻目标	提高整地质量、葱苗质量	促新叶生长	促管状叶生长	促葱白生长	促葱白生长	促养分向葱白运移；冬小麦播种	大葱适时收获；小麦浇冬水	控蘖壮株、防病虫草	适时收获
主要技术措施	1. 商品有机肥200kg/亩，氮肥（N）1～2kg/亩、磷肥（P₂O₅）3～5kg/亩、钾肥（K₂O）3～4kg/亩。2. 灌足底水，大葱定植	氮肥（N）1～2kg/亩、磷肥（P₂O₅）3～5kg/亩、钾肥（K₂O）3～4kg/亩、浅锄1遍、浇水1次	氮肥（N）2～3kg/亩、钾肥（K₂O）3～4kg/亩、追肥后浇水	1. 氮肥（N）6～7kg/亩、钾肥（K₂O）3～4kg/亩。2. 追肥培土同时埋肥、培土以不埋心叶为宜，然后在沟内灌水	氮肥（N）6～7kg/亩、钾肥（K₂O）1～2kg/亩、中耕培土，浇水1次	1. 寒露后培土，高度以至最上叶片出口处为宜。2. 寒露前后沟内撒施氮肥（N）3～4kg/亩、磷肥（P₂O₅）5～7kg/亩、钾肥（K₂O）2～4kg/亩，后播种小麦10～12kg/亩	1. 立冬前后大葱采收。2. 11月底到12月初灌冬水。灌水量控制在40～50m³/亩	拔节前后浇水施氮肥（N）6～7kg/亩	1. 一般6月5～15日收获。2. 小麦秸秆全部粉碎还田

4) 硝化抑制剂控制硝酸盐淋溶

硝化抑制剂的筛选：完成了包括氢醌、双氰胺、4-二甲基吡唑磷酸盐、腐殖酸钾等几种硝化抑制剂的室内试验，研究了其在不同的温度和湿度条件下对铵态氮肥和硝态氮肥的影响，分析了在降低氮素损失和降低地下水硝态氮污染负荷等环境保护方面的作用，并开展了田间试验。

硝化抑制剂的田间试验：比较了硝化抑制剂与尿素共同施用后，在不同的土壤水分、温度、湿度以及硝化抑制剂浓度下对铵态氮肥和硝态氮肥的影响，结果表明 3,4-二甲基吡唑磷酸盐（DMPP）是既实用又环保的硝化抑制剂，低浓度的 DMPP 对土壤硝化作用表现出很好的抑制效果，而腐殖酸钾可以增强 DMPP 的硝化抑制效果。但是室内试验要和田间试验相结合，才能确定硝化抑制剂是否在实际农业生产中有抑制效果，这样才能推广应用。

（3）垃圾与污水联合处理装置技术

该技术是一种农村生活垃圾与污水联合处理的方法，将垃圾池、畜禽舍、厕所、沼气池有机结合，将生产生活废弃物处理产生的渗滤液作为沼气池原料，解决了农村垃圾就地处理渗滤液污染以及臭味的问题，同时增加了农村户用沼气池发酵原料，可以部分解决农村沼气池原料不足的问题。由于仅仅是垃圾渗滤液入沼气池，从而避免了垃圾原料沼气发酵进出料难的问题，装置管理方便、不需专人值守。

（4）基于生物慢滤的集雨水源污染物去除技术

该技术主要利用滤料的物理过滤和生物降解作用（装置见图 3-26）进行水质净化。石英砂滤料的粒径为 0.15～0.3mm 或 0.3～0.9mm，滤料高度为 0.6～0.7m，滤速为 0.2m/h 时，生物慢滤水处理技术对农村微污染水源水中常见的超标污染物如微生物、氨氮、有机物及重金属等有很好的去除效果。

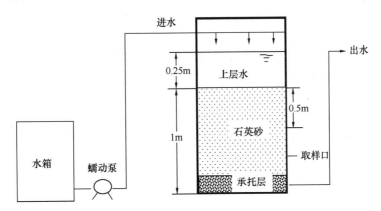

图 3-26　生物慢滤技术试验装置示意图

3.4.3　技术成果应用

1. 华北地区地下水硝酸盐污染特征调查

2009 年 11 月～2011 年 2 月，对北京市、山东省两个研究区地下水硝酸盐含量进行了系统调查，共完成 1893 个地下水野外样本的采集和测试分析，根据分析结果建立了北京市、山东省地下水硝酸盐含量数据集。

北京市 357 个样本中硝态氮平均含量 4.61mg/L，地下水质量达标的占 85.7%，超标的占 14.3%（表 3-3）。

北京市地下水硝态氮含量调查结果（mg/L）　　表 3-3

水质级别	含量区间	样本数量	平均含量	分布频率
优良	0～2	159	0.60	44.0
良好	2～5	89	3.24	24.9
达标	5～10	59	7.20	16.8
超标	10～20	40	13.51	11.2
严重超标	>20	11	27.49	3.1
合计		358	4.61	100.0

从区域分布结果来看，北京市地下水硝酸盐含量较高的地区主要分布在东北部农业种植强度相对较低的地区，硝态氮含量为 5～55mg/L，这主要是由于这些区域地下水埋深较浅，受农业措施影响程度高。而集约化种植强度高的区域，由于地下水埋深基本上都超过 200m，硝酸盐污染程度很轻，硝态氮含量一般低于 2.0mg/L。

山东省 2009 年调查的 548 眼水井硝态氮平均含量为 17.64mg/L，变异范围在 0.03～150.0mg/L；超过 20mg/L 的占 31.93%；取自饮用水井中的 263 个样本硝态氮平均含量为 17.19mg/L，超过世界卫生组织（WHO）饮用水硝态氮含量 11.3mg/L 的最大允许值。可见，山东省集约化农业种植区域地下水硝态盐污染状况是较为严重的。表 3-4 列出了山东地下水硝态氮含量范围。

山东省地下硝态氮含量范围　　表 3-4

单位：mL/L，%

水质级别	含量区间	样本数量	分布频率	平均含量（%）
优良	0～2	160	29.20	0.61
良好	2～5	59	10.77	3.50
达标	5～10	62	11.31	7.57
超标	10～20	92	16.79	15.02
严重超标	>20	175	31.93	42.91
合计	—	548	—	17.64

调查结果表明，地下水硝酸盐含量的高低与井的深度、种植结构、作物类型密切相关，同时受到区域性地下水资源量、径流与补给模数等影响。对山东省不同农业种植结构区域地下水硝酸盐采样点进行统计，统计结果列于表 3-5。由表可见，鲁东丘陵粮油薯烟果二熟少熟农作区、鲁中南山地粮油薯菜烟二熟少熟农作区、鲁西北黄河冲积平原粮棉菜一熟二熟农作区，区域单位面积氮肥纯量分别为 194.0、132.3、90.0kg/hm²，区域内地下水硝态氮平均含量为 33.2、18.0、5.5mg/L。不同农业种植结构的区域性差异，一方

面影响了氮肥投入量，另一方面也对氮源向地下水入渗产生影响，二者共同作用，导致不同种植区域地下水硝酸盐污染的很大的差别（图 3-27）。

一级农业种植结构分区地下水硝酸盐含量统计结果

表 3-5

单位：mg/L

区代码	样本数	平均含量	标准差	变异系数	范围	硝态氮含量频率（%）				
						0～2	2～5	5～10	10～20	＞20
I	201	18.0	16.94	0.94	0.05～99.9	11.0	12.9	16.9	27.4	31.8
II	149	33.2	29.26	0.88	0.05～161.0	3.4	7.4	7.4	17.5	64.4
III	198	5.5	13.44	2.42	0.03～134.0	67.2	11.1	8.6	5.7	7.6

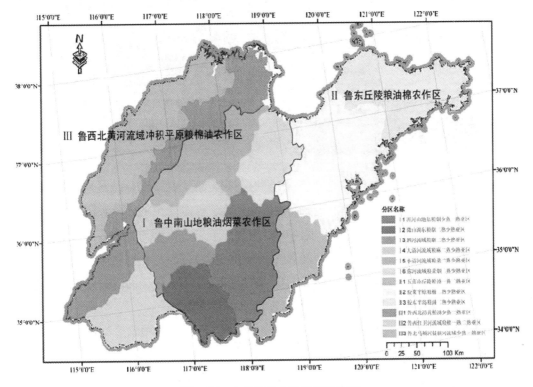

图 3-27　山东省农业种植结构分区

根据新一轮全国地下水资源评价项目成果（"中国地下水资源数据库系统"山东省部分），随着地下水资源补给模数由 21.41、17.74、7.06 万 m^3/（km^2·a）逐步降低，地下水硝酸盐含量由 5.25、18.94、34.21mg/L 逐步升高，趋势明显。

2. 华南村镇饮用水调查与污染溯源技术应用

于 2007—2009 年间，对惠州惠城区潼侨镇、潼湖镇、小金口镇、河源市大埔镇、东江流域河源古竹镇至博罗潼湖镇段、龙川、和平、连平、东源、河源、紫金、惠东、惠城、龙门、博罗、增城等 11 个区县市内的 72 个村镇，共分批次分析了 300 多个水样。

在河源地区调研的 46 个村镇中，22 个村镇饮用水主要来源于井水，20 个村镇的居民饮用水主要来源于山泉水，另有 3 个村镇的生活饮用水同时使用山泉水和井水，仅 1 个村

镇的居民使用管道供水。作为本地区居民生活饮用水源的山泉水和井水主要分布于水稻田和鱼塘周边，当地居民大多采用自行打井或自行安装管道直接取山泉水的方式取水。在惠州地区调查的 24 个村镇中，有 15 个村镇的居民生活饮用水主要来源于井水，5 个村镇的居民以当地山泉水为主要饮用水源，仅 4 个村镇的生活饮用水为管道供水。山泉水和井水水源地周边的环境主要为水稻田和山坡地，居民的取水方式与河源地区相同。增城两个村镇的居民均以井水作为主要饮用水来源，靠自行打井、手摇方式获取井水。总体上看，河源、惠州和增城地区的村镇居民主要以井水和山泉水作为生活饮用水来源，均没有安装水质净化设施，水源地周边环境相对较差（图 3-28）。

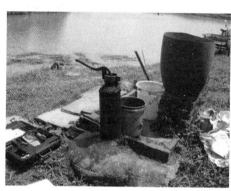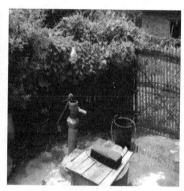

图 3-28 池塘边的手摇井

水质分析结果表明，细菌指标超标率为 100％，氨氮超标率为 50％以上，COD 也有部分超标。

分别采用 BOX-PCR、ERIC-PCR 和 PFGE 对广东惠州示范区不同环境样品分离得到的 22 株大肠杆菌进行基因分型，三种分型技术均证明了浅层井水和井边池塘中的大肠杆菌为同一株的克隆，表明井水可能是受到了池塘水的污染。

3. 养殖污染控制技术

以控制水源地猪粪水和池塘废水污染为核心的"猪—微生物发酵—鱼—植物沟"立体养殖污染控制技术和以农业废弃物为垫料的零污染排放生态养猪技术，分别在广东惠州和福建宁德进行示范应用，有效控制了养殖污染物排放，大幅度削减了氮磷、COD 负荷，改善了溪坝水源地水质，同时也促进了养殖业的健康发展，具有良好的社会效益（图 3-29）。

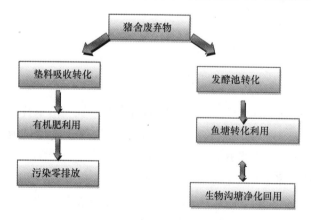

图 3-29 养殖污染控制思路

4. 基于硝酸盐源头阻控的农业种植技术

在山东章丘绣惠镇、枣园镇、宁家埠镇进行示范的关键技术主要包括平衡施肥技术、土壤 C/N 比调控技术、新型肥料应用技术与硝化抑制剂应用技术，示范面积达到 2200 余亩，周边辐射面积达到 12000 多亩。通过媒体宣传、技术培训等方式扩大了相关技术的推广规模，使化肥不合理投入现象明显减少，在降低农民化肥投入的同时，也降低了施肥对地下水的污染风险。

北京顺义示范基地示范的关键技术包括水肥一体化、氮肥削减集成技术、新型高效缓释肥料等，在木林镇贾山村建设 600 亩设施蔬菜水肥一体化技术示范区，在北务镇小珠宝村、仓上村、大孙各庄镇前陆马村等村进行水肥一体化技术示范，示范总面积达 6050 亩。结果表明，通过应用水肥一体化技术，示范区土壤硝酸盐含量可降低 25％～30％。2009 年秋茬，在小麦上依托测土配方施肥技术进行氮肥削减技术应用，共实施 7280 亩，通过技术应用推广，木林镇小麦平均节氮 2.56kg/亩，减少幅度为 20.6％，小麦产量与常年持平，全生育期共计节约氮肥 18636.8kg；果树上实施 800 亩，其中梨树 500 亩，苹果树 300 亩，可以减少示范区氮肥投入 15％；在木林镇木林村对夏玉米应用新型缓释肥（N：P：K＝20：10：10）500 亩，亩用量 30kg，玉米全生育期，不再追肥，全生育期可减少氮肥用量 17％。

示范面积 4.9km²；解决了 4500 多名村镇居民的安全饮水问题。

运行效果：地下饮用水水源地取水水质中硝酸盐氮削减 21.0％～35.3％。

5. 西南地区生活、养殖污染综合控制技术

针对西南农村地表水源易受生活及养殖污染的问题，提出综合治理、分步实施、逐步削减和修复的思路，研发出生活污水、养殖污水污染控制技术，并结合农业生产过程构建农村小型水源地污染物多级拦截技术。采用厌氧消化＋人工湿地组合工艺，在四川乐至县和重庆巴南区建设示范装置 27 处，覆盖示范农户 100 户以上。编写了生活污水净化沼气池运行管理规程，2014 年 6 月 1 日起作为农业部行业标准已经颁布。

针对规模养鸭场对水库水源的污染问题，建设了包括沼气池、植物篱、径流池、径流污染控制、湿地氧化塘、多级农田生态湿地和梯级人工湿地等多级处理措施的示范工程。通过各项工程的实施，示范水库污染状况明显改善，尤其是总氮、COD、耐热大肠菌群和总磷等以往的主要污染物得到不同程度的削减，项目实施前后示范水库 COD 降低 59.0％、总氮降低 55.2％（图 3-30）。

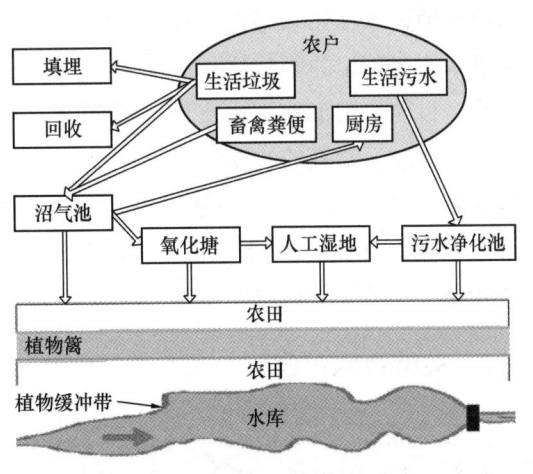

图 3-30　西南地区农村生活、
养殖污染综合控制思路

6. 基于生物慢滤的集雨水源污染物去除技术

依托甘肃省庆阳市西峰区温泉乡温什水厂机井工程，通过对温什水厂屋顶进行集流材料铺设、路面进行集雨面硬化后收集厂区雨水，雨水经过新建的旋流除砂器和人工生态廊

道预处理后进入水窖，窖水经泵抽提后进入粗滤池和慢滤池作深度处理，其处理后达标水进入清水池作为温什水厂机井工程的补充水源，以解决该地区作为黄土高原区的缺水问题。

建设地点：甘肃省庆阳市西峰区温什水厂。

建成时间：2010年5月。

工程规模：2.4m³/d。

针对会宁县200个示范农户集流面积不够和窖水未经处理直接饮用的现状，实施示范工程，主要工程内容：新建水窖（30m³/眼）、硬化场院（60m²/户）、配发集雨塑料薄膜（60m²/户），集成示范5种集雨水前处理技术以及5种水质净化技术。

建设地点：甘肃省会宁县柴家门乡柴家门村、翟家所乡张城堡村、会师镇南十里铺村、新添堡乡道口村。

建成时间：2010年12月。

工程规模：示范户数200户。

示范面积：10km²。

3.5 含铁锰、氨氮浅层地下水源污染物控制技术

3.5.1 技术需求

据统计，我国城镇供水地下水水厂数量约为水厂总数的37%，供水量约为总水量的17%，华北、西北和东北地下水供水人口占城市总供水人口的比例分别高达66%、65%和47%。地下水型水源地在我国北方城市供水，尤其是生活饮用水供水中具有重要意义，而傍河型地下水饮用水源地以其水量稳定在我国大部分地区的供水中普遍采用。但是，由于地下水所表现出的隐蔽性和系统复杂性，长期以来对其污染问题缺乏应有关注。水质分析表明，目前沈阳市地下水水源主要问题是锰、铁、氨氮、臭味超标，同时有机污染严重。一般情况下氨氮的浓度约为2～4mg/L，臭味为3级。另一个特征是存在高锰低铁的特殊现象。单井锰的浓度可达5～6mg/L，超标50～60倍，铁的浓度约为0.3～1.0mg/L。通过对沈阳市两大地下水源水GC/MS检测，分别检出有近百种有机物，主要为酚类、多环芳烃、有机氯化物、土臭素、酸酯类、石油添加剂等微量有毒有害污染物。

3.5.2 关键技术内容

1. 技术原理

本项技术属于集成性研究成果，其针对沈阳示范区受污染地下水，进行了主要污染物（三氮）迁移转化规律的研究，开发了沈阳市傍河型地下水水源地监测预报系统，同时对不同污染程度下的处理工艺进行比较，确定了以微污染含铁锰地下水耦合处理为主要生产工艺、渗透反应格栅进行地下水水体修复的技术路线。主要包含六项关键技术：

（1）"三氮"在地下水中迁移转化量化表征技术：通过研究区包气带水分运移规律的试验研究、研究区土样和水样实验分析以及氨氮微生物转化实验等，建立包气带——地下水中包含物理吸附、化学反应及微生物降解反应的三氮相互转化的数学模型，将各个反应转化过程耦合起来，更加合理地表征三氮在地下水中迁移转化规律。

（2）"三氮"在地下水中迁移转化三维模拟技术：针对研究区水文地质特征、地表水与地下水及不同含水层之间氨氮浓度的差别，在野外水文地质调查分析及试验研究的基础上，采用 GMS 软件建立研究区地下水中三氮的三维迁移转化模型。将微生物参与的硝化、反硝化反应与迁移转化方程进行耦合，而不再仅仅进行某一因子模拟，将运移过程中生物参与的硝化、反硝化过程体现出来，使地下水中三氮迁移转化模拟结果更加合理。

（3）M-PRBs 复合介质复配技术：该技术实现了物理、化学和生物等多种去除机理的耦合，这些机理彼此协同，相互促进，通过介质筛选和复配形成复合介质的渗透反应格栅。

（4）M-PRBs 的地下构建技术：涉及依据地下水的流速和水文地质参数（如渗透系数、水力坡度、孔隙度等），提出 M-PRBs 的适用范围与条件，同时针对地下水中 NH_4-N 初始浓度及出水浓度要求并结合实验结果，确认水力停留时间（HRT）和半衰期，进而设计 M-PRBs 的尺寸（包括厚度、长度和深度等）和工艺流程。

（5）微污染含铁锰地下水的优势菌群的筛选、纯化：通过筛选、培养得到 5 株降解铁锰菌种、3 株降解氨氮菌种、5 株降解有机物菌种，经过反复驯化，在不同条件下，按不同比例进行复配，得到可同步去除铁锰、氨氮、有机物的高效复合优势菌剂。

（6）微污染含铁锰地下水耦合工艺与系统优化集成技术：采用复配优势菌剂接种、培养，使同层滤料中铁锰菌、硝化菌、异养菌协同共生，具有同时去除水中铁锰、氨氮和有机物的机制，优化了设计运行参数，实现了微污染含铁锰地下水处理的工程化应用。

2. 技术组成

该项技术成果主要由地下水特征污染物迁移规律与三维模拟、复合介质渗透反应格栅的地下水水体修复、微污染含铁锰地下水净化机制与技术三部分内容构成。

首先，以沈阳市李官水源区为例建立了傍河地下水水源区特定水文地质条件、地表污染源分布特征与地下水污染特征的地下水污染风险评价九参数指标体系。根据评价体系得出，"三氮"为该区域的主要污染物质，对其开展室内外"三氮"迁移转化物理模拟试验，并建立李官水源区污染源、地下水饮用水源信息、研究区三维地质结构等三个数据库，且开发了"沈阳市傍河型地下水水源地监测预报系统"以及"沈阳市傍河型地下水水源地信息管理软件系统"。

其次，针对沈阳市地下饮用水中氨氮（NH_4-N）和天然有机物（NOM）微污染特征，开展"复合介质渗透反应格栅的地下水体修复技术"的研究工作，利用沸石作为去除污染物的吸附剂，在释氧材料持续供氧条件下，实现对地下水的修复，在水源井取水区域内对地下水中微污染物质进行有效降解，使得水源井取水区域水质明显好转。通过介质的筛选和复配，达到了沸石吸附与生物硝化联合去除地下水氨氮的目的，解决了沸石吸附饱和失效、沸石生物再生、以及污染地下水的生物修复受制于溶解氧等关键问题，形成了地下水中氨氮控制与阻断关键技术，保证了介质的长期有效性和饮用水的安全性，使示范区地下水水质明显好转，对地下水原位污染修复提供了理论指导以及对饮用水安全保障提供了技术支撑。

最后，针对沈阳地区地下水高锰低铁、氨氮及有机微污染的水质问题，开展了"微污染含铁锰地下水净化机制与技术"研究，利用现代生物学原理，通过菌种筛选、驯化、复配，建立了以同步除铁锰、氨氮优势复合菌群为核心的微污染高锰低铁地下水耦合技术。利用生物固定化技术，通过固定化条件与固定化工艺参数优化，将同步除铁锰、氨氮优势混合菌群固定于普通过滤工艺滤料表面，并通过与曝气氧化工艺集成，建立"预氧化—生物—过滤"微污染含铁锰地下水耦合工艺，针对不同地下水水质特点开展系统工艺优化研究，分别确立了适用于低铁、高锰含氨氮条件下的"跌水曝气—生物强化过滤"集成处理工艺以及适用于高复合污染条件下的"臭氧氧化—生物强化过滤"集成处理工艺。

3. 相关知识产权

围绕该项技术成果，共取得 6 项专利及 2 个软件著作权登记：

一种氧化环境地下水中生物除氧脱氮方法及装置（发明，申请号 201110435146.5）；

一种地下水中甲基叔丁基醚的生物降解方法（发明，授权号 ZL201010102049.X）；

一种可再生的渗透反应格栅（发明，申请号 201210356712.8）；

一种氧化环境地下水中生物除氧脱氮装置（实用新型，授权号 ZL201120543534.0）；

一种可同步处理地下水中铁锰、氨氮的微生物复合菌剂及制备方法（发明，申请号 201210438008.7）；

一种用于生物增强水处理系统的特异性有机物降解复合菌剂制备及应用方法（发明，申请号 201110322523.4）；

软件 1：沈阳市傍河型地下水水源地监测预报系统（登记号 2012SR049133）；

软件 2：沈阳市傍河型地下水水源地信息管理软件系统（登记号 2012SR059762）。

3.5.3　技术成果应用

围绕该项技术，总共完成了三项示范工程。

1. 地下水源污染优化监测与预报系统

本系统是一个综合考虑水文地质条件，地表水—地下水交互特点，结合数学模型和现代信息管理技术，对傍河型地下水水源地水质进行监测预报的决策支持系统。

2. M-PRBs 技术

本示范工程为国内第一个针对傍河型深层地下水并采用复合介质的 M-PRBs 工程实例。经专家鉴定，示范工程涉及的介质复配技术和 PRB 构建技术已经达到了国际先进水平。

3. 沈阳市受污染含铁锰地下水净化机制与技术

通过在滤池中接种筛选出来的复配菌种，有效实现了对原水中铁、锰、氨氮的同步降解。

　　如图 3-31 所示，在理想状态下，通过水质监测系统对水质状况进行实时监测，当发现主要污染物浓度超过限值时，地下水首先要经过渗透反应格栅，氨氮含量经过削减后进入地下水耦合处理工艺系统；当主要污染物浓度较低时，地下水直接进入耦合处理工艺系统。在实现污染物控制的同时，通过合理分配有效降低了处理成本。

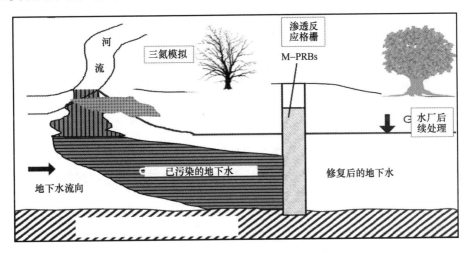

图 3-31　受污染含铁锰地下水净化机制与技术

第4章 原水预处理和常规强化技术

4.1 氨氮污染原水高速曝气生物滤池预处理技术

4.1.1 技术需求

我国南方部分地区地表水源存在季节性高氨氮和高有机物污染问题，影响水质稳定达标。南方常年水温较高，适宜微生物生长，因此，利用生物滤池进行预处理是一种经济、有效的方法。

4.1.2 关键技术内容

1. 技术原理

采用大颗粒多孔球形轻质陶粒作为生物填料，生物膜形成容易，可构建高滤速（可达16m/h）曝气生物滤池，对水中氨氮进行高效硝化，保障出水水质达标。

2. 技术工艺

高速曝气生物滤池的水流方向为升流式，水的滤速试验中为16～25m/h，考虑到枯水期水源中氨氮浓度会有上升到4mg/L的可能，推荐按16m/h的滤速运行。滤料分为上下两层，下层粒径8～12mm，厚度为1.2m，上层粒径5～8mm，厚度为2.5m，合计为3.7m。滤料下部设有曝气管，气水比为0.5。滤层的过滤水头损失为0.7～0.9m（16～25m/h滤速），24h过滤水头损失增加量及反冲洗前后水头损失减少量均小于10cm。冲洗排水直接进入后续混凝沉淀工序，不需单独处理。

当原水氨氮为0.88～1.06mg/L时，在滤速为20～22m/h、气水比为0.5的条件下，出水氨氮平均值为0.27mg/L，氨氮去除率为69.1%～74.3%。当原水氨氮平均浓度为3.57mg/L时，在滤速为16m/h、气水比为0.5的条件下，出水氨氮平均值为0.31mg/L，氨氮平均去除率为91.3%。同时，出水亚硝酸盐氮含量低于0.1mg/L，没有出现亚硝酸盐的积累。

此外，高速曝气生物滤池对有机物有一定的去除效果。当原水 COD_{Mn} 平均为2.30mg/L时，出水 COD_{Mn} 平均为1.53～1.86mg/L，COD_{Mn} 平均去除率为19.7%～33.3%。值得指出的是，高速给水曝气生物滤池对原水颗粒物截留率不高，在原水浊度低于30NTU时，浊度平均去除率接近30%。低的浊度截留率导致滤池滤头损失小。

值得注意的是，生物曝气滤池去除氨氮受温度影响很大。在冬季温度长期低于5℃的地方，硝化细菌活性很低，在应用时需谨慎。

3. 相关知识产权

该技术为自主研发，获国家发明专利 1 项：曝气生物活性炭滤池及应用其净化给水的方法（ZL200910193564.0）。

4.1.3　技术成果应用

该技术应用于广州新塘水厂 73.5 万 m^3/d 示范工程。工程于 2010 年 10 月投产。示范工程运行期间，原水水温为 10.0～33.4℃，pH 值为 6.50～7.16。高速曝气生物滤池对主要水质指标的去除效果如下：氨氮平均去除率 83.3%，COD_{Mn} 平均去除率 15%（原水平均 COD_{Mn} 为 2.0mg/L），锰和铁平均去除率分别高达 90.7% 和 97.4%。高速曝气生物滤池单位工程投资约 120 元/($m^3 \cdot$ 水)，单位处理成本(含折旧费)约 0.024 元/(m^3 水)，不含折旧费约 0.011 元/(m^3 水)，滤池单位占地约 60 m^2/(万 $m^3 \cdot$ 水)（图 4-1）。

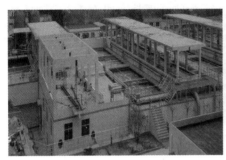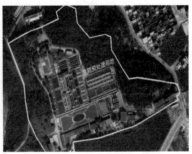

图 4-1　广州市新塘水厂生物预处理工程

4.2　高藻和高氨氮原水预氧化—曝气生物滤池预处理技术

4.2.1　技术需求

太湖水高藻期长，藻在生长过程中会代谢产生各种藻源有机物，是含氮消毒副产物等各类消毒副产物的重要前驱体。同时，太湖原水有机物和氨氮浓度高。针对这类原水需要开发出一种有效的预处理技术，确保后续处理工艺的稳定、高效。

4.2.2　关键技术内容

1. 基本原理

臭氧预氧化对于藻的杀灭效果明显，而且在一定臭氧剂量下还可以对高分子藻类代谢物进行分解。将臭氧预氧化与曝气生物滤池结合，在除藻的同时，将藻类释放的各种胞内物、臭氧氧化分解后的藻类代谢物以及氨氮进行有效的生物转化，有效控制消毒副产物的前驱体。

2. 关键技术

臭氧预氧化技术：在臭氧投加量为 0.5～1.0mg/L 的条件下，臭氧可以有效杀藻。实验证明，臭氧不仅可以杀灭蓝藻，对于外壳比较坚实的硅藻也有很好的杀灭效果。投加 0.5mg/L 的臭氧进行预氧化，就可以有效解决春季硅藻堵塞砂滤池的问题。同时，臭氧对于大分子藻类代谢产物也有较好的氧化作用，使其成为可生物降解的有机小分子化合物。

生物预处理技术：利用悬浮生物填料，在水力停留时间为 2h、气水比为 0.5 的条件下，可以实现有效的氨氮转化，氨氮转化率平均为 70% 以上，只有在冬季气温最低的 1 个月时间里，氨氮转化率只有 20% 多。

4.2.3 技术成果应用

臭氧预氧化—曝气生物滤池组合预处理技术已应用于无锡南泉水源厂的原水预处理（80 万 m³/d）。示范工程运行效果表明，该组合预处理技术可有效控制太湖水源中的氨氮、藻类、有机物、藻毒素以及部分臭味。氨氮平均去除率为 71.4%±26.9%，最高去除率达到 99.1%。

4.3 高藻和低温低浊原水强化常规处理技术

4.3.1 技术需求

目前，多数水厂对混凝后絮体的分离采用平流沉淀池或斜管沉淀池，当原水出现低温低浊或高藻时，这类沉淀池存在以下问题：a. 低温低浊或高藻水沉淀效果不好，加重滤池负荷；b. 斜管沉淀池的斜管内部容易积泥，造成摇蚊大量孳生，产生卫生问题。因此，对于水源水频繁出现低温低浊或高藻现象时，需要对传统的沉淀池加以改进，以提升浊度去除效果，降低对滤池的负荷。

4.3.2 关键技术内容

1. 季节性水质波动的沉淀/气浮强化去除技术

气浮池作为一种固液分离装置，与传统沉淀池相比在低浊水和藻类去除方面具有一定的优势。但其运行成本较高、操作要求也比较复杂。因此，把传统沉淀池改为既可用作沉淀又可用作气浮的浮沉池，在一般的水质条件下，启用沉淀池功能；当水源水出现低温低浊或高藻现象时，启用气浮池功能。

开发出侧向流斜板新型的气浮—沉淀固液分离装置，该装置可实现气浮、沉淀的灵活切换。当原水出现低温低浊、高藻等水质条件时，启用气浮工艺，确保良好的水质处理效果；当原水浊度较高，气浮工艺无法运行时，用沉淀工艺保证出水效果。该气浮池可在原有水厂沉淀池上进行改造。一般情况下以沉淀为主、气浮为辅，发挥沉淀和气浮各自的优点，与单一的沉淀或气浮工艺相比，其对不同的原水水质具有较强的适应性（图 4-2）。

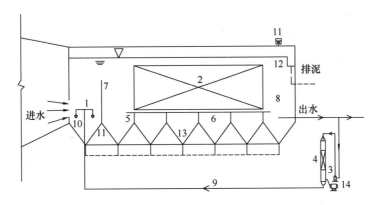

图 4-2　侧向流斜板浮沉池平面示意图

1—接触室；2—斜板区；3—回流水泵；4—溶气罐；5—阻流墙；6—斜板托架；

7—前稳流区；8—后稳流区；9—溶气水管；10—释放器；11—刮渣机；

12—排渣机；13—排泥设施；14—空压机

相关知识产权：

申请国家发明专利 2 项：一种多功能水处理器（201010126330.7）和一种斜管浮沉池净水系统（ZL201120017598.7）。

2. 高藻和低温低浊原水强化混凝技术

针对常规聚合氯化铝混凝剂对高藻水和低温低浊水处理效果不佳的问题，根据不同水质与混凝剂的反应特性分别进行混凝剂系列的开发和优选，确定了春秋季使用聚合氯化铝铁（PFAC），夏季高藻期使用 PFAC 与有机高分子复配提升除藻效果，冬季使用聚合铝硅混凝剂强化絮体沉降过程的混凝剂应用策略，并开发、优选出相应的混凝剂。

夏季高藻期采用聚合氯化铝铁与聚二甲基二烯丙基氯化铵的均聚物复合混凝剂（PFAC-PDMDAAC），复合比例为（Al＋Fe）/PDMDAAC＝4∶1～10∶1，投药量范围为 3～9mg/L；冬季低温低浊期采用聚合铝硅或聚合铝铁硅混凝剂（PASiC 或 PFASiC），复合比例为 Si/Al＝0.05，投药量范围为 6～12mg/L；春秋季采用聚合氯化铝铁（PFAC），碱化度 B＝1.0，Al/Fe＝7∶1，投药量范围为 12～14mg/L。

通过针对不同季节水质特征进行混凝剂的优化，显著提升了混凝沉淀过程对浊度、COD_{Mn} 的去除，有效降低了混凝剂的使用量，解决了出厂水残余铝和三卤甲烷超标风险，减少了水厂运行成本。

相关知识产权：

获得 1 项发明专利：二甲基二烯丙基氯化铵复合改性硅铁混凝剂及其制备方法（200910014587.0）国家专利。

4.3.3　技术成果应用

1. 季节性水质波动的沉淀/气浮强化去除技术

济南玉清水厂建于 2002 年，设计规模 40 万 m³/d，水源来自玉清湖引黄水库，原水浊度常年平均为10NTU以下，尤其在冬季浊度基本都在2NTU以下，呈现低温低浊的特点；夏季藻的问题比较突出，叶绿素a值可高达$20\mu g/L$以上，而且存在由藻类产生的臭味问题。净水处理工艺包括静态混合、折板反应、平流沉淀、石英砂过滤等基本单元，消毒采用液氯，难以适应原水水质的季节性变化，主要表现为平流池沉淀效果不稳定，藻类去除率低且在沉淀池中二次生长等（图4-3）。

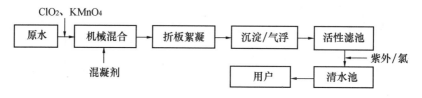

图4-3 玉清水厂示范工程工艺流程

示范工程将原有工艺改造为由预加药处理、机械混合、折板反应、沉淀/气浮组成的强化常规工艺，改造规模为10万 m^3/d，强化藻类和浊度去除，同时将砂滤池改为活性炭滤池以强化对臭味的去除能力，并将液氯消毒改为紫外/氯联合消毒以强化消毒效果、降低消毒副产物生成。沉淀池水力停留时间为1.6h，气浮接触时间为122.5s，气水分离区表面负荷为3.54mm/s；活性炭使用12×40煤质颗粒活性炭，填充高度为800mm，砾石承托层高度为400mm。

截至目前已累积稳定运行3年。示范工程运行结果表明，出厂水浊度平均值由改造前的0.46NTU降至0.23NTU，COD_{Mn}平均去除率由改造前的30%以下上升为40.4%，藻类平均去除效率由改造前的72%提升为改造后的95%。同时，水厂工艺改造后可有效削减臭味、消毒副产物，提高出厂水生物安全性（图4-4）。

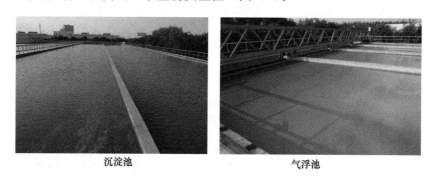

图4-4 济南玉清水厂处理沉淀/气浮强化去除技术示范工程

2. 高藻和低温低浊原水强化混凝技术

胜利油田耿井水厂于1991年建成投产，以耿井引黄水库为水源，供水能力20万 m^3/d，是东营市中心城供水的主力水厂。耿井水库由于蓄水浅，氮磷偏高，水体富营养化严重，藻类大量繁殖，耗氧量指标升高。原工艺采用立管混合—脉冲澄清池—双阀滤池工艺，混凝澄清效果不好，澄清池出水浊度≥3NTU，滤池滤料板结，过滤效果差，反冲洗洗净度低，出厂水浊度、耗氧量和三卤甲烷总量等多项常规指标值较高。

耿井水厂示范工程将原有的钟罩式脉冲澄清池＋双阀滤池升级改造为高锰酸钾复合药剂预氧化—机械混合—折板反应—斜管沉淀—助滤—石英砂滤池—氯消毒工艺（图 4-5），将立管混合改为机械混合，脉冲澄清池改造为斜管沉淀池，双阀滤池改造为 V 形滤池，增设高锰酸钾复合药剂预氧化、复合混凝剂强化和助滤，2010 年建成通水。

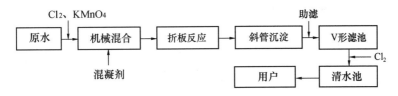

图 4-5　耿井水厂常规工艺改造示范工程流程图

数据表明，示范工程改造后工艺可提高有机物去除率，降低沉淀后水浊度，出厂水浊度由原工艺的 0.4NTU 降为 0.19NTU，降幅达 52％，出厂水耗氧量为 1.7mg/L，相比改造前耗氧量降低近 8％，三卤甲烷总量较改造前降低了 30％以上。

4.4　冲击性污染原水强化处理技术

4.4.1　技术需求

淮河经过多年治理，水污染状况已经得到较大改观。但沿岸城市内河在暴雨等条件下污染团下泄情况时有发生，导致河流水源出现冲击性污染，水源水中有机物、氨氮、臭味等指标出现浓度明显增加的情况。沿岸城市目前使用的常规制水工艺很难适应这类水源水质特征，迫切需要进行升级改造，提升水厂应对水源冲击式污染的能力。与此同时，在雨洪期，储存在城市内河的污染物集中排放，导致水源出现一时性的高氨氮以及由还原性比较强的硫醚硫醇类物质产生的臭味，水厂常规工艺难以应对，亟须开发针对性的技术措施予以应对。

4.4.2　关键技术内容

1. 冲击性污染水源处理的沸石吸附—沉淀气浮耦合技术

混凝沉淀可有效去除水中浊度，但对挥发性臭味物质和小分子有机物去除效率低；气浮单元则对水中难沉降微小颗粒如藻类、挥发性有机物等有良好的去除作用，但应对高浊度原水能力弱。因此，针对下泄污染团以还原性有机物、有机性颗粒物、氨氮和藻类为主的情况，提出以改性沸石粉投加强化氨氮去除能力，将平流沉淀池后三分之一部分改造为气浮池，提升水厂应对水源浊度急剧变化的能力，强化对还原性有机物、有机性颗粒物和藻类的去除效果。同时，水源中的臭味也是以还原性、挥发性有机物为主，因此，气浮对于臭味也有一定的强化去除效果。

（1）关键技术

平流沉淀池改造为斜板沉淀—气浮耦合系统，解决传统平流沉淀池处理效率低、存在短流和异重流等问题，提高固液分离阶段对水中悬浮物、有机物、藻类、臭味等污染物的去除效率，提升系统应对水源水质剧烈变化的能力，同时，气浮预充氧过程对后续生物单元也有积极作用。此外，针对原水同时出现氨氮上升的问题，投加 200 目改性沸石粉（80～200mg/L 投量）强化氨氮的去除。

（2）技术工艺

工艺流程为："原水—吸附剂投加—混凝—斜板沉淀（改造后）—气浮（改造后）—过滤—消毒"。其中，斜板沉淀段主要承担水中较大颗粒物的去除功能，而气浮段主要承担水中难沉降小颗粒、挥发性有机物等污染物的去除功能。

中试研究结果表明，沉淀气浮耦合技术对 COD_{Mn} 的平均去除率达到 35.8％，对氨氮的平均去除率达到 51.5％，对浊度的平均去除率达到 94.0％，对突发性臭味污染有良好的去除作用。同时，冬季低温高氨氮时期，投加沸石粉（80～200mg/L），可进一步提高工艺单元对氨氮的去除率 10％以上。

相关知识产权：

获得国家发明专利 2 项：微污染水源三级联用净水方法及所用的沉淀装置（ZL201010222365）、侧旋流排泥的斜板沉淀池（ZL200910072141）。

2. 排洪期水源污染的预氧化—纯氧曝气技术

针对还原性比较强的硫醚硫醇类臭味物质，可以使用高锰酸钾预氧化进行有效去除；针对一时性高氨氮问题，可以将砂滤池改为适宜生物膜生长的无烟煤滤池，并通过纯氧曝气增加滤池进水的溶氧浓度，通过生物氧化进行应对。

关键技术

还原性臭味控制技术：研究表明，高锰酸钾预氧化，能够有效去除甲硫醇、乙硫醇、甲硫醚、二甲二硫醚和二甲三硫醚等臭味物质。当进水硫醇硫醚类致臭物质浓度为 $200\mu g/L$ 时，在 $KMnO_4$ 投加量为 1～2mg/L、反应时间为 10～20min 的条件下，臭味可以得到有效去除。同时，采用 $KMnO_4$ 预氧化处理，还能提高混凝沉淀单元对原水中携带的有机物的去除效果，COD_{Mn} 去除率可达 45％～60％。值得注意的是，高锰酸钾投加量要适宜，过多投加会导致高锰酸钾残留，出厂水出现高锰酸钾的红色。此外，当水源水中存在二甲基异莰醇或土臭素时，还可以在预氧化后投加粉末活性炭。但要注意投加顺序和时间间隔，防止投加的高锰酸钾还没有开始反应就被活性炭分解。

高氨氮生物去除技术：与石英砂相比，无烟煤颗粒具有更加适宜生物膜生长的粗糙表面。将传统的砂滤池改为无烟煤滤池，并对沉后水进行微孔纯氧曝气，可以在不扰动滤床的条件下为硝化提供充足的溶解氧，防止亚硝酸盐的产生。纯氧曝气可采用旋转水力曝气器或微纳米气泡等方式，水中溶解氧浓度能够达到 20mg/L 以上。滤速 8m/h 以下，即可对高达 6mg/L 的高氨氮原水进行过滤。滤料使用颗粒活性炭也可以达到同样的效果。

相关知识产权：

申请发明专利 3 项：一种用于水处理的微细化粉末活性炭及其制备方法

（ZL200910218811.8），一种用于去除水中臭味物质或重金属离子的竹炭及其制备方法（ZL201010244563.7），一种去除饮用水中高浓度氨氮的方法以及系统（ZL201010572559.3）。

4.4.3　技术成果应用

1. 冲击性污染水源处理的沸石吸附—沉淀气浮耦合技术

技术用于淮南市第一水厂 2 万 m³/d 规模的水厂改造。该水厂原水夏季悬浮物浓度高，水质波动大，原有沉淀池是传统平流沉淀池，对水中浊质去除效率较稳定，但对冬季低浊期偶发的含藻水，原水中臭味物质、有机物等污染物去除效果不佳，对突发性污染没有缓冲能力。因此，对原有平流沉淀池进行改造，在沉淀池中段区域内设置斜板，将沉淀池后端 1/3 长度部分改造成气浮区，前端和中间设置导流区，充分发挥沉淀和气浮各自的特点。在不增加占地面积和运行成本的情况下，提高处理工艺对浊度、有机物、藻类、臭味物质的去除效率（图 4-6）。

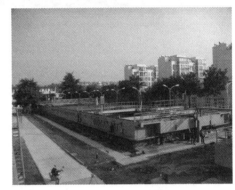

图 4-6　淮南市第一水厂沸石吸附—混凝沉淀—气浮耦合应用工程

示范工程运行结果显示，当原水中氨氮＜1.5mg/L，高锰酸盐指数＜5mg/L 时，示范工程中的强化常规处理工艺（气浮池出水）对氨氮去除率为 47.8%，对高锰酸盐指数去除率为 31.5%。水厂改造前，制水成本（仅电耗）约为 0.5 元/t 水，改造后，增加成本（仅电耗）约 0.03 元/t 水，生产成本增幅不大，但水质改善显著。沉淀/气浮串联耦合工艺充分发挥了沉淀和溶气气浮单个工艺各自的优势，在水源水质季节性变化的前提下，可以提高出水水质的稳定性，保障出水水质的安全性。

2. 排洪期水源污染的预氧化—纯氧曝气技术

相关技术在东莞市第二水厂进行技术集成和示范应用。其中，高锰酸钾和粉末活性炭强预处理应用规模为 18 万 m³/d，纯氧曝气—无烟煤过滤应用规模为 1 万 m³/d。高锰酸钾投加能力最大 1.0mg/L，粉末活性炭投加能力最大 30mg/L，滤池滤速 8m/h，2 格 6m×4.3m，滤池高度 5.3m，单格面积 26m²（图 4-7）。

东莞市第二水厂示范工程于 2012 年 7 月 30 日投入运行，示范工程运行条件如下：聚合氯化铝投加量 1.1mg/L（以 Al_2O_3 计），粉末活性炭 10mg/L，高锰酸钾 0.3mg/L，氧气纯度 95%。结果表明，活性无烟煤过滤对于浊度去除是稳定的，出水浊度为 0.2 左右，与传统石英砂过滤效果类似；活性无烟煤进行生物挂膜需要 3 周左右时间；在氨氮浓度比较低的情况下，活性无烟煤过滤和石英砂过滤都能够去除氨氮和亚硝酸盐氮，将其转化为硝酸盐氮；活性无烟煤过滤对有机物的去除效果明显优于传统的石英砂过滤；纯氧曝气能够大幅度提高水溶解氧浓度，满足去除高浓度氨氮需求；集成对臭味物质去除效果明显，去除率大于 98%。

　　高锰酸钾和粉末活性炭预处理综合运行成本小于 0.1 元。纯氧曝气和活性无烟煤过滤
联用技术综合运行成本小于 0.1 元。

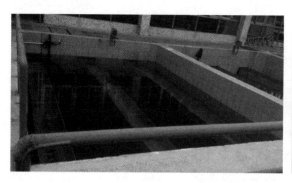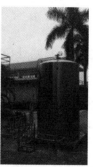

图 4-7　高锰酸钾和粉末活性炭预处理强化处理
东莞市第二水厂生产性示范工程

第5章　深度处理工艺优化调控技术

5.1　重污染原水两级臭氧活性炭深度处理技术

5.1.1　技术需求

太湖流域河网地区，河网交织、地势平坦，河水流速缓慢，过境流量大（75%的水量为过境水），水源水质常年处在Ⅳ类到劣Ⅴ类，氨氮和有机物污染严重。例如，嘉兴市等原水 COD_{Mn} 大部分时间在 $5\sim8mg/L$ 甚至更高的水平，常规的臭氧—活性炭深度处理难以完全保证水质。对于这类水源，有必要建立两级臭氧—活性炭深度处理技术，以确保饮用水水质安全。

5.1.2　关键技术内容

1. 基本原理

臭氧作为一种强氧化剂，能够与水中很多有机物进行反应，但这种反应并不彻底，只是把一些大分子有机物转化为各种醛酮和有机酸类小分子，这些小分子有机物具有很好的生物降解性，可以被后续的活性炭床上的生物膜彻底降解。这就是传统的臭氧活性炭工艺在水厂的工作原理。但是，当原水中有机物含量很高时，很难简单地通过提高臭氧投加量的方式来提高有机物的去除能力。因为，当臭氧投加量达到一定水平后，增加的那部分臭氧会同臭氧反应产物进行反应，导致臭氧的无谓消耗。因此，对于重污染水源，建立臭氧活性炭串联工艺，利用前一级的活性炭滤床将第一级臭氧氧化产生的有机小分子去除后再进行臭氧氧化，可以提高臭氧的反应效率。

2. 技术工艺

在嘉兴平湖，针对 COD_{Mn} 高于 $8mg/L$ 的水源水，采用"生物（化学）预处理→混凝沉淀→砂滤→一级臭氧生物活性炭→二级臭氧生物活性炭"工艺，使得出水 COD_{Mn} 始终低于 $3mg/L$，如图 5-1 所示。

5.1.3　技术成果应用

两级臭氧活性炭深度处理工艺应用于平湖古横桥水厂三期工程。该工程位于嘉兴平湖，其工程规模为 4.5 万 m^3/d，主体工艺流程为：悬浮填料生物接触预氧化＋活性炭强化斜管高效澄清＋均粒滤料过滤＋两级臭氧活性炭＋氯消毒。总投资约 7900 万元，2011

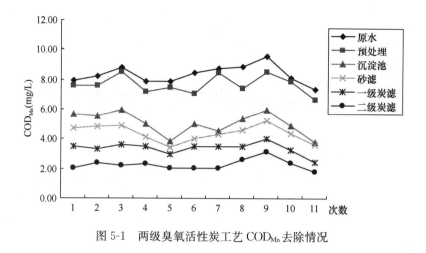

图 5-1　两级臭氧活性炭工艺 COD_{Mn} 去除情况

年 6 月建成。通过两级臭氧活性炭深度处理工艺结合生物预处理、活性炭澄清池等其他措施，该示范工程成功地将 COD_{Mn} 从进水的 13.2mg/L 降低到 1.5mg/L 以下，对于其他水源污染严重的水厂很有借鉴意义。

5.2　向上流微膨胀床强化深度处理技术

5.2.1　技术需求

目前，国内外常用的臭氧活性炭深度处理工艺一般接在砂滤后面，活性炭滤池采用下向流方式。这样做的好处是，常规处理和深度处理各自分工明确，运行维护简单。但是，活性炭床富集了大量以臭氧氧化生成的小分子有机物为底物的细菌，为各种捕食细菌的微型动物提供了良好的栖息地。因为活性炭滤床出水直接进入清水池，使得滤床中滋生的微型动物很容易进入供水系统。把砂滤单元移到炭滤池后面可以为防控微型动物提供一道有效的屏障，但此时如果活性炭滤床继续采用下向流方式，则炭滤池因为接纳浊度较高的沉淀池出水不得不进行频繁的反冲洗，从而影响活性炭床的正常生物降解功能，同时还会导致活性炭寿命的缩短。因此，必须改变传统的活性炭滤床的过滤方式，降低水中颗粒物对活性炭滤床生物功能的影响。

5.2.2　关键技术内容

1. 基本原理

采用活性炭滤床上向流进水方式，可以减少滤床对颗粒物的拦截，大幅降低活性炭滤床的反冲洗周期，使得活性炭滤床主要承担生物降解功能，而让后置的砂滤池主要承担颗粒物拦截功能。因此，上向流微膨胀活性炭滤床与后置的砂滤池的结合，可以在保证较好的深度处理去除有机污染物效果的同时，有效控制微型动物的穿透，保障生物安全。

2. 技术工艺

通过对 7 种不同粒径活性炭的比选，确定了 20×50 目压块破碎炭作为上向流微膨胀活性炭滤床的滤料。研究表明，在水温为 10～28℃的条件下，当滤速为 10m/s 时，20×50 目压块破碎炭膨胀率约为 10%。同时，滤层水头损失只有 0.4m 左右，在 30d 内能保持稳定，无需反冲洗。由于上向流活性炭池的水头损失很小，出水可以不经提升直接进入砂滤池，减少了一级水力提升的动力消耗。研究中还发现，与下向流活性炭运行方式相比，上向流活性炭滤床对有机物的去除效果可提高大约 10%。需要指出的是，活性炭滤床膨胀率不宜过高，应控制在 10% 左右，使活性炭处于微膨胀状态，在保证传质效果的同时降低活性炭的磨损。

5.2.3　技术成果应用

上向流微膨胀活性炭滤床与后置砂滤池组合技术分别在鹊华水厂 20 万 m^3/d 臭氧活性炭改造示范工程、嘉兴贯泾港水厂 15 万 m^3/d 臭氧活性炭改造示范工程中得到示范应用，为出水水质的生物安全性提供了保障。

5.3　臭氧活性炭深度处理工艺微型动物防控技术

5.3.1　技术需求

臭氧活性炭深度处理工艺是解决水源污染、全面提高饮用水水质的一项重要技术，但活性炭床上的生物膜为各类微型动物生长提供了适宜的条件。常规消毒工艺条件无法杀灭微型动物，活性炭床内过量孳生的微型动物逐步迁移到出厂水中，不仅引起消费者感官上的不快，这些微型动物还有可能成为致病微生物载体导致潜在的健康风险。因此，生物活性炭床上的微型动物防控是深度处理工艺推广上的一个必须破解的难题。

5.3.2　关键技术内容

通过对深圳水源常见微型动物生活习性的长期研究，发现了微型动物控制的工艺关键点，提出了包括原水微型动物氯、臭氧交替预氧化灭活、混凝过程强化去除、砂滤池和炭滤池微型动物冲击式灭活、炭池微型动物砂垫层拦截、炭池出水微型动物物理拦截等技术措施，形成了臭氧活性炭工艺全流程微型动物防控多级屏障技术。

5.3.3　技术成果应用

梅林水厂是目前深圳市供水规模最大的一座水厂，生产规模为 60 万 t/d，于 1994、1996 年分别完成第一、二期工程的建设，以常规处理工艺向福田区的市民提供饮用水。2005 年 6 月 30 日，梅林水厂进行升级改造，臭氧—活性炭深度处理工艺正式投入运行。2010 年 3 月，臭氧活性炭工艺全流程微型动物防控多级屏障技术在梅林水厂进行应用示范,示范技术的主要内容如图 5-2 所示,包括技术改造、工艺调整和运行管理改善等多种手段。连续监测结果显示,示范工程出水中微型动物密度小于 1 个/100L,与工程改造前相比显著降低,而运行成本没有明显增加。研究开发出的新型灭活药剂、保障性物理拦截技术具有良好效果,可在臭氧活性炭深度处理水厂进行推广应用。

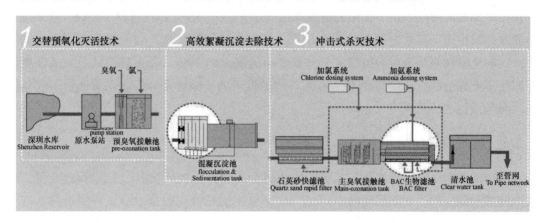

图 5-2　示范工程示意图

5.4　臭氧活性炭深度处理工艺溴酸盐控制技术

5.4.1　技术需求

臭氧活性炭深度处理工艺作为在水源污染情况下可综合改善饮用水水质的一项重要技术,已在世界发达国家得到普及应用,在我国也日益受到关注。目前,影响该技术推广应用的最大技术障碍是臭氧氧化过程中致癌副产物溴酸盐生成的问题。在我国沿海城市、太湖流域、黄河流域等,水源污染比较普遍,但由于水源中又同时含有 $50 \sim 200 \mu g/L$ 的溴离子,在应用臭氧活性炭技术进行深度处理时,容易产生溴酸盐超标($10\mu g/L$)的问题。因此,控制溴酸盐生成成为在上述地区推广臭氧活性炭深度处理工艺的必要条件。

5.4.2　关键技术内容

1. 溴酸盐生成势调查与预测模型建立

针对 38 个重点城市 86 个水源进行水质调查和生成势评价,结果显示,有 6 个河流水与 5 个湖库水未检出溴离子,河流水、湖库水与地下水的溴离子浓度中值分别为 61.7、26.0、47.5μg/L。与河流水、湖库水相比,地下水具有较高的溴酸盐生成势,可能与其具有较高的碱度、硬度有关;当臭氧消耗量达到 3mg/L 时,分别有 26% 的河流水、40% 的湖库水和 57% 的地下水溴酸盐生成势超过 10μg/L。统计分析结果表明,碱度是影响溴酸盐生成势的最重要参数。

根据 41 个水源水的溴酸盐生成势实验数据,利用多元线性回归(Multiple Linear Regression，MLR）以及逐步回归选择模型参数的方法建立了如下溴酸盐生成势预测经验模型。

$$BrO_3 = 0.51 \times O_3^{0.22} \times ALK^{0.58} TOC^{-0.25} (NH_3\text{-}N)^{-0.09}$$

其中：

BrO_3^- = Bromate（$\mu g/L$）；

TOC = 总有机碳，Total organic carbon（mg/L）：$0.30 \leqslant TOC \leqslant 6.05$；

ALK = 碱度，Alkalinity（mg/L）：$22.5 \leqslant ALK \leqslant 295.9$；

$NH_3\text{-}N$ = 氨氮，Nitrogen ammonia（mg/L）：$0.03 \leqslant NH_3\text{-}N \leqslant 1.27$；

Br^- = 溴离子，Bromide（$\mu g/L$）：$21 \leqslant Br \leqslant 510$；

O_3 = 臭氧消耗量（mg/L）：$0 \leqslant Ozone \leqslant 7.89$。

目前，我国水厂深度处理工艺设计中，预臭氧投加量一般为 1～1.5mg/L，主臭氧投加量为 3mg/L。如果水厂运行按照设计投加量投加，根据上述调查结果，我国沿海城市，以及太湖、黄河中下游、长江下游、珠江下游等流域所在城市深度处理水厂多数存在溴酸盐超标风险。但实际上，在我国大多数建有深度处理工艺的水厂，其主臭氧投加量通常都在 1.0～1.5mg/L。水厂按照这样的投加量运行，一般饮用水很难生成溴酸盐，即使产生一点，也会远远低于标准限值。因此，今后应该对深度处理工艺臭氧投加量究竟如何取值进行深入探讨，这无论是对于溴酸盐控制，还是对降低投资和运行成本，以及加强对水厂的精细化管理都十分必要。

2. 基于氨氮/过氧化氢投加的溴酸盐控制技术

技术原理：如图 5-3 所示，臭氧氧化过程中溴酸盐的生成主要有两个途径：臭氧分子与溴离子反应生成次溴酸根，次溴酸根又进一步与臭氧分子反应生成溴酸盐的直接氧化途径；由臭氧分解产生的羟基自由基与溴离子反应生成溴自由基，溴自由基进一步与其他活性物种进行反应，最终生成溴酸盐的间接反应途径。一般来说，直接反应是溴酸盐生成的主要途径。因此，从控制溴酸盐生成的角度，有两种选择：即投加过氧化氢，将臭氧快速分解为羟基自由基，阻止溴酸盐生成的直接反应途径；投加氨氮，使生成的中间产物次溴酸盐与氨氮反应生成反应活性差的溴胺。

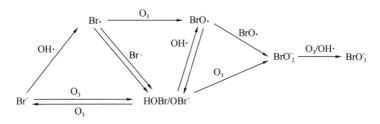

图 5-3　臭氧氧化过程中溴酸盐的生成途径

基于加氨的溴酸盐抑制技术：对于黄浦江原水来说，在臭氧消耗量为 2.0～3.0mg/L 时，臭氧处理具有溴酸盐超标风险；投加氨氮可以降低溴酸盐的生成量，而且溴酸盐生成量随氨氮投加量的增加而逐渐降低。但是，当氨氮投加量超过 0.5mg/L 时，溴酸盐生成量已经不再发生变化。由此可见，投加氨氮可在一定程度上抑制溴酸盐的生成。在利用氯胺进行消毒的水厂，只要进行简单的加氨点管线改造即可实现主臭氧前加氨，是一种经济、有效的溴酸盐控制措施。

但该方法也有一定的局限性。当水中氨氮达到一定浓度后，继续投加不会再抑制溴酸的生成。此外，溴胺生成反应在一定程度上也会与臭氧与有机物的反应形成一定的竞争，因此，在评价溴酸盐控制技术时，还需要考察投加氨氮是否会影响臭氧对有机污染物的去除效果。

基于 H_2O_2 投加的溴酸盐抑制技术：与氨氮投加不同的是，H_2O_2 投加对溴酸盐生成的影响呈现先增加后降低的趋势。在 H_2O_2 投加量较低时，溴酸盐反而出现了上升的趋势，表明在低 H_2O_2 投加量下，H_2O_2 投加是促进溴酸盐生成的。只有当 H_2O_2 投加量增加到一定程度，一般在 H_2O_2/O_3（g/g）比值达到 1.0 以上时，H_2O_2 投加的抑制效果才比较明显地显现出来，而且，随着 H_2O_2 投加量的增加，溴酸盐抑制效果会不断增加。

值得注意的是，H_2O_2 投加也存在一定的局限性。如：H_2O_2 不是一般水厂必备的药剂，使用 H_2O_2 投加技术，必然要增加相关的储藏和投加设备；H_2O_2 投加会改变臭氧的反应途径，可能会影响臭氧对有机物的去除效果，如有研究发现 H_2O_2 投加在一定的水质条件下会影响臭氧对消毒副产物前驱物的去除效果；此外，H_2O_2 投加过多时，水中 H_2O_2 残留量会很高，这会不会影响最终出水水质也值得进一步考察。

5.4.3　技术成果应用

过氧化氢投加技术在济南鹊华水厂进行了示范应用。济南鹊华水厂以引黄水库—鹊山水库为水源，一期工程处理规模 20 万 m^3/d，于 1986 年建成，二期工程处理规模 20 万 m^3/d，于 1994 年建成，处理工艺均采用絮凝—斜管沉淀—普通快砂滤—氯消毒常规工艺。2011 年 6 月，对其中的一个系列（20 万 m^3/d）进行的深度处理升级改造竣工。黄河水溴离子含量在 $150\sim200\mu g/L$。自 2011 年 12 月起，鹊华水厂示范工程按臭氧投加量 1.5mg/L，三段主臭氧反应池按 3：1：1 的比例进行臭氧投加，在不投加过氧化氢时，出水中的溴酸盐均低于标准值 10mg/L；投加过氧化氢后，出水中溴酸盐均低于检出限值 5mg/L。

氨氮投加技术在上海市临江水厂（60 万 m^3/d）进行了示范应用。其进厂原水为黄浦江原水，溴离子浓度为 $200\sim300\mu g/L$。水厂原本有氯胺消毒装置，因此进行简单的管线改造即实现了主臭氧池前的加氨。示范工程运行结果表明，采用加氨措施后，出厂水的溴酸盐浓度在 $5\mu g/L$ 以下。

5.5　氨氮和有机物污染原水炭砂滤池强化处理技术

5.5.1　技术需求

在南方部分小型水厂，水源存在一定程度的有机物和氨氮污染，但由于空间和资金的限制，无法进行臭氧活性炭深度处理改造，也不能增设生物滤池。针对这种情况，将原有的砂滤池改造为活性炭石英砂双层滤料滤池，在对除浊效果影响不大的情况下，强化对有机物和氨氮的去除不失为一种选择。

5.5.2 关键技术内容

1. 基本原理

把水厂原有的砂滤池改造成活性炭石英砂双层滤料滤池，在滤池原有的对颗粒物去除截留的基础上，通过增加颗粒活性炭对有机物的吸附作用和强化滤层中微生物对污染物的生物降解作用，提高对有机物和氨氮的去除效果。

2. 关键技术

通过选择适宜的石英砂和颗粒活性炭的滤料级配与反冲洗方式，避免了炭砂滤池混层与冲洗时滤料流失问题。因炭砂滤层的纳污能力强、生物活性高于普通砂滤池，可在不增加常规处理工艺水厂净水构筑物的条件下，实现炭砂滤池短流程深度处理，特别适合于只有轻度污染或季节性污染的水源，或是受到经济条件或场地条件所限的原有水厂的升级改造。

炭砂滤池出水浊度可稳定控制在 0.1NTU 以下，对 COD_{Mn} 的去除率从砂滤的不到 10% 提高到 30% 以上，对 UV254 的去除率从砂滤的基本无去除提高到 20% 以上。同时，炭砂滤池对氨氮的去除效果明显优于砂滤。通过在炭砂滤池中增设曝气装置，应对氨氮的能力可由 0.5～1mg/L 提高到 3mg/L。

3. 相关知识产权

技术为自主研发。获国家专利：一种提高氨氮去除能力的饮用水处理曝气炭砂滤池（ZL201110349174.5）、一种反冲洗后增加微膨胀冲洗的快滤池初滤水浊度控制方法（ZL201110083470.5）和一种处理受污染水的粉末炭回流与炭砂滤池组合工艺（ZL201010279120.1）。

5.5.3 技术成果应用

炭砂滤池短流程深度处理技术用于东莞市第二水厂改造示范工程。东莞市第二水厂是历史较久的老型水厂，采用传统的处理工艺，因东江水源存在微污染，水厂投药量较大，过滤周期短，超负荷运转，耗能高。为了满足饮用水水质要求，东莞市东江水务公司决定选择此水厂作为示范工程，集中示范新型技术。建设周期从 2011 年 3 月立项，2012 年 7 月建成使用。

该示范工程结合厂区原有滤池的结构和场地情况，对两格砂滤池进行了改造。改造原有滤池配水系统、集水系统、反冲洗系统及相关管道系统，将滤池滤料改为由活性炭和石英砂组成的双层滤料，并为增强应对高浓度氨氮污染配套建设了滤层空气曝气系统，改造工程处理能力为 1 万 m^3/d（图 5-4）。

半年的运行数据显示出良好的运行效果，出水水质明显优于水厂平行运行的砂滤池，

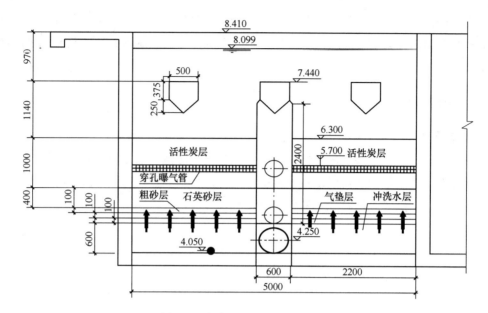

图 5-4　炭砂滤池改造工程剖面图

尤其是对季节性氨氮、有机物和臭味去除，具有良好效果。示范工程出厂水浊度、氨氮、COD_{Mn} 分别小于 0.3NTU、0.5mg/L、1.0mg/L，运行成本增加幅度＜0.1 元/m³（图5-5）。

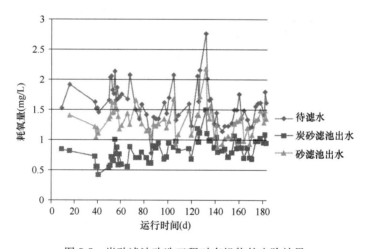

图 5-5　炭砂滤池改造工程对有机物的去除效果

5.6　寒冷地区臭氧与过氧化氢联用深度处理技术

5.6.1　技术需求

寒冷地区水质长时间处于低温低浊状态，同时水体流量小、自净能力差，原水中有毒有害稳定性有机污染物浓度相对较高。常规给水处理工艺一方面难以处理低温低浊水，另一方面对微量化工有机污染物几乎没有去除效果。因此，开发双向流斜板沉淀/气浮/催化氧化与活性炭吸附短流程深度处理集成工艺可以实现各工艺过程的强化耦合，从而为解决寒冷地区低温低浊受污染原水处理难题提供技术支撑。

5.6.2 关键技术内容

1. 基本原理

低温条件下，臭氧分解速度较慢，即使在较低投量下臭氧仍有大部分剩余，臭氧的氧化能力不能有效发挥。投加过氧化氢能有效促进臭氧的分解，发挥臭氧的氧化能力，展现出较大的优势。过氧化氢的投加提高了有机化工污染物的降解速率，但过多的过氧化氢投加对污染物的去除率提高不大，并且过氧化氢会增加制水成本、存在大量剩余过氧化氢，影响后续处理工艺的效能。过氧化氢投加量应根据臭氧的分解速率确定，以实现臭氧完全分解的最小投量为最佳。开发出适合寒冷地区有机化工污染物的臭氧与过氧化氢联用处理技术，经济、高效地保障饮用水水质安全。

2. 关键技术

开发出适合寒冷地区有机化工污染物的臭氧与过氧化氢联用处理技术，该工艺能高效降解水中高稳定性的有机化工污染物，使得有机化工污染物的去除效率达到 90% 以上，有效发挥臭氧氧化能力，降低过氧化氢用量，工艺效率高，水质、水温适应性强，能经济、高效地保障寒冷地区饮用水水质安全。

3. 相关知识产权

申请了 2 项国家发明专利：一种载锰多相催化剂及利用其催化臭氧产生高活性五价锰的水处理方法（申请号：201110132793.9）、一种膨胀石墨催化剂的制备方法及其催化臭氧化水处理的方法（申请号：201110194076.9）。

5.6.3 技术成果应用

该技术成果应用于依兰县给水示范工程，示范工程一期工程水量 2.0 万 m^3/d，预留二期工程用地，二期工程水量 2.0 万 m^3/d，工程总水量 4.0 万 m^3/d。依兰县给水示范工程工艺流程主要包括混凝沉淀系统、高速气浮系统、催化氧化深度处理系统、过滤消毒以及供水系统。其中，催化氧化深度处理系统的主要功能是去除水中高稳定、高风险的微量化工有机污染物。本工程中，臭氧催化氧化采用成套的反应器，反应器为不锈钢结构，每组反应器前端进水管上分别设置臭氧和过氧化氢投加点。臭氧投加量 1~2mg/L，过氧化氢投加量 0.2~1mg/L。催化反应器中设置了超声设备，用于强化臭氧和过氧化氢的混合。

运行结果显示，低温条件下过氧化氢能有效促进水中溶解臭氧的分解，提高羟基自由基的产率，实现化工类小分子有机污染物的高效氧化去除。活性炭工艺起到双重保障作用，在催化氧化基础上对化工类有机物进一步去除以保障出水水质。此外，活性炭滤层可以有效地分解水中剩余的过氧化氢。示范工程所采用的集成工艺具有很强的季节适应能力，无论是冬季低温低浊水体，还是夏季有机污染严重、水质变化大的水体均有很强的处理能力，出水水质都能达到《国家生活饮用水卫生标准》GB 5749—2006 的要求，对寒冷地区饮用水水质安全保障具有推广应用价值（图 5-6）。

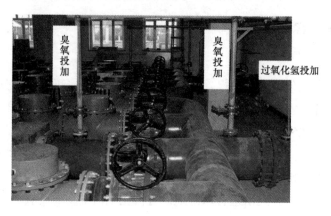

图 5-6　臭氧—过氧化氢投加点

第6章　膜法净水组合技术

6.1　高藻和低温低浊原水超滤膜处理工艺及安全运行技术

6.1.1　技术需求

黄河水臭味问题比较突出，使用臭氧活性炭深度处理工艺又面临溴酸盐生成问题；引黄水库水冬季存在低温低浊问题，夏秋季面临高藻问题，常规处理工艺适应性差。因此，开发一种基于超滤膜技术的深度处理工艺可以应对常规工艺和臭氧活性炭深度处理工艺面临的挑战。

6.1.2　关键技术内容

1. 基本原理

超滤膜具有优异的物理拦截功能，对水质波动应对能力强，可高效去除病原微生物；粉末活性炭在吸附去除臭味等微量污染物方面性能优异，而且，粉末活性炭与超滤膜组合，膜过滤可以使活性炭的吸附能力得到充分利用，活性炭的吸附作用又可以降低水中导致膜污染的胶体有机物的含量，存在功能的协同效应。

2. 关键技术

膜污染控制技术：对不同材质（PVC、PS、PVDF）、不同过滤方式（内压、外压）超滤膜在不同季节、不同水质条件下的运行特性进行系统评价，确定超滤膜临界过滤通量为 $20\sim30L/(h\cdot m^2)$，在此通量下膜污染为可逆性污染，膜可以长期在低压条件下运行。同时，提出粉末活性炭吸附—混凝—沉淀预处理和高锰酸盐预氧化—混凝—沉淀两种可以缓解膜污染的预处理组合技术。

溶解性有机物控制技术：对膜与吸附、混凝、生物、氧化等不同处理单元的组合进行系统评价，确定高锰酸盐预氧化—粉末活性炭吸附—混凝—沉淀—膜、混凝—沉淀—粉末活性炭吸附—膜、粉末活性炭吸附—膜生物反应器等三种组合技术对于溶解性有机物去除比较有效，其 COD_{Mn} 去除率分别达到 57.5%、40.7% 和 41.7%，解决了单独超滤难以截留溶解性有机物的问题。

超滤系统检测与数据采集技术：建立了以激光浊度仪、颗粒计数仪为核心的超滤膜完整性检测方法，建立了超滤单元运行数据采集系统，为超滤单元的高效运行提供了支撑工具。

3. 相关知识产权

获得如下发明专利：一种集澄清、气浮和超滤于一体的水处理装置（CN201010290369.2），一种带有 V 形槽的超滤膜池（CN201010290617.3），一种集吸附、降解、气浮、膜分离于一体的水处理装置及方法（CN201010171419.5），一种以曝气和低频超声波强化膜混凝反应分离装置及其生产饮用水的方法（CN201010124809.7），一种用于饮用水生产的膜生物反应器及方法（CN201010160201.X），一种微污染原水的双级膜处理系统及处理方法（CN201010563127.6），一种浸没式膜池出水水质快速巡检装置（CN201010246081.5），一种浸没式膜池进水口处的消能构件（CN201010246069.4），一种浸没式膜池膜组件和管路快速接配方法（CN201010246968.4）。

6.1.3　技术成果应用

超滤膜深度处理工艺在东营南郊水厂改造中得到示范应用。南郊水厂始建于 1993 年，设计规模为 10 万 m^3/d。水厂原有工艺采用了直接取黄河水经辐流式沉淀池沉砂后，经混凝、沉淀和过滤后出水的系统方案，厂内主要设有往复式反应池和机械搅拌反应池、上向流蜂窝斜管沉淀池、砂滤池、清水池、吸水井及二级泵房等净水设施。南郊水厂改造前已经满负荷运行，在不影响正常供水生产的前提下，基于课题组前期研究成果，经过多次专家论证，提出在原有二氧化氯预氧化、混凝、沉淀、过滤、消毒工艺的基础上，增加粉末活性炭投加系统、浸没式超滤系统等处理单元，形成以（高锰酸钾＋粉末活性炭）预处理、混凝、沉淀、过滤＋粉末活性炭＋膜为主体的组合工艺流程，处理引黄水库水。水库原水进入吸水井，经水泵抽吸，进入折板絮凝沉淀池，在进入絮凝沉淀池的管道上，投加预氧化剂/活性炭、絮凝剂，由管道混合器混匀。粉末活性炭设计投加量 5～30mg/L，投配溶液的制备浓度在 1％～5％，可调。该系统设置三个投加点，其中两个分设在一级泵房至沉淀池的管路上，另一个设置在膜池的进水管路上。高锰酸盐投加量 1mg/L，投配浓度 2％。投加点设置在一级泵房与沉淀池之间 DN900 管路上。沉淀池出水重力流进入 V 形砂滤池，砂滤出水重力流进入超滤膜池，通过转子泵的抽吸提供动力，超滤膜出水加液氯消毒后进入清水池（图 6-1）。2009 年 12 月 5 日工程改造结束，通水试运行。工程改造总投资为 2980 万元，投资成本小于 300 元/（$m^3 \cdot d$）；新增工艺单元的运行成本为

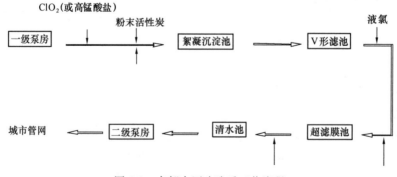

图 6-1　南郊水厂改造后工艺流程

0.185 元/m³，其中固定资产折旧 0.123 元/m³，日常运行成本为 0.062 元/m³。

膜运行控制在临界膜通量水平以及膜前预处理技术的应用很大程度地控制了超滤膜的污染，使得示范工程在连续运行的三年中仅进行过两次维护性清洗。出厂水浊度从 0.4～0.5NTU 降到 0.02NTU 以下，COD_{Mn}、TOC 平均去除率达 44.9%、43.4%，膜后出水颗粒数均低于 50 个/mL。

6.2　高藻原水臭氧活性炭—超滤深度处理工艺

6.2.1　技术需求

太湖原水高藻期长，常年存在臭味问题，臭氧活性炭深度处理技术可以解决这类高藻、高臭味水源水的水质净化问题，但太湖水营养物质丰富，使用臭氧活性炭深度处理技术必须有效控制活性炭床内滋生的微型生物，确保饮用水的生物安全。

6.2.2　关键技术内容

1. 基本原理

臭氧活性炭组合工艺通过化学氧化和生物降解联合作用对于水源水中的藻类、臭味、消毒副产物前驱物以及很多微量物质都有很好的去除效果，超滤膜具有非常好的颗粒物拦截功能。臭氧活性炭组合工艺和超滤膜耦合使用，超滤膜可有效拦截活性炭滤池中滋生的微型动物等各种微生物，而臭氧活性炭深度处理工艺也可对引起膜污染的有机胶体物质等进行有效的去除，降低膜过滤压头损失，减缓膜污染。

2. 臭氧活性炭组合工艺

夏季水温高，生物膜启动快，但一般夏季炭池进水氨氮浓度普遍偏低，在启动时适当投加一些氨氮有利于硝化细菌的快速生长。由于臭氧活性炭组合工艺的主要目的是除藻、除臭味，臭氧投加量为 1～2mg/L 即可。在臭氧接触时间和活性炭池水力停留时间均为 10min 的条件下，臭氧活性炭组合工艺对砂滤出水 COD_{Mn54} 的平均去除率为 30.2%。

3. 超滤技术

超滤膜置于臭氧活性炭组合工艺之后，可以对微型动物和各种病原微生物进行有效拦截。同时，超滤膜对于溶解性大分子有机物也有一定的拦截作用，其对 DOC 的平均去除率为 9%。

6.2.3　技术成果应用

臭氧活性炭—超滤深度处理组合工艺在无锡中桥水厂应用。深度处理工程规模为 15 万 m³/d，接在常规处理工艺后面，常规工艺进水是在南泉水源厂经过臭氧预氧化—曝气生物滤池组合预处理后的太湖原水。示范工程制水成本增幅<0.3 元/m³，投资成本< 1200 元/m³。超滤膜出水经氯化消毒后出厂，加氯量明显降低，由此可以大幅削减消毒副

产物生成量。该示范工程较好地解决了太湖原水长期存在的高藻、高有机物和臭味问题，明显地改善了饮用水水质。

6.3　季节性臭味原水炭滤—超滤短流程深度处理工艺

6.3.1　技术需求

南方常年温度较高，即使是营养盐含量较低的水源，也容易出现季节性或一时性的藻源臭味问题。对于一些老旧小水厂，利用臭氧活性炭深度处理技术进行升级改造存在可用空间不足、改造成本过高等困难，需要开发出经济适用的短流程深度处理技术来解决水质保障问题。

6.3.2　关键技术内容

1. 技术原理

将原有的砂滤池改造为炭滤池，利用颗粒活性炭的吸附与生物降解作用可以基本解决一些藻源臭味问题，在炭滤池后面增加占地面积小的超滤单元，解决颗粒物去除和微型动物泄漏问题，全面提升水质。

2. 炭滤池—膜短流程深度处理工艺

针对南方地区在提高微生物安全保障能力、改善臭味以及对水源水质突变的应对能力等方面的需求，在小试、中试和生产试验的基础上，开发了炭砂滤池—超滤膜短流程深度处理工艺，工艺流程见图 6-2。该工艺利用活性炭吸附与生物降解作用解决水的臭味和微量有机物问题，并利用超滤有效去除水中大分子有机物、胶体颗粒、藻类等微型生物以及微生物，极大地提高了水的纯净度及微生物安全保障水平。

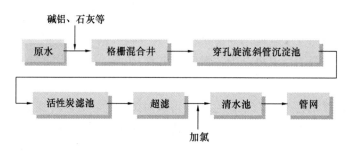

图 6-2　炭滤—超滤短流程深度处理工艺流程图

6.3.3　技术成果应用

炭滤—超滤短流程深度处理工艺在深圳沙头角水厂工程升级改造中得到应用。沙头角水厂位于深圳市盐田区，设计规模为 4 万 t/d。沙头角水厂建设年限较早，个别池体渗漏、设施老化。改造内容包括增加超滤单元、污泥脱水单元、将原有砂滤池改成炭滤池等，改造后水厂采用 PLC 实时监控系统，由监控中心站和 5 个监控子站（反应沉淀池、加药间、滤池、膜车间、污泥脱水）组成，各项操作均能实现自动化运行。改造中充分考虑生产废水的回收使用与污泥处理，新增废水回收池、浓缩池、污泥脱水间等设施，排泥水处理采用"重力浓缩＋离心脱水"工艺，脱水后污泥含固量≥30%。

改造后的工艺对浊度、有机物、微生物等指标具有良好的去除效果，出水浊度均＜0.1NTU，2um 以上颗粒数均＜10CNT/mL，COD_{Mn} 平均含量为 0.85mg/L，氨氮＜0.02mg/L，亚硝酸盐氮＜0.001mg/L，同时，基本上解决了饮用水臭味问题和微型动物泄漏问题（图 6-3、图 6-4）。

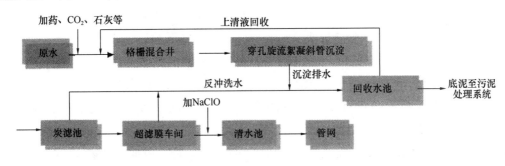

图 6-3　改造后水厂净水工艺流程图

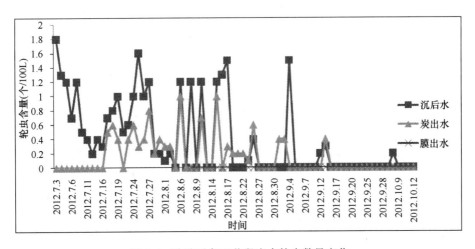

图 6-4　改造后各工艺段出水轮虫数量变化

6.4　微污染原水粉末活性炭—膜深度处理组合工艺

6.4.1　技术需求

河网水源有机物、臭味污染比较严重，小城镇水厂基本上采用常规处理工艺，对于有机物和臭味去除效果差，极需开发一种低成本、简单、易于操作的深度处理工艺来解决中小水厂升级改造问题，提升饮用水水质。

6.4.2　关键技术内容

对经过混凝、沉淀去除浊度的水投加粉末活性炭，在超滤膜的拦截作用下，粉末活性炭长期滞留在系统内，使其吸附有机物的能力得到充分利用；同时，在活性炭表面生长有生物膜，使得膜分离系统具有膜生物反应器的功能，污染物在系统内一边被吸附、一边被生物降解，在一定程度上达到深度处理的效果。

该技术在粉末活性炭和超滤膜组合工艺净水效果与膜污染规律研究的基础上，提出粉末活性炭和超滤膜组合工艺技术参数，实施基于平流沉淀池改造的超滤膜工艺工程技术，形成平流沉淀—浸没式超滤膜技术系统，为基于平流沉淀池的老水厂技术升级提供可供选择的技术方案。为保证超滤膜的长期稳定运行，20℃条件下的最大通量为 $70\sim80L/(h\cdot m^2)$，粉末活性炭最大投加量 20mg/L 以上。

技术工艺如图 6-5 所示，原水由潜水泵提升至沉淀池，经过混凝、沉淀去除大部分浊度颗粒和一部分有机物后，自流进入到膜反应器中，同时在进水口处投加粉末活性炭（PAC）。鼓风机通过穿孔曝气管向反应器中连续供氧以满足微生物生长和 PAC 颗粒悬浮的要求，同时在膜表面形成一定的水力剪切和冲刷作用，防止膜面污染物过度沉积。在该系统中，PAC 吸附、生物降解和膜截留对不同分子量有机物的去除具有较好的互补性。PAC 的投加有助于膜表面形成稳定的生物活性炭动态膜，有效减缓了膜污染。

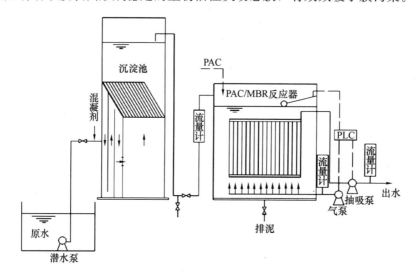

图 6-5　粉末活性炭—膜深度处理组合工艺

6.4.3　技术成果应用

该集成技术体系成功应用于徐泾水厂净水工艺的升级改造，指导了徐泾水厂 3 万 m^3/d 示范工程设计与建设。示范工程运行后，与常规处理工艺相比，出厂水水质得到了明显提高，耗氧量去除率能达到 60% 以上，出厂水 COD_{Mn} 去除率提高约 34%，锰去除率提高了 66%，臭味和色度指标得到明显改善，徐泾水厂出水达到《生活饮用水卫生标准》GB

5749—2006 的要求。

6.5　基于膜处理的海岛饮用水保障集成技术

6.5.1　技术需求

一些偏远农村和离岛地区由于物理条件的限制，无法利用城镇的集中式供水系统。由于缺少对水源的保护措施和能力，很多农村水源都存在严重的微生物污染问题。针对这种情况，需要开发一些可以就地取水、操作简单、安全可靠的分散式水质净化系统。

6.5.2　关键技术内容

1. 基本原理

超滤膜过滤技术可以将像细菌甚至病毒一样大小的微生物进行物理性拦截，具有很好的生物安全保障能力，而且工艺紧凑、自动化程度高、操作简单可靠，可以广泛应用于农村、离岛分散式供水。

2. 技术工艺

超滤膜组件承担主要的水质净化功能。为了防止杂物对膜组件的破坏，一般在膜组件前设置保安过滤器。保安过滤器可以是由无纺布滤料组成的精密过滤器，也可以是带自动清洗装置的不锈钢过滤器。为了防止微生物对膜表面的污染，可以在管线上投加次氯酸钠等消毒剂。原水（如水井水、山泉水、溪水、池塘水等）引入储水箱，储水箱中的水通过原水泵泵入过滤系统，途中可以在线投加消毒剂，经过保安过滤器去除杂物，经过超滤膜组件去除原水中的各种微粒、胶体物质、大分子有机物和微生物后进入净水箱备用，净水箱可以根据需要进一步补加消毒剂，然后根据用户需求由水泵将净水输送给用户。设备可以实现全自动化无人操作，只需对设备进行定期点检。运行模式可以是连续运行，也可以是间歇运行。

6.5.3　技术应用

相关技术在广东省惠州市潼桥镇、福建省宁德市九都镇、浙江省舟山市东极镇等地得到示范应用（图 6-6）。广东省惠州市潼桥镇原水为浅层井水，水处理设备的处理能力为 $10m^3/h$，供水人口 500 人，每天运行 5～8h。福建省宁德市九都镇的原水为地表山涧溪流水，水处理设备的处理能力为 $15m^3/h$，供水人口 2000 人，每天运行 13～20h。

浙江省舟山市东极镇淡水水源主要分布在庙子湖岛，分别为仰天坪和小天地山塘，总蓄水量 6 万 m^3，其中小天地水库 4.5 万 m^3，仰天坪水库 1.5 万 m^3。东极镇水厂就位于舟山市庙子湖岛，以这两个小山塘为水源。东极镇水厂使用了两组供水能力为 $20m^3/h$ 的超滤膜净水设备。

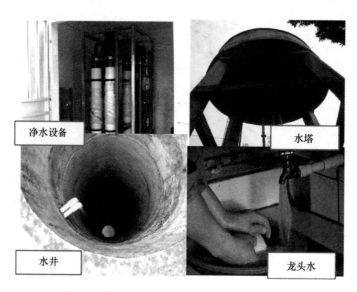

图 6-6　小型集中供水示范工程

第7章 特殊污染物(砷、铁、锰、氟)水处理技术

7.1 跌水曝气—生物过滤法同步去除地下水铁、锰、氨氮

7.1.1 技术需求

据统计,我国城镇供水地下水水厂数量约为水厂总数的 37%,供水量约为总水量的 17%,华北、西北和东北地下水供水人口占城市总供水人口的比例分别高达 66%、65% 和 47%,地下水型水源地在我国北方城市供水中具有重要意义,而傍河型地下饮用水源地以其水量稳定在我国大部分地区的供水中普遍采用。但是,傍河型地下水的一个缺点是易受河流污染的影响。沈阳、哈尔滨等地地下水锰、铁、氨氮超标问题比较普遍。有些地下水厂设置了除铁除锰工艺,但锰、铁、氨氮都超标的情况下,如何解决水质净化问题有待研究。

7.1.2 关键技术内容

1. 基本原理

铁、锰、氨氮三种污染物均可以在生物作用下被氧化,铁、锰分别被氧化为三价铁和四价锰氧化物沉淀,通过滤床截留去除,而氨氮则被氧化成硝酸盐留在水中。但是,生物对这三种污染物的氧化存在一定的优先顺序,铁离子即使没有生物作用也能被水中溶解氧氧化,所以,铁离子最先被氧化,其次是氨氮,最后才是锰离子,因此,需要保持足够的时间使得这三种污染物都得到比较彻底的氧化。同时,在氧化过程中需要消耗氧气,因此,要保证地下水中得到足够的溶解氧补充。

2. 关键技术

跌水曝气—生物过滤技术:利用模拟滤柱对含 Fe^{2+} 15mg/L、Mn^{2+} 1.5mg/L、NH_4^+-N1.0mg/L 的原水进行净化处理后发现,沿模拟柱高度,首先在滤柱表层 40cm 内 Fe^{2+} 被氧化为 Fe^{3+} 并以三氧化二铁的形式迅速沉积在石英砂表面,其氧化机制主要是氧气的直接氧化,同时也可能存在一定程度的生物转化。接下来是氨氮的氧化,在溶解氧充足的条件下,氨氮最终被转化为硝酸盐。在这个过程中,溶解氧的维持是关键。地下水中一般溶解氧偏低,仅靠地下水中原有的溶解氧,无法满足对这三种污染物去除时的需氧要求。因此,强制曝气是保证水中存在足够溶解氧的关键,在曝气过程中,大部分铁离子已经被氧化成氧化铁颗粒,因此,溶解氧主要供氨氮和锰离子的去除所用。截留在滤料表面

的铁锰氧化物通过定期反冲洗得以去除。

3. 技术工艺

如图 7-1 所示，对于铁、锰、氨氮三种污染物共存的地下水源，可以采用余压射流曝气—多级组合过滤—过滤池—反冲洗排泥—净水蓄水池的流程进行处理。利用提升泵余压在曝气池中对地下水进行射流曝气，亚铁离子被氧化成胶体或沉淀，部分在沉淀池中沉淀并通过定期排泥去除，其余经过滤池过滤得以去除。

值得注意的是，该技术工艺不仅适用于铁、锰、氨氮三种污染物共存的地下水源，也适用于铁、锰含量高，需氧量大的地下水源的处理。

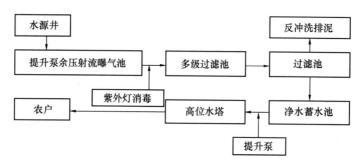

图 7-1　射流曝气—氧化—沉淀组合过滤技术工艺流程图

7.1.3　技术成果应用

强制曝气—生物过滤技术分别在哈尔滨市松北前进水厂、沈阳市九水厂（翟家水源）、清原县草市镇及北三家乡进行了示范应用。松北前进水厂水源平均含铁 15mg/L、锰 1.5mg/L、氨氮 1.0mg/L，在改造中成功将原有两级串联工艺改造成一级并联工艺，通过生物滤池的高效净化作用，保证铁、锰以及氨氮含量分别控制在 0.1mg/L、0.05mg/L 和 0.2mg/L 以下。松北水厂的成功改造使得只需要少量管道阀门的变换，而不增加任何其他基建的情况下生产能力翻番，一期工程产水量由原来的 1×10^4 m³/d 转变成 2×10^4 m³/d，不仅免除了征地难题，而且直接节省了基建费用 3000 万元（包括新建的二期工程）。

前进水厂一期工程原有工艺流程如下，有 2 座曝气池，1 号和 2 号，二组滤池，每组五座，处理能力为 1 万 m³/d（图 7-2）。

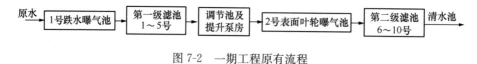

图 7-2　一期工程原有流程

一期工程改造中，要求将原有的串联工艺改为并联工艺，能力提升为 2 万 m³/d，2号曝气池改为喷淋曝气池，10 座滤池都改造为无烟煤—锰砂双层滤料滤池，并在进水槽上设置跌水槽。一期工程改造于 2009 年 7 月 20 日正式运行，效果良好。出厂水 TFe≤0.2mg/L，Mn^{2+}≤0.05mg/L、NH_4^+-N≤0.2mg/L，达到预期效果并长期稳定（图7-3）。

在一期改造的基础上，在前进水厂进行了二期工程扩建，二期工程于 2010 年年底建成，2011 年 5 月投入运行，经半个月调试达到预期效果，TFe≤0.2mg/L，Mn^{2+}≤

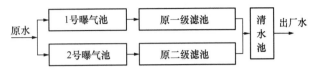

图 7-3　一期工程改造后流程

0.05mg/L、NH^{4+}-N≤0.2mg/L，并长期稳定运行至今。哈尔滨前进水厂经过改扩建后总规模达 4×10^{4}m^3/d，出水水质达到预期目标。

一期改造与二期建设的工程总投资为 5608 万元(其中包括水源地深井、原水输水管路的建设)，一期工程为 2984 万元(包括水源井和输水管道以及净水间改造)，二期净水间建设为 2624 万元。运行成本由原来的 0.5 元/m^3 减少为 0.4 元/m^3 (图 7-4)。

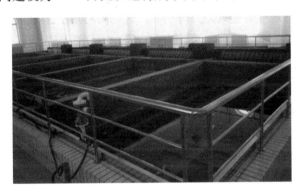

图 7-4　新建二期工程滤池

沈阳水务集团有限公司九水厂(翟家水源)除铁除锰示范工程规模为 5 万 m^3/d，示范工程从 2012 年 4 月开始调试运行，主要控制指标 Fe≤0.1mg/L、Mn^{2+}≤0.1mg/L。运行成本为 0.27 元/m^3 (图 7-5)。

除铁锰技术在辽宁省清原县草市镇集中饮水工程进行示范应用，该工程以曝气—沉淀—过滤—紫外消毒为主要工艺，示范规模 50m^3/d，于 2010 年 8 月 20 日完工。工程建成后，地下水铁削减 96% 以上、锰削减 74% 以上、COD$_{Mn}$ 削减 24% 以上，投资成本 800~1000 元/m^3，运行成本 0.5~0.7 元/m^3。

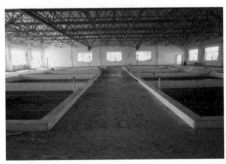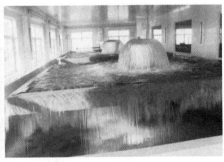

图 7-5　沈阳水务集团有限公司九水厂示范工程

除铁锰技术在辽宁省清原县北三家乡集中饮水工程进行示范应用，该工程以曝气—沉淀—过滤—紫外消毒为主要工艺，示范规模 50m^3/d。工程建成后，铁锰去除率均达到 80% 以上。

7.2　铁锰复合氧化物吸附除砷技术

7.2.1　技术需求

砷是饮用水水质指标中为数不多的被证明对人体具有致癌效应的一种污染物。2013年8月21日《Science》刊文称，全世界约有1.4亿人的饮用水砷含量超过10μg/L，其中中国约有1958万人。据中华医学会在2001—2005年之间的一项调查数据显示，在对292个地区，20517个村庄以及445000个井点进行调查后发现，中国有超过5%的地下水砷浓度超过50μg/L，约有10000人出现慢性砷中毒病症。据此推测，中国约有560万人饮用水砷含量超过50μg/L，有1470万人饮用水砷含量超过10μg/L。这些高砷地下水分散在全国各地，包括新疆塔里木盆地、内蒙古额济纳盆地、黑河盆地（甘肃）、青海柴达木盆地、东北、华北、华东等地。在多数地区，饮用水出现砷污染问题主要集中在村镇小水厂。

最近的研究发现，郑州以黄河沿岸地下水为水源的大型水厂也出现了砷污染问题，砷含量最高达到0.06mg/L，而且，在这些井水中砷基本上与铁、锰共存。大型水厂出现砷污染影响人口多，极需提出有效的解决方法。

7.2.2　关键技术内容

1. 基本原理

铁锰复合氧化物对地下水中的砷具有良好的氧化和吸附效果，铁锰氧化物本身就是很好的砷吸附材料，同时，氧化锰可以快速氧化三价砷而自身被还原成二价锰离子，二价锰离子在金属氧化物表面又很快能被氧化成氧化锰，因此，用铁锰氧化物制成的吸附材料可以同时对三价砷和五价砷进行吸附去除。在郑州地下水中，铁锰离子与砷共存，因此，地下水中存在的这部分铁锰离子也可以用来除砷。

2. 关键技术

地下井群优化调度技术：以郑州市北郊水源地为研究对象，阐明了供水水源复合污染条件下含砷等元素地下水污染物时空分布变化规律，建立了监测点优化与监控、污染物模式识别与水质安全评价以及原水综合优化调配技术策略；结合历史监测数据以及重点井群的连续监测数据，明确了地下水中砷、铁、锰等的空间分布规律与时间变化规律；采用模糊聚类方法对原水调配系统监测点优化布置技术进行研究，建立了北郊水源地原水井群监控网络系统并完成应用示范（监控规模超过10万 t/d），实现北郊水源地原水井群压力、水位、运行时长以及进厂砷浓度、流量等指标在线监测；以原水井群供水量为决策变量，以各原水水井供水混合后进厂处砷浓度最低、最大程度满足实际配水需求、降低能耗为目标，成功开发基于砷浓度控制的原水优化组合调配智能技术及东周水厂地下井群优化调配系统，并成功应用于郑州东区地下井群日调度管理中。

原位负载—包覆再生除砷技术：针对村镇中小规模供水站除砷需求，开发了原位负载—包覆再生除砷技术与应用工艺。利用原位负载的方法将氧化—吸附复合氧化物负载在多孔载体表面形成除砷吸附剂。吸附除砷过程中 Mn（Ⅳ）催化氧化促进 As（Ⅲ）价态转化，Mn（Ⅳ）则还原为 Mn（Ⅱ）从固相溶出后又很快被氧化成 Mn（Ⅳ），形成良好的循环；当砷吸附饱和时，采用原位包覆再生的方法重新包覆一层活性组分实现除砷活性的恢复，而砷则固化在材料内部。

基于曝气—接触过滤工艺的强化除砷技术：针对城镇集中式供水厂除砷需求，在含砷原水中引入原位反应生成的复合金属氧化物，通过复合金属氧化物的界面氧化作用将水中电中性的难以去除的 As（Ⅲ）转化为电负性的易于去除的 As（Ⅴ），并利用复合金属氧化物的吸附作用将水中的 As（Ⅴ）吸附形成颗粒态砷；进一步地，颗粒态砷在后续的接触过滤单元中得以过滤去除。当原水中有铁锰离子共存时，这部分铁锰离子也可以变废为宝，作为吸附剂原料加以有效利用。

3. 技术工艺

基于上述关键技术，形成针对大型水厂的除砷工艺：含砷原水→铁锰离子氧化形成复合金属氧化物—界面氧化吸附除砷→接触过滤。在长期运行过程中，滤料介质表面会逐渐形成复合氧化物成熟滤膜，并构成除砷的另一道屏障。在接触过滤床中，通过表面形成复合氧化物滤膜的成熟石英砂与新砂的组合，一方面维持吸附床的吸附除砷活性，另一方面避免由于引入复合氧化物导致滤床水头损失增长过快、滤池过滤周期快速缩短的问题。该工艺主要步骤如下：

（1）增加复合金属氧化物原位制备与投加、控制系统；

（2）将滤床上方 30% 的滤层（即滤膜厚度最大的部分）更换为新砂，新砂在水力分级作用下至滤床最下方；

（3）将复合金属氧化物前驱液投加到含砷原水中进行充分反应，将 As（Ⅲ）氧化为 As（Ⅴ），并将溶解态砷转化为颗粒态砷；

（4）颗粒态砷经接触过滤单元过滤，水中砷得以去除；

（5）每隔一定时间（两年左右），将滤床上方 30% 的滤层（即滤膜厚度最大的部分）更换为新砂；在滤池反冲洗操作过程中，下层滤料在水力分级作用下至滤床上方，而新砂则移至滤床最下方。

与其他除砷技术相比较，本技术具有如下优点：a. 材料吸附容量高，吸附周期长，再生周期可达一年以上；b. 材料可重复使用，原水中的铁锰离子可以加以有效利用，不必进行大规模吸附剂更换；c. 再生方法简单，再生操作时间短；d. 工艺简单，无需额外投加氧化剂，不必增加预氧化单元；e. 可以利用已有的除铁除锰设施加以改造，投资成本低，运行成本增加一般低于 0.05 元/m³。本技术既可应用于分散式村镇饮用水除砷工程，改变条件也可用于大规模城市水厂除砷工程以及强化除砷达标改造工程、高浓度含砷废水处理工程等。此外，本技术还可以应用于饮用水、污水以及工业废水中的磷、锑等特殊污染物的净化。

7.2.3　技术成果应用

地下井群优化调度技术成功用于北郊水源地原水井群调度中。为有效控制北郊水源地原水输配系统砷浓度含量，将所研发的基于砷浓度控制的原水优化调配技术及《原水井群优化调配系统》在郑州市北郊水源地东区进行应用与示范，建立了北郊水源地原水井群监控网络系统并完成应用示范（监控规模超过 10 万 t/d），实现了东区水原井砷浓度、流量、压力等在线监测数据的获取与更新，时、日输配水量预测和原水井群优化组合调配计算与评估等功能，以原水井群供水量为决策变量，以各原水水井供水混合后进厂处砷浓度最低、最大程度满足实际配水需求、降低能耗为目标，成功开发基于砷浓度控制的原水优化组合调配智能技术及东周水厂地下井群优化调配系统，并成功应用于地下井群日调度管理中。

基于曝气—接触过滤工艺的强化除砷技术应用于郑州自来水投资控股有限公司东周水厂（20 万 t/d）工程改造。改造工程主要包括在线仪表间、加药间建设，大型在线监测设备安装，以及滤料更换等。

工程运行数据显示，采用本技术进行水厂强化除砷改造之后，砷去除率提高 30％左右，出厂水砷浓度稳定达标（在 7μg/L 左右），出水铁、锰含量完全满足国家标准要求，新增净水成本为 0.02～0.04 元/t 水。

复合金属氧化物吸附—接触过滤强化除砷技术充分发挥了跌水曝气—接触过滤除铁除锰水厂的工艺功能，在水厂现有工艺的基础上实现砷的强化去除，具有很好的技术可行性和经济可行性（图 7-6）。

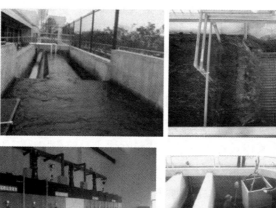
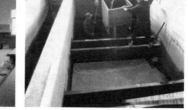

图 7-6　东周水厂改造工艺

7.3　硫酸铁改性活性氧化铝吸附除氟技术

7.3.1　技术需求

我国地下水氟超标现象比较普遍。据调查，我国地下水氟超标人口超过 2000 万人。长期饮用超标含氟水会产生一系列的健康问题，轻的产生氟斑牙，严重的还会导致氟骨症。我国在地下水除氟方面开展过大量研究和技术开发工作，目前地下水除氟仍然是亟待解决的一大难题。

7.3.2　关键技术内容

1. 基本原理

针对地下水中氟污染，研发出用于含氟地下水处理的硫酸铁改性活性氧化铝吸附剂，再生中通过采用硫酸铁活化的方式解决了硫酸铝再生导致的铝离子偏高的问题。

2. 关键技术

硫酸铁改性活性氧化铝吸附除氟技术：采用活性氧化铝作为除氟吸附剂，在吸附剂再生中采用硫酸铁活化，解决了硫酸铝再生导致的铝离子偏高的问题。

3. 技术工艺

如图 7-7 所示。具体包括：高氟井水经过盐酸调节 pH 值到 6 左右，上向流进水，处理水从吸附罐上部流出。吸附—解吸罐 4 台，其中 1~3 号以三级串联方式进行吸附操作。待 3 号罐出水超标时，切换 1 号罐进入解吸—再生阶段，2 号罐变成第一级、4 号罐变成第三级，如此循环往复，进行三级吸附、一段解吸—再生操作。出水端设置对出水的氟浓度与 pH 值的自动检测；利用碱液进行吸附剂再生，然后利用硫酸铁溶液进行活化；含有大量氟离子的碱液进入尾液处理单元，经过盐酸调节 pH 值后，加入石灰乳溶液及 PAM 进行絮凝，絮凝体自反应罐底部流入干化槽进行干化，上清液排入下水道。

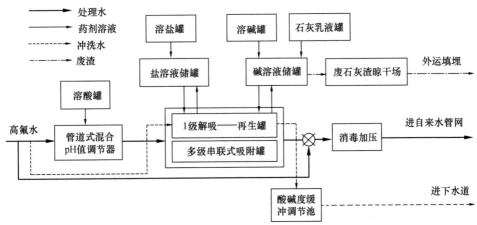

图 7-7　硫酸铁改性活性氧化铝吸附除氟技术工艺

7.3.3 技术成果应用

硫酸铁改性活性氧化铝吸附除氟技术在北京市昌平区东南部小汤山镇建设含氟地下水净化示范工程应用，规模为 1000m³/d，采用活性氧化铝固定床三柱串联方式，原材料价格低廉，处理效果良好，运行稳定，在降低含氟地下水处理费用方面效果明显，在进水氟含量为 3.0mg/L 时，出水氟含量平均为 0.69mg/L，除氟的运行成本为 0.47 元/m³，同时还解决了原水砷超标的问题（图 7-8）。

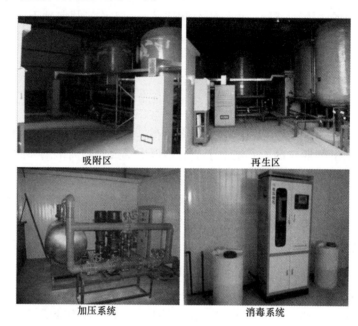

吸附区　　　　　　　　　　再生区

加压系统　　　　　　　　　消毒系统

图 7-8　北京市昌平区小汤山镇氟地下水强化去除示范工程

第8章　供水管网水质维持与调控技术

8.1　低碱低硬原水的管网水质稳定性调控技术

8.1.1　技术需求

珠江下游地区地表水硬度和碱度普遍较低（一般是 30mg/L 左右，以 $CaCO_3$ 计），这不仅影响净水效果，对管网腐蚀造成的问题非常突出，如管网水铁超标及其导致的水的色度、臭味问题；而且，珠江下游地区水源的氨氮和有机物污染程度较严重，出厂水中的氨氮和有机物作为管网微生物的营养基质，促进微生物的生长，导致管网水质的生物风险增加。

8.1.2　关键技术内容

1. 珠江下游地区低硬低碱原水条件下管网水质化学稳定性评价

针对珠江下游地区饮用水水源低硬低碱的特点，经过中试研究和对饱和指数 LSI、稳定指数 RSI、碳酸钙沉淀势 CCPP、拉森比率 LR、侵蚀指数 AI、暂时过量 ME、推动力指数 DFI、腐蚀指数 RCI 等指标的综合分析，提出以总碱度、钙硬度、碳酸钙沉淀势（CCPP）为主的水质化学稳定性评价方法。

如表 8-1 所示，针对珠江下游地区低硬低碱原水的特征，出厂水碱度和钙硬度分别控制在 80mg/L 以上、CCPP 控制在 3～10mg/L 时，可提高水质的化学稳定性。

在中试装置上对多点投加石灰、二氧化碳与石灰联用、二氧化碳与石灰石联用三种工艺进行了对比研究，发现二氧化碳与石灰联用矿化工艺具有最佳的技术经济性。对于东江水源，二氧化碳与石灰的最佳投加量分别为 46mg/L、37mg/L。在此剂量下，可显著提高水质的化学稳定性。

低硬低碱原水条件下评价水质化学稳定性　　　　表 8-1

水质指标和化学稳定指标	稳定	基本稳定	轻微腐蚀
总碱度（以 $CaCO_3$ 计，mg/L）	≥100	80～100	60～80
钙硬度（以 $CaCO_3$ 计，mg/L）	≥100	80～100	60～80
CCPP（以 $CaCO_3$ 计，mg/L）	7～10	3～7	<3

2. 珠江下游地区净水管网生物稳定性评价与控制方法

通过对广州地区典型管网的微生物进行识别与分析，建立了管网水质生物稳定性判别评价体系。建立南方地区供水管网生物稳定性评价体系，对广州地区供水管网的生物稳定性现状进行评价，提出了提高本地区供水管网生物稳定性的技术措施，为水处理工艺和出厂水水质优化控制提供科学依据，有力地保障了本地区供水管网的生物稳定性。

针对珠江下游流域高有机物、高氨氮原水水质和亚热带气候条件，建立了管网水余氯衰减系数预测模型，模型预测值与实际值之间的相关系数为 0.991，预测值与实际值之间的平均绝对残差只有 $0.0016h^{-1}$。

研究南方地区饮用净水管网中 AOC 分布现状、变化规律及影响因素，提出余氯和 AOC 是控制本地区供水管网生物稳定性的主要控制指标，控制出厂水 AOC 值为 50～100$\mu g/L$，供水管网余氯为 0.3mg/L 以上，能够有效控制管网细菌再生长。改善水源水质和增加深度处理工艺，有助于降低出厂水 AOC 值，提高出厂水生物稳定性。

8.1.3　技术成果应用

针对珠江下游地区原水低硬低碱的特点，根据管网水质化学稳定性评价体系指标，为提高水质化学稳定性，应提高出厂水的碱度和钙硬度，满足出厂水碱度和钙硬度分别在 80mg/L 以上、CCPP 控制在 3～10mg/L。针对东江水源，二氧化碳与石灰的最佳投加量分别约为 46mg/L、37mg/L。

应用课题研究成果，深圳笔架山水厂 26 万 m^3/d 规模的石灰预处理工程正在建设中。

利用净水管网生物稳定性评价指标体系，通过技术措施优化出厂水内控指标，广州城区管网水质合格率逐年上升，其中芳村示范区管网 2011 年管网 7 项合格率大于 99%，稳定达到国标要求。

8.2　针对水源切换的管网黄水预测、预防与控制技术

8.2.1　技术需求

输配管网在长期运行过程中由于腐蚀、沉积等原因在管道内壁上会形成相对稳定的、以管道腐蚀产物或沉积物为主要成分的界面层。当出厂水的水质发生较大的变化时，管壁界面层与原输配水质所形成的相对平衡稳定状态可能会转化为非稳态，界面平衡遭到破坏而导致水质恶化，甚至造成严重的供水事故。水源切换是导致水质化学成分发生变化的重要原因之一。

北京市 2008 年发生的"黄水"事件中，新水源的高硫酸根离子浓度和相对较低的碱度使得其拉森指数（硫酸根离子、氯离子的当量之和与碳酸氢根当量的比值）远大于原来的水源。因此，拉森指数可用来判断此处水对管道的腐蚀性。然而，拉森指数也有其局限性，目前国内外对水源切换导致的管网黄水产生的机制尚缺乏认识，没有有效的针对水源切换下的管网黄水预测、预防和控制黄水技术。

针对南水北调受水区多水源供水的实际情况，通过一系列的小试研究以及在南水北调

水源地丹江口大规模的中试研究和北京近年来使用河北应急水源的应用示范，提出了多水源切换管网黄水预防与控制技术。

8.2.2　关键技术内容

1. 技术原理

该技术针对出厂水水质的改变将会打破管壁界面层与原输配水质所形成的相对平衡的问题，创新性地从水的腐蚀性评价和管网自身稳定性评价两个方面，建立了水源切换条件下管网黄水的预测评价方法；同时，从管网管垢稳定性识别、调控管网入水水质和管壁生物膜结构的腐蚀产物释放控制等方面，提出了有效控制管网"黄水"产生的综合技术方案。

2. 技术组成

（1）水源切换条件下管网黄水的预测评价方法

为分析水源切换条件下管网腐蚀产物释放的影响原因，系统考察了不同水源水质条件下管网管垢特性，研究结果表明：瘤状垢及厚的腐蚀垢层多见于通地表水水源的管段上，且管段管垢样品的 M/G（磁铁矿/针铁矿）比例大多数大于 1，腐蚀垢层内部的厌氧状态适合硫酸盐还原菌的生存，管垢样品中硫元素的含量最高；而薄腐蚀层或由垢下腐蚀形成的中空瘤状垢多见于通地下水水源的管段上，且管垢样品的 M/G 比例小于 1，管垢缺少坚硬致密外壳层的保护，且含有较高含量的不稳定铁氧化物（γ-FeOOH、β-FeOOH 和游离无定形铁）。研究证明，通地下水管段管垢的以上特征可能是水源切换后通地下水管段发生严重黄水的重要原因。

（2）基于丹江口水源水质条件下的管网适应性

为考察南水北调受水区城市供水管网对丹江口水库水源水的适应性，在丹江口中试基地建立管网循环模拟反应系统（图 8-1），初步发现：丹江口水库水的 pH 值（大于 8.0）高于北京当地水源，总碱度和总硬度略低于北京当地地表水。该水源从 pH 值、碱度和硬度指标上来说，不属于高腐蚀性/侵蚀性的水质；丹江口水库的氯化物和硫酸盐相对不高，拉森指数在 0.5～0.6 左右波动，从拉森指数角度来说，丹江口水库水的腐蚀性与北京当地地表水接近，但高于北京地下水；丹江口水库水通入模拟管网系统后（图 8-2），只有

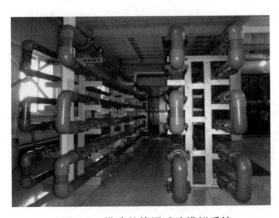

图 8-1　搭建的管网试验模拟系统

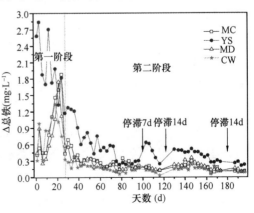

图 8-2　水源切换后不同区域管段适应性

原来通地下水的央视新址管道系统出现了明显"黄水"现象,原来田村水厂供水的翠微管道系统最稳定,而门城和马甸管路系统先是有轻微黄水,后水质又恢复且保持稳定。出现明显"黄水"的管路系统在持续通水的状况下,黄水随时间推移逐渐减弱,直至稳定,此时管垢中有大量稳定的磁铁矿和针铁矿。实验的第二阶段和第三阶段分别通过增加水质硫酸根和氯离子浓度的方案,管网并没有出现"黄水"现象。这说明管垢趋于稳定后其耐拉森指数变化的能力大大提高,通过适当方式主动调控管网内部的管垢稳定性,增强管网对水源切换的适应能力是可行的。

(3) 基于南水北调河北应急水源水质条件下的管网适应性与控制技术

为考察受水区城市供水管网对南水北调河北应急水源水的适应性,建立小型管段反应器和循环模拟管网系统进行管网腐蚀产物释放的相关研究,结果发现:a. 原来通地下水的管道在水质化学组成成分变化后铁的释放量与拉森指数呈正相关关系,高拉森指数水源条件下出水水质浑浊,氯消毒和氯胺消毒对铁释放量的影响在不同阶段可能有不同的效应;通入拉森指数较高的水后管垢成分会发生明显变化,并趋向稳定;水源切换后即使铁释放量较高的管段,运行一段时间(约 2 个月)后,铁的释放量也会明显降低并逐渐趋于稳定状态,浊度达标。b. 对于腐蚀垢层致密稳定的管网管段,出水水质澄清;进水的拉森指数大幅提高时,出水浊度和总铁只是略有升高,并逐渐降低且趋于稳定,没有出现管网水质明显恶化现象;消毒剂的类型对管垢稳定的管段铁释放量影响不大。根据对管网腐蚀机理的探讨和管网实验的运行结果可以确定,通过调节消毒剂的量可以使得管网中形成稳定的氧化层,并使铁还原菌成为优势菌,从而更好地保持管网水质稳定。

(4) 基于南水北调河北应急水源水质条件下的管网腐蚀产物释放应急控制技术

根据不同特性管垢对高拉森指数的适应性研究,确定了影响管垢铁释放的主要水质因素,结果表明:在管垢铁释放的影响因素中,硫酸根浓度和碱度相比,硫酸根浓度变化是首要影响因素,在高硫酸根造成管垢铁释放的情况下,随着碱度的降低,铁释放量明显增加;在低硫酸根对管垢铁释放无影响的情况下,碱度下降后管垢铁释放量不变。并进一步研究了硫酸根对管垢铁释放的影响,研究表明:管垢总铁的释放量表现出管网水质稳定性(浊度、色度和总铁浓度)与硫酸根浓度有很好的相关性,硫酸根浓度越高,总铁释放量越大;硫酸根对管网水质稳定性的影响作用效果很迅速,1~2d 之内立即导致水质变化;在 SO_4^{2-} 为 25mg/L、50mg/L、75mg/L 的水质条件下,浊度、色度和铁含量基本稳定,没有较大幅度的增加,在 SO_4^{2-} 为 100mg/L、130mg/L 的水质条件下,浊度、色度和铁含量均明显增加,其中色度平均增加量约为 20 度。根据研究结果,确定了北京市利用南水北调工程调用外来水源方案的水质控制指标:根据实验室管段模拟研究,确定北京市调用河北水库水的水质稳定性控制参数:控制出厂水 SO_4^{2-} <75mg/L,碱度处于 120~150mg/L。在此水质条件下,管网水质基本稳定,不会突发水质恶化的"黄水"问题。

通过上述研究形成了多水源频繁切换条件下管网水质的稳定性评价和预测方法,提出了南水北调多水源供水条件下水源及管网稳定性识别技术,实现了水源切换情况下管网黄水的预测;建立了以调控管网进水水质及生物膜为主的黄水控制技术综合方案;多水源分区调度调配技术、水质调节联合消毒工艺控制水质稳定性及管垢稳定性的控制技术、通过不同水源混合的方式调节管网入水的腐蚀性的控制技术（表 8-2）。

综合评价几种"黄水"控制技术方案　　　　　　　　　　表 8-2

技术方案	适用对象	优点	缺点	经济性
改变原水勾兑比例	管网规模大	工程量不大，易于操作	限于水源的限制	不会额外增加费用
水源的合理调配	管网规模大	对出厂水量和供水压力进行调节，容易操作	无法最大程度利用新水源	不会额外增加费用
管网管垢稳定性调控	地下水供水区域	铁释放控制效果明显，简单易行	尚无工程示范，管网太大，不易控制	增加消毒剂或曝气费用，所赠费用较少
管网清洗喷涂技术	水源切换管网末梢出现黄水问题	可以根本解决水源切换带来的黄水问题	对于末梢管网，施工地点较多	增加喷涂材料和机械费用

8.2.3　技术成果应用

该技术为南水北调受水区饮用水安全保障提供了有力支撑，并在北京市部分管网区域开展了应用示范：

（1）根据管网稳定性强弱，门城供水区实行 100％的水源置换；

（2）通过压力和流量调控，调整八厂地下水供水压力，保证供水边界稳定；

（3）通过多水源调配，控制第三水厂、第九水厂、田村山水厂出水硫酸根浓度小于 80mg/L。

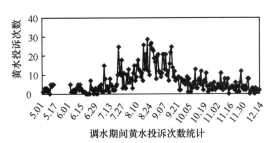

图 8-3　调水期间"黄水"投诉次数统计

成果应用有力地保障了首都供水安全，避免了 2009—2012 年间水源频发切换造成黄水现象的再次发生（由图 8-3 可知，日变化次数与未调水前相比没有增加）。同时，有效缓解了北京市水资源紧缺的矛盾，研究与工程应用结合紧密，取得了重要的社会效益和经济效益。

8.3　基于实时模型的大型城市供水管网运行调度技术

8.3.1　技术需求

经过三十多年的快速发展，我国大型城市供水系统发生了急剧变化，供水管线长度大幅延长，管网结构日趋复杂，对管网的运行管理缺乏有效、可靠的技术手段，爆管频发，漏损率和运行能耗不断攀升，局部地区还出现水质二次污染问题，对供水管网的安全、高效运行带来了严峻挑战。

8.3.2　关键技术内容

基于管网 SCADA 系统实时运行数据，提出管网节点流量的实时校验率定技术，对超大规模的管网模型进行修正和水力平差，实现在线管网模型的全自动校验。传统的管网建模软件以建模为中心，而管网节点流量的实时校验率定技术（CWaterNet）以日常运行服务为中心，更强调在管网模型上的应用，其核心就是以 SCADA 系统监测数据为基础的实时节点流量校验。CWaterNet 技术连接 SCADA 系统进行模型校验，实现模型与监测的数据同化，是实时系统。

以 CWaterNet 为平台，建立了广州市中心城区管道 $DN300$ 以上（含 $DN300$）实时的供水调度模型。CWaterNet 以广州市 GIS 系统的管网数据作为基础，首先应用系统的自动简化功能，形成管网模型，并对连通性进行自动校验；在此基础上进行人工数据检查，保证模型的物理准确性，最终形成广州市管网模型 $DN300$ 以上的管线覆盖率 99％以上，$DN300$ 管线覆盖率 95％以上，对于重要的 $DN200$ 连通管，模型中仍然保留。采用离线方式进行初步模型校验，在普通的台式计算机上分析时间少于 30min，在此基础上，启动模型在线校验，在服务器上 24h 无人值守运行。

8.3.3　技术成果应用

利用节点流量实时校验率定技术，建成了广州市中心城区 $DN300$ 及以上供水管网水力模型（供水规模达到 440 万 m^3/d，界面详见图 8-4），其主要技术指标如下：每次校验时间少于 15min；校验精度为 90％以上监测节点水头误差小于 1.5m；校验精度为 95％以上监测节点水头误差小于 2m（图 8-4）。

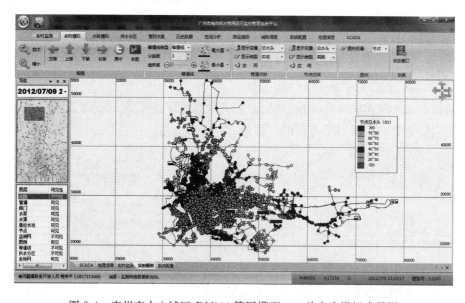

图 8-4　广州市中心城区 $DN300$ 管网模型——总水头模拟成果图

基于 CWaterNet 平台的管网模型运行两年多以来，应用水力调度预案进行辅助分析，有效地提高了广州市中心城区管网调度的效率和能力，在 2012 年供水量同比增长 5～10 万 m^3/d 的情况下，平均供水压力下降 3.46m，半年累计节约电耗 210 万 kW•h。

8.4 城市群协同供水及联合调度技术

8.4.1 技术需求

区域供水指水源相对集中、供水范围覆盖多个区域、管网相互连通的供水系统，它将有利于有效保护饮用水水源、提供充沛的供水水量、便于形成规模经济效应，提高供水的应急管理水平和可靠性，因此是城镇供水事业的一个发展方向。针对现有城市供水片内供水水源单一、水厂缺乏应付突发水质污染的应急处理措施、区域供水干管环网度不够和供水片间联络程度有限的现状，为实现"原水互补，清水连通"的区域应急联合供水系统，以供水 GIS、SCADA 和水力水质模型为工具，通过城市间协同供水系统优化布局、突发事故情况下城市间供水联合调度，建立区域联网供水与应急调度决策支持平台，形成具有城市连绵区特色的协同供水与联合调度技术。

8.4.2 关键技术内容

1. 技术原理

为发挥供水管网应急供水需求，需要建立准确的供水管网模型和及时、准确的在线监测系统。课题目标包括整合应急条件必须的供水企业软硬件设施，提高供水管网综合管理和服务水平，加强处置供水行业突发事故的能力。研究将分两部分进行平台构建。首先从区域联网供水模型的构建与校验，监测设施的优化布置，多区域管网应急调度分析方面进行研究；然后通过采购与研发平台模拟软件、布置现场测试仪器与设备，编制应急调度平台指南等，供水管网联合应急调度平台。

2. 技术组成

（1）多区域联网供水模型构建技术

多区域联网供水模型是掌握区域供水管网信息，进行供水应急方案分析的基础。因此，供水管网联合应急调度平台构建的首要任务是整合苏州市区各供水企业的管网模型，形成区域联网模型。

由于各自来水公司的供水管网管理信息化程度不同，项目执行过程中需要处理 CAD、GIS 和管网模型形式的原始数据文件。处理步骤为：首先将 CAD、GIS 文件转化为管网模型文件，然后将四个区的管网模型文件进行拓扑结构简化、坐标转换和图幅拼接。文件转换和管网模型文件简况见表 8-3。

各区供水管网模型处理情况汇总　　　　　　　　　　　　　　　　表 8-3

	苏州市自来水公司所属管网	苏州工业园区清源华衍水务有限公司所属管网	苏州新区自来水公司所属管网	苏州吴中供水有限公司所属管网
资料来源	AutoCAD 数据文件	园区管网拓扑信息数据文件	EPANET 模型文件	GIS 数据文件和 AutoCAD 数据文件
处理前管网信息	节点总数为 11658，管段总数为 11699	节点总数为 31368，管段总数为 31807	节点总数为 47865，管段总数为 48377	—
管网简化结果	节点 1223 个，管段 1289 条	节点 1884 个，管段 1913 条	节点 1778 个，管段 2068 条	节点 2351 个，管段 2449 条

文件转换：

将 CAD 格式文件转换为管网模型文件：以已知的 CAD 管线图为底图，按图层用多段线将管线重新定位，生成新的供水管网布置图。定位过程中，遵循以下原则：管径变换处、管道交叉处、有支管连接处或管道长度过长时等特征点位置，考虑设置节点；删除原有图纸中的孤立节点和较短的孤立管段；管网中明显需要连接处，经核实设置管线连接。

将 GIS 格式文件转换为管网模型文件：将 GIS 格式文件转换为管网模型文件的常用方式有两种，一种是导入到建模软件中处理，另一种是根据 GIS 数据库直接编写管网模型文件。例如，Shape 文件是 ArcGIS 系统通用的交换文件，可将 GIS 数据导出成 shape 格式文件，再导入到建模软件中形成管网模型文件。GIS 中所有管段、节点等信息都包括在了所建模型中。模型中可能存在一些要素属性缺失的情况，需手动输入。当 GIS 数据库中同时存在节点和管线信息表，并且以 Access 格式或 SQLServer 数据库格式存储时，可以根据 GIS 数据库编写管网模型文件。处理过程中首先要熟悉管网模型文件的书写格式，弄清文件中要素的表达方法；然后在 GIS 数据库中寻找相应的表格与字段，并与管网模型文件中所需数据一一对应；最后按管网模型文件格式将 GIS 数据库中数据编写到管网模型文件中。

管网模型文件处理：

拓扑结构简化：由 GIS 或 CAD 转换生成的管网模型文件，存在过多的测点或拐点，这些点在管网模型中都以节点的形式表现。这些节点的存在对水力计算的结果影响不大，但影响了模型图的表达，因此需要对它们进行处理。处理的目标是删除不必要的节点，且不改变管段的形状，将此点的上下游管段合并为一条管段，长度为两段管长之和。

坐标转换：分区建模后可能出现各管网区坐标系不同的情况，例如，有的区采用的是经纬度坐标系，有的区采用的是当地坐标系，有的区采用的是北京 54 坐标系，此时需要统一坐标系。如果在建模时采用的是经纬度坐标，而在有些建模软件（如 EPANET）中的坐标精度不够，就会出现节点重合、模型难以放大的问题。苏州市四家自来水公司所属管网模型处理中，只有一家公司采用了经纬度坐标系，其他三家采用苏州市坐标系统。因此，经过将经纬度坐标转换后，统一采用了苏州市当地坐标系统。

图幅拼接：坐标系统一后就要进行图幅拼接。相邻图幅的边缘部分，由于原图本身的误差或数字化输入的误差，同一要素的坐标数据不能互相衔接。因此，必须进行图幅数据的边缘匹配处理，使相同要素的坐标数据相互衔接，同一要素的属性均相同。采用的方法包括：a. 如果相邻图幅的接缝并不是整齐的接缝，存在同一编号管段并不重合的情况，则首先删除共同管段，然后按原拓扑关系，在两图幅内原管段的起止节点间建立新管段，管段编号仍沿用原编号。b. 如果相邻图幅的接缝是整齐的接缝，且划分在节点处，但接缝处的节点坐标并不相同，则要消除公共边界，即删除此点及相关的管段，再将所删除管段的另一端节点相连。

（2）压力监测点布置技术

供水管网压力监测的主要目的是通过供水 SCADA 系统监测值，了解供水管网的运行状况，以便对供水管网进行调度、事故监控以及实现分区管理。布置方式通常采用优化计算与定性原则相结合的方式。其中，供水管网中压力监测点分布数量和位置的研究方法通常采用聚类分析法，计算步骤如下。

步骤 1：求水量影响矩阵 $[X]$

依次在每个节点增加一个微小流量 ΔQ_k，例如取 $\Delta Q_k=10\%Q_k$，分别进行水力分析计算，得出各个节点的压力值 H'_k，然后定义 X_{ik} 为节点 k 对节点 i 的影响系数，其计算公式见（8-1）：

$$X_{ik}=\frac{H_i-H'_i}{H_k-H'_k}(i,k=1,2,3,\cdots,n)\tag{8-1}$$

式中　H_i、H_k——分别为基准工况下 i、k 节点水压；

　　　　H'_i、H'_k——分别为节点 k 流量改变后节点 i、k 的水压。

所有 X_{ik} 用矩阵表示为 $[\boldsymbol{X}]$，求得水量影响矩阵。显然，其主对角线上的元素 $X_{ii}=1$，其余元素 $0<X_{ik}<1$。

步骤 2：水量影响矩阵 $[\boldsymbol{X}]$ 标准化

由于所得到的矩阵 $[\boldsymbol{X}]$ 中数据量级相差较大，不能直接利用原始数据计算，否则可能突出某些数量级特别大的特性指标对分类的作用，而降低甚至排斥某些数量级较小指标的特性作用，影响聚类结果的合理性。因此，对原始数据进行标准化处理，即只改变数据的大小，而不影响排序的结果，使每一数值统一于某种共同的数据特性范围，例如采用标准差规格化法进行数据处理，得到水量影响极值标准矩阵 $[\boldsymbol{X''}]$。

步骤 3：标定

对前述得到的水量影响极值标准矩阵 $[\boldsymbol{X''}]$ 进行分析，例如采用欧氏距离法求出两两节点依 $X''(i,k)$ 的相似程度系数 $r(i,j)$，从而得到水量影响模糊相似矩阵 $[\boldsymbol{R}]$。

步骤 4：聚类

采用从模糊相似矩阵 $[\boldsymbol{R}]$ 出发的编网法聚类。即选定某一模糊标准 $\lambda\in[0,1]$ 作 $[\boldsymbol{R}]$ 的截矩阵 $[\boldsymbol{R\lambda}]$，将 $[\boldsymbol{R}]$ 中元素大于或等于 λ 的记为 1，其余元素记为零，然后在 $[\boldsymbol{R\lambda}]$ 上编网，将 n 个节点分为若干组。

步骤5：确定测压点位置和数量

在上述每组中选择具有代表性的点作为测压点，在具有 m 个节点的组别中，每个节点都与 $m-1$ 个节点存在欧氏距离，通常认为与其余 $m-1$ 个节点平均欧氏距离最小的节点是最具有代表性的，则选此点为测压点。

为尽量保证布置的每一监测点最优，充分借鉴自来水公司运行管理需求，结合供水分界线、管网末梢、大用户或重要部门、管网调度敏感点等，最后在原有160个压力监测点的基础上，确定出了新增设的60个压力监测点位置。

（3）多区域管网应急调度分析技术

为了解事故情况下对管网正常用水造成的影响，需要在管网模型的基础上，引入管网事故时用水安全性评价指标。将管网可靠度系列指标用于评价事故对管网供水安全的影响。给水管网可靠性评价，就是对给水管网系统中各要素进行综合的系统分析，以获得管网运行的可靠性情况。其中，最重要的步骤是确定节点的可用水量和节点瞬时水质可靠度。

1）节点可用水量

根据水量和水压之间存在函数关系，当水压高于系统允许的最大水压时，虽能满足水压要求，但存在安全隐患，容易引起爆管等安全事故，因此定义节点失效；当水压值大于期望的水压值而小于允许的最大水压值时，水量满足要求；当水压低于期望的水压值而高于允许的最小水压值时，水压部分满足要求；当水压低于允许的最低水压值时，节点就完全失效。

2）瞬时水质可靠度

通过给水管网水质模拟获得各节点的水龄值，由此判断此节点的水质可靠性。若节点水龄不大于理想的节点水龄值，则该节点处于理想服务状态；若节点水龄值在理想水龄值和允许的最大水龄值之间，则该节点处于可允许服务状态；若节点的水龄值超出允许最大水龄值，则该节点处于不可接受服务状态。

例如，针对金墅、寺前水源事故，受影响的区域为苏州市自来水公司和苏州新区自来水公司所属管网。如果按照水力可靠性达到0.7即认为能满足事故时的用水可靠性要求，通过分析可知，这是需要启用西塘河应急水源；苏州新区从市区管网应急调水。苏州新区一天中除凌晨6：00～7：00时段外的其他23h管网用水可靠性远大于0.7。可靠性低于0.7的节点主要位于苏州新区的西部和北部。

（4）技术成熟度与经济可行性分析

本项工作根据苏州市区域供水联合应急调度的需求，开发了"苏州市供水管网联合应急调度平台"。技术上基于给水管网的不同数据源和地图拼接方法，构建了多区域给水管网动态模型；结合供水管网测压点优化布置理论并考虑运行需求，进行了测压点的优化选址；结合节点平均水力可靠性与水质可靠性评价方法，进行了多区域应急调度方案分析。然后，从计算软件、水压监测设备和操作指南编制等方面，构建了区域联网供水与应急技术决策支持平台。

联合应急调度平台构建是提高供水企业应急管理的重要环节，还需要在日常运行管理、管网调度监控信息的融合、供水事故应急演练等方面不断完善，以便真正发挥应急调度的辅助决策作用，从理论、技术和管理方面提高供水的合理可靠性。

从整个区域的供水安全性、地下水资源保护、打破各自来水公司利益关系方面，进行水资源的统一调配，发挥供水取水、输水、处理和配水的规模效应；采用的区域供水管网模拟软件、压力监测设备以及计算机硬件系统已经具有初步功能，满足实际需求方面，均具有经济可行性。

8.4.3　技术成果应用

根据苏州市区域供水联合应急调度的需求，开发了"苏州市供水管网联合应急调度平台"。该技术基于给水管网不同数据源和地图拼接方法，构建了多区域给水管网动态模型；结合供水管网侧压点优化布置理论并考虑运行需求，进行了测压点的优化选址；结合节点平均水力可靠性与水质可靠性评价方法，进行了多区域应急调度方案分析。然后从计算软件、水压监测设备和操作指南编制等方面，构建了区域联网供水与应急技术决策支持平台。

基于供水模拟软件 3HHY Net Simu V8.0 进行了功能改进，平台软件实现了支持大规模的数据量；采用标准数据库 SQL Server 保存数据，可与各自来水公司现有管网模型和 SCADA 系统交换数据；支持多人同时浏览操作，具有相关系统升级改造、扩容和资料更新后保证数据自动准备导入与必要的导出功能等。

根据给水管网监测点优化布置的基本原则和联合应急调度的实际需要，各自来水公司安装了一批 DLA-P10 系列智能数据采集终端，集压力传感器、微处理器、无线通信模块（远传数据）与自供电电源为一体，能远程设置相关参数。终端具有上下线报警和变化率报警功能，且不受通信时间间隔的限制。这些数据采集终端有强大的主台软件《智能数据采集终端软件 V2.0》，该软件预留了与管网建模、科学调度等相关系统的数据接口。因此，调度平台的水力水质模拟软件可以轻松、实时读取这些终端的数据，对于应急调度管网模型的初步、快速校准有一定意义。

苏州市供水管网联合应急调度决策支持平台，将依靠各自来水公司日常使用的 GIS、SCADA 和管网模型的正常运行参数，利用平台软件进行水力和水质模拟，提出应急调度决策方案。该平台构建的主要内容包括平台模拟软件开发、给水管网数据采集终端布置、平台操作指南编制以及其他辅助设施（例如计算机服务器）等内容。

1. 苏州市供水联合应急调度平台软件开发

苏州市供水管网联合应急调度平台软件充分考虑苏州市区各供水企业管网模型的应用情况和发展需要，可对不同供水条件下的管网运行现状进行模拟计算，评价管网中的管道输水能力、管道水头损失、管网压力分布和管网水质。为此，基于供水模拟软件 3HHY NetSimu V8.0，进行了功能改进，平台软件实现了支持大规模的数据量；采用标准数据库 SQLServer 保存数据，可与各自来水公司现有管网模型和 SCADA 系统交换数据；支持多人同时浏览操作，具有相关系统升级改造、扩容和资料更新后保证数据自动准备导入与必要的导出功能等。

2. 管网压力检测仪器

根据给水管网监测点优化布置的基本原则和联合应急调度的实际需要，在苏州市区供水管网内新增 60 套 DLA-P10 系列智能数据采集终端，集压力传感器、微处理器、无线通信模块（远传数据）与自供电电源为一体，能远程设置相关参数；终端具有上下线报警和变化率报警功能，且不受通信时间间隔的限制。这些数据采集终端有强大的主台软件，预留了与管网建模、科学调度等相关系统的数据接口，调度平台软件可以轻松、实时读取这些终端的数据。

3. 苏州市供水管网联合应急调度平台操作指南

为发挥"苏州市供水管网联合应急调度平台"的服务功能，编制了《苏州市供水管网联合应急调度平台操作指南》。该指南共分四个部分。

第一部分为总则，包括编制目的、编制依据、城市供水概况、供水事故分级及响应机制、适用范围、工作原则、组织机构与职责。其中，根据突发供水事件响应坚持属地为主的原则，平台将适用于对苏州整个市区产生不利影响的供水水质和水量事故响应。

第二部分为供水管网联合应急调度平台说明，包括苏州市供水现状、苏州市应急工程措施状况和苏州市供水管网联合应急调度平台状况的介绍。

第三部分为供水管网联合应急调度平台操作程序，包括应急要求下的各公司日常运行模型的维护方法、应急状况下的数据传输方式、模拟方案分析、模拟结果应用和调度过程中的注意事项、应急时间处理后的经验总结等。调度过程的注意事项为应急管道冲洗与消毒、应急泵站的调度等技术规定。应急事故处理完成后需要从软件的合理性、硬件的合理性、调度效果及需要改进的建议方面进行分析和总结。

第四部分为应急调度案例分析，包括设定水源事故、水厂制水设施事故和重要供水管线事故情况下的假设案例分析。

8.5 山地城市供水系统优化设计和安全调控技术

8.5.1 技术需求

山地城市以重庆为例，受地形起伏频繁、终端用户压力需求变化大、高层建筑多的限制，重庆市输配水管网系统大多采用分级供水的形式，压力分级数最多达 7、8 级，形成了以管道系统为线、以各种高位水池、加压泵站及高层建筑二次供水池等为点、以片区组团为面的多组团、多级加压输配水系统特征，与我国其他地区差异十分显著。主要表现为：首先，由于山地城市管网及其水源地面标高相差悬殊，管网采用多级加压、供水压力大，漏损率高达 28%，漏损严重，低区管段压力大，爆管问题严重，二次污染风险较为突出。第二，由于受山地城市布局的影响，山地管网延伸远，成环困难，也有部分管段压力不足，不能满足用户需求；供水系统整体性差，调度困难，水质、水量、水压可靠性低。第三，与平原地区管网相比，山地管网基建投资高、整体能耗高、运行管理费用也高。第四，由于山地城市输配水系统存在多组团、多级加压系统，则出厂水在输水过程中，在加压泵站、减压池、调节池中易受到二次污染。

8.5.2　关键技术内容

1. 技术原理

山地城市供水管网优化设计技术的主要原理是基于干、支分开的基本理念。其中，干线指从二级泵站到控制点的管线，一般是起点（泵站、水塔）到控制点的管线，终点水压已定，而起点水压待求，可通过干线经济流速来确定；支线指起点的水压标高已知，而支线终点的水压标高等于终点的标高与最小服务水头之和，可根据水力坡度、充分利用两点的压差来确定。

对于供水高差较大（100m 以上）的山地城市供水管道，采用两阶段止回及管道起点连续流量 1/5 管径控制技术，通过流量及分级止回，有效地降低高扬程供水的水锤效应。山地城市供水系统排水阀应满足：在充气压力 0.2MPa，管内压力 100m 水头时，单位时间排气量应在 $0.87m^3/s$ 以内。

2. 技术组成

山地城市多级加压供水系统分区分级与安全调控技术由以下 4 部分组成：

1）基于关键线路生命周期成本分析的山地城市多级加压供水系统分区分级技术

传统的系统优化主要基于较小规模甚至虚拟系统，其优化结果通常并不符合较大规模的山地多级加压供水管网系统的实际情况。研究中采用 WaterGEMS 软件，对重庆市江南片区供水管网（100mm 以上管道）进行概化，建立了工程师 GEMS 平台，在实现 70000 多个水表节点属性数据录入的情况下，建立了真实、完整的管网分区分级优化模型平台。以此真实管网 WaterGEMS 模型为平台，结合山地城市特点，对现有不同分区分级模式进行模拟，分析各分区分级方案下供水管网系统的投资成本和能耗成本，总结提出了基于关键线路的系统生命周期成本控制（SLCC）的干线优化计算简化方法，提出了持压互联、独立子系统、同一系统多池系等三种供水模式及其适用条件，并通过增加旁路系统对现有持压互联阀进行改造和集成创新，开发出了适应性和稳定性更好的持压互联阀技术，为持压互联模式提供了技术支撑。同时，提出山地城市供水系统应结合供水安全进行分区分级，一般应干支分开，且干管上尽量少直接开口，对于供水高差较大（100m 以上）的地区，应采取高区按照高扬程短半径安全控制原理分级。

2）基于高速排气、起点分流和两级止回的山地城市供水系统爆管预防技术

对山地城市供水系统爆管的原因进行了分析。针对山地城市地形，提出结合地形采取干管高置的供水系统布置模式。针对阀门启闭导致水锤并引起爆管的问题，提出了起点分流、两级止回和增设气压罐等三种解决方案，并在中试平台上上开展了对比试验，总结提出三者对于高扬程山地城市供水管网水锤预防与控制的效果为起点分流＞两级止回＞增设

气压罐，研究发现采用两阶段止回及管道起点连续流量 1/5 管径控制技术，可实现消除 60m 左右的压力冲击，有效地消除了高扬程供水的水锤效应。根据山地城市供水管网系统进排气量大导致爆管的特点，提出了应在供水管网中设置高速排气阀，并结合在中试装置上进行试验研究，提出山地城市供水系统排水阀应满足：在充气压力 0.2MPa，管内压力 100m 水头时，单位时间排气量应在 $0.87m^3/s$ 以内。

3) 基于模块化 SCADA 的山地城市供水系统分区分级联动控制技术

针对山地城市供水系统多池系的特点及分区分级联动控制的需求，结合 DMA 分区范围和关键要素提成，并进行二次开发，开发出了基于模块化 SCADA 的山地城市供水系统分区分级联动控制技术。

在江南片区压力等级分区的基础上，引入 DMA 分区理念，把每个等级分区内部划分为多个分区计量区域，每个区域有清晰、稳定的边界，使进入该区域的夜间流量能够准确计量。完成南岸片区的 DMA 分区；结合管网特点和实际需求，研究提出了 DMA 点与水质监控 RTU 关键要素集成提取技术，为管网优化调度提供了技术支撑；在各个 DMA 点安装了遥测设备以及在线浊度仪、余氯仪、流量计及 pH 计。对示范区联动控制点的流量和水质在线监测，能够很好地保证 DMA 区域内的水压和水质，以满足用户需求和供水安全。在中途加压泵站中应用了微机保护器和 Modbus RTU 技术，并开发了相应的平台，为实现水量、电量的在线采集与传输和 SCADA 模块设计及辅助能耗分析提供了技术支撑。对现有简单的 SCADA 系统进行改进，结合中途加压泵站联动控制，开发了模块化的 SCADA 系统和辅助能效分析系统，实现多级、多池系供水管网系统的远程拓展控制和多级联动控制。

4) 基于中途加氯的优化消毒和立体成环的山地城市供水系统水质安全保障技术

通过应用 WaterGEMS 建立管网水质水力—水质模型，并结合小试和中试结果，提出了降低出厂水加氯量、与山地城市供水系统多池系相结合的中途优化加氯（消毒）技术，同时依托持压互联技术，提出了与山地城市竖向高程变化复杂、平面成环难相适用的级内或级间立体成环的水质保障技术，与山地城市水锤和爆管预防技术相结合，形成了山地城市多级加压供水系统水质安全保障技术体系，为众多山地城市的供水管网水质安全保障提供了参考。

3. 技术经济可行性分析

山地丘陵城市供水系统优化设计和安全调控技术属于示范技术，目前相关技术及指南已应用于示范区示范工程的设计与施工中，并在类似区域进行了推广，技术风险低。其中，SLCC 干线优化计算简化方法基于技术成熟的寿命周期概念（LCC）提出，简化了多级加压管网系统的经济计算，比传统的管网年成本理论更加科学及接近生产实际。技术成熟度约处于 TRL6；高速排气、起点分流和两级止回技术具有严谨的理论基础，并经较为成熟的国际软件核算、场地中试、示范区应用，类似区域推广，技术成熟度约处于 TRL7 以上；基于模块化 SCADA 的山地城市供水系统分区分级联动控制技术引用了成熟的 DMA 分区理论，结合山地城市的特征，将 DMA 点与水质监控 RTU 点集成一点提取经示范区应用，类似区域推广，技术成熟度约处于 TRL7 以上。

山地丘陵城市供水系统优化设计和安全调控技术经示范工程应用和类似区域推广，技术应用投资少，能够有效保障山地丘陵城市供水系统运行和管网水质安全，具有较好的经济可行性。

8.5.3　技术成果应用

山地城市多级加压供水系统分区分级与安全调控技术成果已应用于重庆市江南片区供水管网改造示范工程（图 8-5），示范区位于重庆市江南片区。示范的内容为多级加压供水系统优化与运行安全及水质保障综合示范，示范工程供水规模改造前 21.5 万 m^3/d，改造后 25 万 m^3/d，供水人口约 60 万人，供水面积 40km²，设计改造 113.4 km，实际改造 108.2 km，工程实际投资约 1.4 亿元，少部分资金为国债，其余为企业自筹。依托工程为重庆市主城区管网改造工程。本工程不仅充分利用了原本废弃的高位水池，而且改善了水质，降低了爆管率和漏失水平，保护了公众健康，为当地城市居民带来了显著的社会效益。

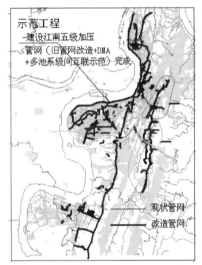
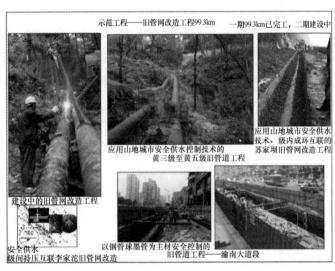

图 8-5　重庆市江南片区供水管网改造示范工程

高扬程供水技术的研究成果也应用于重庆市江南片区供水管网改造示范工程，采取了 5 级 10 区混合供水模式。其中，通过优化计算增加会展中心输水管联络管（关键线路）管径（从 $DN500$ 增大到 $DN700$），使江南水厂二级泵站输水压力下降了 1.6～3m，降低了系统生命周期成本和能耗，实现了配水系统优化，使该片区供水系统年节约电费 160 万元以上，投资回收期仅约 3.5 年。

南岸片区老旧管网改造工程，管网水的水质大幅度提高，浊度下降了 58.82%，细菌指标下降了 99.38%，铁、锰指标分别下降了 68.33%、91.67%。爆管频率由 2004 年的 0.7 次/(km·a) 下降到 2011 年的 0.068 次/(km·a)，低于国内大城市的平均水平 0.17 次/(km·a)，达到国内先进水平。通过旧改工程，提高了区域的供水压力，压力平均提高 5m，同时通过区域之间的管网整合，实现了不同区域的水厂互相调水，进一步保证了主城的供水安全。旧管网改造后，供水有效率提高了 2%，即管网漏失率减少了 2%。总计节约成本 675 万元。DMA 的示范建设，通过对示范区的流量和水质在线监测，能够很好地保证 DMA 区域内的水压和水质满足用户需求和供水安全，使供水的水平达到一个新的高度。

自主研制开发的管网漏损检测定位仪已在示范城市绵阳、重庆的供水管网中进行了泄漏检测定位应用，泄漏发现准确率大于 90％，已加工多台样机分别在重庆水务集团和绵阳水务集团中使用，准备产业化。

8.6 供水系统防震设计和安全调控技术

8.6.1 技术需求

地震对城市供水管网破坏极大，常导致大面积管网破损，管网破损与修复易引发管网污染。因此，地震对供水管网的设计带来极大的难度，对管网系统的运行带来极大的安全隐患。此次"5·12 汶川大地震"就导致供水系统严重受损。研究前缺乏针对供水管网抗震计算与安全评估的可靠方法；缺乏供水管网设计、施工和运行管理中抵御地震灾害的措施和具体要求；缺乏供水管道埋深确定，管材、管道接口形式以及管道与构筑物连接形式选择等的技术指南。

8.6.2 关键技术内容

1. 技术原理

研制出了管—土相互作用的试验装置，开展了地震影响下管—土相互作用的试验研究，进行了不同管材、不同埋深下管土相互作用的试验，获得了管道震损与场地条件及埋深等的关系，为供水管网抗震设计时的场地条件、规划布置、管道埋深、地基处理等提供了基础数据。得到了球墨铸铁管承插胶圈接口、PE 管热熔接口、AGR 承插接口等不同接口形式的抗力和抗震性能以及接缝弹性系数与管径和管材的关系，为供水管网抗震设计时的管材、接口选择和接口抗震计算参数选取等提供了依据。提出了基于震害经验及抗力试验的管网抗震可靠度评价技术；提出了地震频发区供水管网的抗震优化设计技术。

提出了基于信号相关分析和近似熵的提取技术及自适应滤波定位技术。研制出了一次可接入 128 个传感节点，单个探头可检测的最大长度为 350m，可以持续检测 200 个小时以上的管网漏损检测定位仪；经测试和应用表明，泄漏定位误差小于 1m，泄漏发现概率大于 90％。

2. 技术组成

（1）地震频发区供水管网抗震优化设计技术及指南

突破了地震频发区供水管网的抗震优化设计技术，针对管网抗震计算分析与安全评估，场地条件要求及处理措施，管道埋深确定，管材、管道接口形式以及管道与构筑物连接形式选择，减少和避免振动对管道变形影响的技术措施等编制了抗震优化设计技术指南。

震后管网破损特征调查研究及不同管材、不同管径、不同管龄管道与接口的抗震性能统计分析研究。通过破损资料的统计分析，找出了震损与地震烈度、场地条件、管材、管径、接口形式等因素的相关关系。

研制了供水管道接口拉拔和弯曲抗力测定的试验装置，通过 70 多组试验，得到了球墨铸铁管承插胶圈接口、PE 管热熔接口、AGR 承插接口等不同接口形式的抗力和抗震性能以及接缝弹性系数与管径和管材的关系，为供水管网抗震设计时的管材、接口选择和接口抗震计算参数选取等提供了依据。

研制了管—土相互作用试验装置，开展了地震影响下管—土相互作用的试验研究，进行了不同管材、不同埋深下管土相互作用的试验，获得了管道震损与场地条件及埋深等的关系，为供水管网抗震设计时的场地条件、规划布置、管道埋深、地基处理等提供了基础数据。

开发了埋地管道受地震作用的计算分析平台，建立了供水管网抗震性能综合评价体系，为管网抗震优化设计的应用提供了分析平台。开发了供水管网抗震计算机辅助设计软件。

(2) 震后管网漏损检测定位技术及设备

研制出了一次可接入 128 个传感节点，单个探头可检测的最大长度为 350m，可以持续检测 200 个小时以上的管网漏损检测定位仪；经测试和应用表明，泄漏定位误差小于 1m，泄漏发现概率大于 90％，国外同类产品准确率为 75％～80％，优于国内外同类仪器。仪器系统可靠性高，性能稳定。

3. 技术经济可行性分析

自主研制开发的管网漏损检测定位仪已在示范城市绵阳、重庆的供水管网中进行了泄漏检测定位应用，泄漏发现准确率大于 90％，优于国内外同类仪器，仪器系统可靠性高，性能稳定。已加工多台样机分别在重庆水务集团和绵阳水务集团中使用，处于产业化前期阶段。

其中，SLCC 的管网干线设置为 2 根以上，降低了初期投资，并且执行该技术后配水支管的建设投资可以降低，以及大幅度降低泵站的管网建设，并可使二次供水充分利用余压，节约能源，增加的投资，其回收期在 5 年以内，具有较好的经济可行性；地震频发区供水管网抗震优化设计技术的应用在确保供水管网抗震可靠性的基础上，通过场地规划、埋深确定、管材优化、地基处理措施优选等，可以在小幅增加工程投资（10％）的情况下，大大提高供水管网的抗震性能。

自主研发的管网漏损检测定位仪检漏精度高，能检测出的最小漏损量为 0.03L/s。检测的管材范围广，对铸铁、球墨铸铁、镀锌管、钢筋混凝土管等都能进行有效检测。与国外两类设备相比性价比高：a. 国外便携式泄漏定位设备，通常是 2 个探头的，价格在 15 万元以上，而本设备的价格为 10 万元；本设备能有效检测的最长管长为 350m，国外设备通常在 200m 左右。b. 分布式泄漏监测系统，通常是多探头监测系统，国外设备 1 个探头价格大约 1 万元人民币，本设备的一个探头价格为 0.7 万元人民币。

8.6.3 技术成果应用

供水管网抗震优化设计技术指南已应用于北川新县城东横一路、东纵一路 1711m 和绵阳市园艺片区 10596m 供水管网的设计与施工中，建成绵阳市园艺片区供水管网抗震优化改造示范工程一项。为地震频发区供水管网系统的重建、改扩建与运行等提供了技术支撑。

该示范工程的示范技术为基于震害经验及抗力试验的管网抗震可靠度评价技术、地震频发区供水管网抗震优化设计技术、震区供水管网漏损检测定位技术。

据绵阳水务（集团）有限公司爆管统计表，绵阳市园艺片区供水管网在 2011 年 9 月～2012 年 3 月期间（即未应用本成果建设前），共计发生自然爆管或漏损 17 次（其中一年左右管龄的管道爆管 4 次）；而应用本成果建设后的绵阳市园艺片区供水管网抗震优化改造示范工程（图 8-6）运行以来，管网未发生爆管，也没有漏损（据第三方资质机构的漏损检测结果）。表明抗震设计施工效果明显。

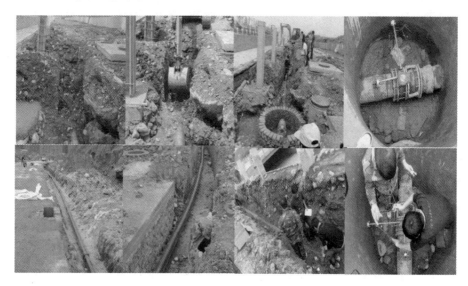

图 8-6 新型抗震管材敷设、接口施工及光纤光栅监测仪布设

北川新县城供水管网自 2010 年 8 月中旬正式运行 18 个月（至 2012 年 3 月）以来，共计发生爆管或漏损 123 处，扣除施工或人为破坏 21 处，自然爆管或漏损 102 处，按供水管网总长度 50km 计，实际的爆管率为 1.36 次/（km·a）；而应用本成果设计建设的东横一路、东纵一路供水管网未发生爆管。对比其他区域 1.36 次/（km·a）的爆管率，抗震设计施工效果明显。

地震频发区供水管网抗震优化设计技术指南与抗震计算机辅助设计软件为地震频发区供水管网系统的重建、改扩建与运行等提供了技术支撑，对降低地震频发区爆管率，保障震区供水管网安全输配等具有较大的社会效益。

8.7 城乡一体化的安全供水水质维持技术

8.7.1 技术需求

城乡一体化供水管网系统与传统的城市供水管网系统存在明显区别，特别是乡镇管网。乡镇管网具有的问题和特点：一是枝状管线占了较大比例，形不成循环回路，不利于管网水质维持；二是末端管线管径受城市用水量标准设计影响，目前用水情况下（有个逐步增长的过程），乡镇供水管线流速明显偏小或接近于滞流状态，存在先天不足；三是末端居民用户用水过程规律与城市有较大区别，间歇性特点明显，管网水质变化规律较难把握；四是乡镇供水系统远离供水中心及供水维护中心，传统运行维护手段面临挑战。

嘉兴市城乡一体供水覆盖水平已经达到全国前列，但乡镇末端管网的水质稳定达标问题依然突出。2010 年 4 月乡镇用户龙头水质抽样检测结果表明 56％的采样点余氯不达标。除此之外，由于体制上的原因，乡镇供水系统地表水源、地下水源共用的情况非常普遍，产生了细菌指标超标等新问题。随着嘉兴市城乡一体供水工程的大力推进实施，目前嘉兴市城市水厂与乡镇用户已经连成一体，乡镇原有水厂由于工艺落后及地下水禁采的原因逐步退出了历史舞台，基本实现了城市水厂的统一面上供水。但由于历史遗留下来的管理及产权归属上的原因，目前嘉兴市城乡一体供水还没有实现真正意义上的"统供统管"，技术力量较强的城市供水企业对乡镇用户来说仅仅起着卖水的职责，乡镇供水目前还归属技术力量薄弱的乡镇水厂管理，形成分级供水、多元管理的局面，技术管理资源没有得到有效、合理利用，乡镇用户饮用水水质保障存在安全隐患。城乡一体供水实施后，量大面广的供水系统监控管理能力和技术还有待提升和突破。

8.7.2　关键技术内容

1. 技术原理

针对城乡一体供水管网系统的水质安全问题，以浙江省嘉兴市城乡一体供水管网改扩建工程为依托，建设室内外大型中试装置开展城乡一体供水管网水质生物、化学稳定相关规律研究，研究基于管网恢复力评价和水质保障的城乡一体化供水系统改扩建技术，开发基于在线监测反馈校正的城乡一体供水管网水力水质模型，在此基础上，构建基于末端反馈与消毒剂现场发生的城乡一体供水管网二次消毒优化调度平台，通过技术集成和示范工程建设，达到提升城乡一体供水管网系统水质保障能力水平的目的。

2. 技术组成

（1）基于管网恢复力评价和水质保障的城乡一体化供水系统改扩建技术

1）管网恢复力评价定义

针对城乡一体化供水系统的特性，提出了系统运行经济性、系统运行可靠程度、管网水质全局平均保障水平三个优化目标。系统运行可靠程度则采用管网恢复力的概念并加以修正。管网内发生事故时，往往不能满足用户的用水需求，但若供水系统中存在足够的剩余能量，即使发生事故，能够提供的剩余能量依然可以抵消因发生事故带来的能量损失，仍能满足正常供水需求，即管网剩余能量和系统可靠度存在正相关性。管网恢复力的概念基于输入管网中的总能量等于克服管网水头损失所消耗的能量与在节点处能够提供给用户的剩余能量之和。

$$P_{inp} = P_{int} + P_{out}$$

$$P_{\text{inp}} = \gamma \sum Q_k H_k + \sum P_i$$

$$P_{\text{out}} = \gamma \sum Q_j H_j$$

$$I_r = 1 - (P_{\text{int}} / P_{\text{int,max}})$$

式中：P_{inp} 为输入管网中的总能量，Q_k 和 H_k 分别为水源点 k 的输出流量和扬程，P_i 为 i 点泵站的输出能量；P_{out} 为输送给用户的能量；P_{int} 为克服水头损失所消耗的能量；H_j 和 Q_j 分别为节点 j 的实际水压和需求用水量；I_r 为管网恢复力评价指标；$P_{\text{int,max}}$ 为满足节点需水量和最低水压保证时能够在管网中消耗的最大能量。

最大化管网恢复力评价指标虽然增加了节点的剩余能量，但并没有确切反映出冗余能量对系统可靠度的影响性。环状管网中各节点间水头损失存在严密的逻辑关系，为综合考虑环路之间的相互影响及各节点的实际影响程度，引入如下修正权值：

$$C_j = k \cdot \sum D_j / (n \cdot D_{\text{max}})$$

$$k = \begin{cases} 0.7 & n = 2 \text{ 且 } D \geqslant 400 \\ 1 & \text{否则} \end{cases}$$

式中　C_j——节点的修正权重值；

　　　k——考虑拓扑结构的折减系数；

　　　D_j——连接节点 j 的管径值；

　　D_{max}——连接节点 j 的所有管径最大值；

　　　n——连接节点 j 的管段个数。

综合上述各式，管网恢复力指标可修正为 I_n：

$$\max I_n = \frac{C_j \sum Q_j (H_j - H_j^l)}{\sum Q_k H_k + \sum P_i / \gamma - \sum Q_j H_j^l}$$

$$\text{If} H_j < H_j^l, C_j \sum Q_j (H_j - H_j^l) = 0$$

式中　H_j^l——节点 j 的最小要求水压保证值。

2）基于动态 Pareto 策略和改进 HS 的城乡一体管网改扩建优化技术

a. 基本 HS 算法

和声搜索算法（Harmony Search Algorithms，简称 HS）由 Geem 在 2001 年提出，基本思想来源于对音乐演奏中通过调和音符达到最优演奏效果过程的模拟。算法的相关参数主要有：和声记忆库容量 HMS（Harmony Memory Size）、和声记忆库内搜索概率 HMCR（Harmony Memory Considering Rate）和记忆调节概率 PAR（Pitch Adjusting Rate）。和声记忆库为永久保存的解容量空间，以数组的形式将解向量及目标函数值保存起来，可根据实际设置合适的容量大小即解向量的个数。

$$\begin{bmatrix} x_1^1 & x_2^1 & \cdots & x_N^1 & \bigm| & f(x^1) \\ x_1^2 & x_2^2 & \cdots & x_N^2 & \bigm| & f(x^2) \\ \vdots & \vdots & \cdots & \vdots & \bigm| & \vdots \\ x_1^{\text{HMS}} & x_2^{\text{HMS}} & \cdots & x_N^{\text{HMS}} & \bigm| & f(x^{\text{HMS}}) \end{bmatrix}$$

在迭代过程中，可通过以下三种方式产生新解：

i. 随机产生解分量。类比音乐演奏中音符可在乐器范围内随机选择，新的解分量可以 $1-HMCR$ 的概率从可行解空间 X_i 中随机产生。

$$x_i' \leftarrow x_i' \in X_i = \{x_i(1),\cdots,x_i(K)\}，概率 1-HMCR$$
$$i = 1,2,\cdots,N;x_i(1) < x_i(2) < \cdots < x_i(K)$$

式中：N 为解分量的个数（每组解中管径数量），K 为可行解空间大小（可选管径数量）。

ii. 记忆内搜索。类比音乐演奏中音符可从音乐师记忆最佳音调中产生，新的解分量可以 $HMCR$ 的概率从和声记忆库中选择。

$$x_i' \leftarrow x_i' \in \{x_{1i},x_{2i},\cdots,x_{HMSi}\}，概率 HMCR$$

iii. 记忆调节。在记忆内搜索得到一个解分量后，根据记忆在相邻范围内以 PAR 的概率调节解分量值，否则以 $1-PAR$ 的概率保留解分量值。

$$x_i' \leftarrow x_i(k \pm m)，概率为 HMCR \cdot PAR$$
$$x_i' \leftarrow x_i(k)，概率为 HMCR \cdot (1-PAR)$$

式中：k 为可行解空间 X 中的第 k 个元素，m 为其相邻的元素位置（$m \in \{1,2,\cdots,N\}$）。

HS 算法具有独特的优点：随机搜索部分的引入扩大了搜索范围；不需要保存一定长度的编码序列，而是以各解分量单独作为信息存储单元，以单元为媒介进行选择传递组合，进一步扩大了搜索组合范围；记忆库内保存的较优解向量能够实现完全信息共享，与外部信息实时交换更新，保证全局搜索的最优性和多样性；记忆调节概率的引入能够加强较优解附近的搜索能力，提高跳出局部最优的可能性。

b. 改进 Harmony Search 算法

针对基本 HS 算法存在大规模计算收敛不稳定的问题，为更快、更可靠地寻找到最优解，提高搜索结果全局最优化的稳定性，进行相应改进。

在迭代初期，选取适宜的 $HMCR$ 和 PAR，尽可能扩大搜索范围寻求可行解；在迭代后期，为避免结果陷入局部最优，可减小 $HMCR$ 并增大 PAR 以跳出局部最优解，扩大搜索范围，增强搜索效率：

$$HMCR = HMCR_{max} - (HMCR_{max} - HMCR_{min})/N \times k$$
$$PAR = PAR_{min} + (PAR_{max} - PAR_{min})/N \times k$$

式中：N 为总迭代次数，k 为当前迭代次数，$HMCR_{max}$ 和 $HMCR_{min}$ 分别为记忆库内搜索概率最大和最小值，PAR_{max} 和 PAR_{min} 分别为调节概率最大和最小值。

在寻求可行解的迭代过程中，引入交叉方法。当根据新产生的解向量进行水力计算发现违反约束条件较多时，以等概率在记忆库中选择一组可行解，采用隔位交叉的方法产生新的解向量。

$$x_1' \quad x_2' \quad x_3' \quad x_4' \quad x_5' \quad \cdots \quad x_{N-1}' \quad x_N'$$
$$\vdots \qquad \vdots \qquad \vdots \qquad \vdots$$
$$x_1^n \quad x_2^n \quad x_3^n \quad x_4^n \quad x_5^n \quad \cdots \quad x_{N-1}^n \quad x_N^n$$

改进的 HS 算法步骤如下：

i. 确定待解决问题的目标函数和约束条件。

ii. 确定算法相关参数值。

iii. 初始化和声记忆库。随机产生记忆库中各向量，构成优化问题的初始解，并计算各目标函数值。

iv. 产生新解。每次获得一个解向量 $x'_i = (x'_1, x'_2, \cdots, x'_N)$，其中每个解分量 x'_i 通过上述三种方法产生。

v. 当通过步骤 iv 产生一组新解时，进行水力计算检验约束条件满足情况。满足条件，计算该组解目标函数值；否则，进行交叉并再次验证。

vi. 更新记忆内搜索概率和调节概率。

vii. 更新和声记忆库。如果所得目标函数值优于和声记忆库内最差值，则替换该最差解。

viii. 达到预定迭代次数前，重复 iv、v、vi、vii 步骤，直到循环结束，输出当前最优解及次优解。

（2）城乡一体供水管网水质采样点、监测点优化布置技术

1）管网水质采样点布置

在对嘉兴地区饮用水供水网络进行总体调研的基础上，重点调研并分析了部分饮用水供水点的相关化学、生物学稳定性指标；继而研究制定管网水质采样计划，确定了采样路线、周期和方案。确定采样频率控制在每两至三周一次，在原嘉兴水司管网水质采样点的基础上，补充新增新的采样点，采样点分布是在兼顾面上分布（即一定区域范围内均有采样点）的基础上，重点涉及两条线路，以便于开展饮用水在供水管网内的时空变化与化学和生物学稳定性指标相互关系的研究。

饮用水的常规稳定性指标包括水温、浑浊度、余氯、总氯、pH 值、菌落总数、铁、锰、化学需氧量等；在此基础上，新增了氨态氮、硝态氮、电极电势等关键性或综合性指标，其中氨态氮、硝态氮分别是水体中氮的主要分布形态，反映了水体内部与生物（氨基酸、蛋白质）相关的性质，而电极电势则是综合反映水体中氧化还原性质的指标，对供水管道管壁稳定性等有影响。

2）多工况下常规水质监测点优化选址模型

采用节点水龄和节点水量共同表征节点水质，并将覆盖水量替换为覆盖率，引入标准差转换函数将各工况下覆盖率的标准差对选址结果的影响转换为覆盖率的折减系数之后，即可得到改进后的多工况下常规水质监测点优化选址模型。

（3）基于末端反馈的城乡一体供水管网二次消毒优化技术

1）次氯酸钠现场发生器装置

解决城乡一体供水管网的二次消毒问题，首先必须考虑到传统管道投加液氯方案的安全性和运行管理问题，因此采用次氯酸钠发生器现场制备低浓度消毒剂方案。

2）水质末端反馈模型构建技术

由于乡镇管网结构、用户用水过程有其特殊性，再加上乡镇管网水质、水量监测基础设施薄弱，数据信息不充分是它的主要特点。因此，期望通过构建乡镇管网的微观水质模

型来识别末端用户余氯达标水平与加氯点下游余氯浓度水平关系模型存在较大困难。课题研究提出在乡镇管网末端代表性水质点控制点识别（多个点形成一个组合）确定的基础上（识别确定的目标条件：确定的 3~5 个控制点在满足要求的情况下，95％的用户基本实现消毒剂水平达标），通过加氯点次氯酸钠投加量的主观设置和调整，监测各代表性水质采样点水质参数变化，同时记录水厂出厂水水质情况及相关的外部环境参数，通过系统理论的数据挖掘分析方法，建立管网末端代表性水质控制点余氯浓度水平与加氯点余氯浓度水平间的时空响应关系。

3）二次消毒方案优化技术

以加氯费用及乡镇用户余氯达标水平为优化目标，建立城乡一体管网二次加氯优化模型，乡镇管网二次加氯系统及其控制原理见图 8-7。

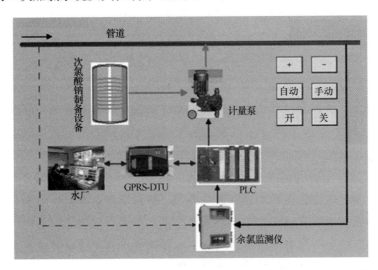

图 8-7　二次加氯现场控制系统界面

技术路线见图 8-8。

（4）技术成熟度与经济可行性分析

课题组以平原河网城市的城乡一体供水管网系统为依托，以乡镇管网用户水质安全保障为重点，围绕城乡一体供水管网水质化学、生物稳定规律认识，城乡一体供水管网水质水压监测点优化技术、基于在线监测反馈修正的管网水力水质模型构建技术、基于管网恢复力评价和水质保障的城乡一体化供水系统改扩建技

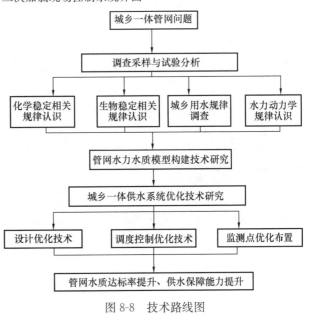

图 8-8　技术路线图

术、基于末端反馈与消毒剂现场制备的城乡一体供水管网二次消毒优化技术展开研究，初步构建了城乡一体供水管网水质安全保障技术体系，能为我国城乡一体供水管网系统建设、运行提供相关技术支撑。课题组自主研发了"基于末端反馈的二次加氯优化控制系统"及"城乡一体供水管网运行监控系统软件平台"，并应用于嘉兴示范区，为示范区的科学管理、运行提供了重要的技术支持。与此同时，取得软件著作权 2 项，授权发明专利 3 项，发表主要学术论文 12 篇。

由此可见，课题组所研发的城乡一体供水管网水质保障技术，在保障供水管网水质安全、提高乡镇管网水质达标率等方面，应用效果明显，技术较为成熟、可靠。

经示范工程应用统计，通过所研发的水力水质模型及二次加氯优化运行技术的应用与示范，示范乡镇末端用户水质达标率从原来的 56% 上升到 85% 以上；通过城乡一体供水系统改扩建优化技术的实现，示范区的管网改造建设费用得到了大幅的降低，水质达标率得到大幅度提高。可见，课题所研发的基于水质安全的城乡一体供水系统设计运行优化技术的应用，通过远程调度控制及系统的无人值守运行，可有效降低供水管网建设运行费用，大幅度提升乡镇用户水质达标水平。

因此，课题组所研发的技术在不大幅度提高建设运行成本的前提下，技术门槛低，社会效益明显，经济上可行，具有推广价值和意义。

8.7.3　技术成果应用

针对长江下游地区嘉兴市供水管网典型特点，研究城乡一体化饮用水安全输配的水质稳定评价指标体系与水质安全保障技术；研究建立基于水质稳定的城乡一体供水系统设计最优化技术；研究城乡一体管网改扩建的优化配置技术，实现城乡区域联网优化调度；在技术集成的基础上，选择嘉兴市新丰、凤桥镇进行综合工程示范，初步形成与水源水质匹配的用水安全保障技术体系，示范乡镇饮用水水质达标率较现状提高 15% 以上（图 8-9、图 8-10）。

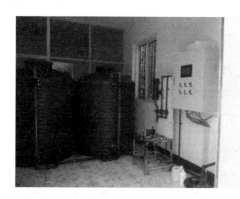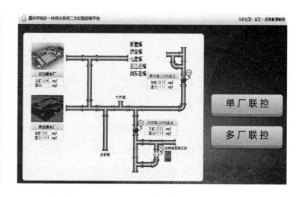

图 8-9　嘉兴市基于末端反馈的城乡一体供水管网二次消毒优化模型

针对嘉兴市 720km^2 范围内，包括 3 个供水水源的城乡一体化多水源供水管网系统建立了实时的管网水力水质模型，为国内外首个能够实现实时供水管网水力数据同化系统，

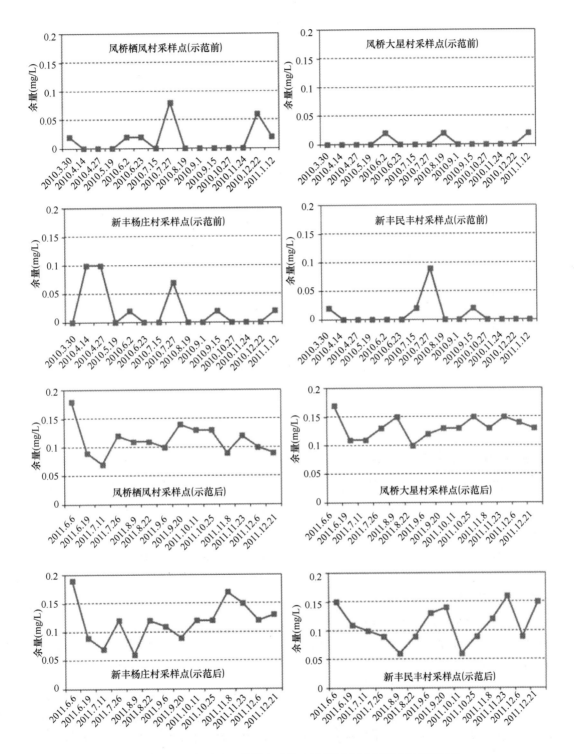

图 8-10　嘉兴市城乡一体供水系统乡镇管网余氯水平示范前后对比

为实现城乡一体化管网输配系统水质监测点优化布置、优化加氯和优化调度提供了技术平台与基础（图 8-11、图 8-12）。

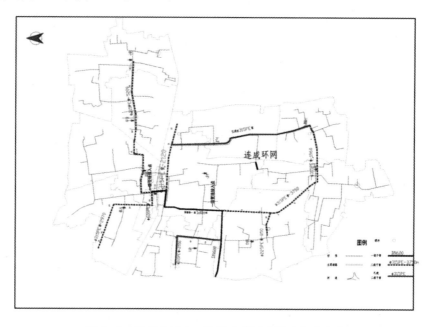

图 8-11　嘉兴市城乡一体供水管网改扩建优化方案

嘉兴市实时水力模型采取无人值守式后台服务形式，实现的是完全自动化运行。首先将嘉兴市管网实时模型与嘉兴市监控系统（SCADA）进行了对接，编制了相应的实时管网水力数据同化程序进行管网系统状态追踪。将 SCADA 的基本信息连接到实时管网模型中，如管网总用水量、各水源的供水压力，设定管网的边界条件。并将管网的主要观察点信息与管网模型进行实时的数据同化，保证了模型与管网实时的状态相一致。系统在运行过程中不需要人员干预，更加之有 SCADA 监测数据，每 15min 进行一次数据同化，所有计算结果保存在数据库中，调度中心人员通过客户端查看计算结果。嘉兴市实时水力模型的实时校验的成果主要通过计算结果与 SCADA 系统的测量结果进行比较。嘉兴市的SCADA 系统对各水厂供水量和管网中关键节点进行计量，计算结果显示水厂的实际供水量与计算值误差较小，完全在要求范围以内。

除了对各水源的水量进行评估外，还需要对各测压点的压力计算结果进行评估，统计结果显示 95％以上的计算结果与实测值的误差小于 1.5m，该模型可以用于指导实时的管网水力调度。

嘉兴市供水管网的优化调度决策分为两个层次，第一个层次是离线的优化调度；第二个层次是在线的优化调度。一般来讲供水管网的用水特征具有明显的周期性，以 24 小时为周期，周而复始。同时，供水系统又具有随机性，这种随机性非常难估计。对于第一层次，一般的水司经过几年时间的运行调试，基本上形成了较好的方案。但是这种方案又是比较粗糙的，主要表现在以下几个方面：

（1）季节性的方案不明显，如一个城市夏季和冬季供水量相差 15％～20％，如果假

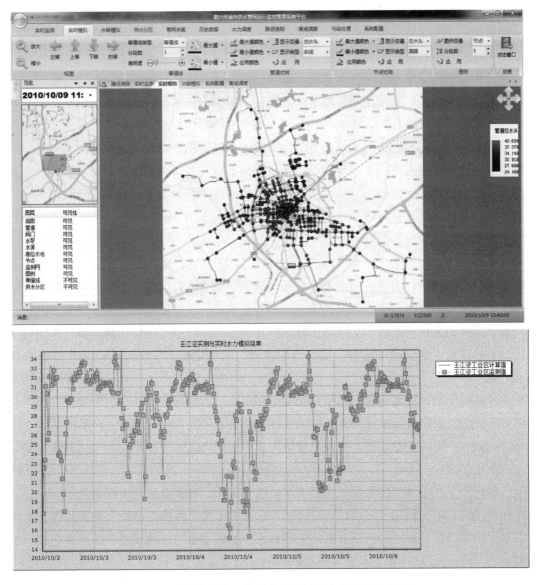

图 8-12 嘉兴市城乡一体供水管网运行监控管理系统平台

设冬季沿程水头损失为 10m，则夏季的沿程水头损失可能在 12～14m。按照最不利日制订的优化方案在冬季显然有较大的条件余地。

（2）对于每天出现的随机波动很难应对。根据国家规范，最末端的用户龙头出水水头为 1.5～2m，这是由于用水的随机性，为了保证用户的水压，而实际操作过程中，大部分水司在平均用水时都有一定安全余量，在优化过程中一般将安全余量调得较高。

第一层次的优化相对较粗糙。第二层次主要就是解决第一层次的不足，进一步提高调度的精度，减少人工干预，最终可实现全自动的优化调度。第二层次对现有方案的微调主要解决以下几个问题：

在运行阶段，各水源的压力调整对各水源供水量的影响，对管网中控制点的影响如何？

运行条件下的实时压力优化（一级优化）。

供水管网在运行条件下的水泵优化调整（二级优化）。

嘉兴市采用变频泵对整个管网进行水源调控，因此只需要对前两个问题进行处理。对于拥有实时水力模型的嘉兴，问题相对而言比较简单。以第一个问题而言，可以实时的水力模型为基础进行敏度分析，提取各水厂压力调整对管网的影响。此时可以固化节点用水量，模拟压力影响。可采用用户用水量的压力驱动模型对模型进行更进一步的精细化；一般情况下，短时间的压力调整幅度不大，采用固化节点流量对系统的精度影响不大。分析过程中，可采用差分法，每个泵站压力上下波动 5m 作为影响分析上下限进行水力平差，平差结束后对计算结果进行线性插值，即可快速获取在上下 5m 范围内，水源压力波动对管网压力和水源之间水量的调配。

计算过程中，只需要对管网模型进行 $2n$ 水力平差即可了解水源压力在有限范围内变化时管网的运行状态，快速有效地为调度部门提供决策支持，以嘉兴市管网模型为例，进行一次管网平差的时间小于 5s，整个分析过程少于 30s，为实时调度提供了快速、可靠的分析成果。下图为嘉兴市供水管网的实时敏度分析成果，计算完毕后，调度员只需要拖动鼠标即可快速地了解管网中任意一点的压力波动、水厂之间水量的调配作用，指导快速决策。

用户在使用时不需要对管网模型有深刻的理解，也不需要进行繁琐的参数设置，点击敏度解析按钮，系统进行敏度分析，成功后弹出"分析成功"提示窗口。分析成功后，用户可以拖动每个水源的滑动条，查看水源供水压力变换后，水厂供水量的变化和各监测点压力的变化情况。

一级优化主要是对当前各水源的供水压力进行优化，自动提供最优压力。

用户首先点击初始化，完成后，设置制水成本、电费、效率等参数，点击优化，系统自动提供当前最优供水压力，并显示优化后各水源的供水压力、供水量、管网监测点的水头等。

由于拥有了实时的水力模型和敏度计算分析成果，在实际操作过程中，可采用直接扫描法结合差分结果进行最优解的搜索，速度快，可靠、稳定。以嘉兴市的管网为例，三个水厂，上下限差为 5m，首先采用 2m 为步长，进行 $5^3 = 125$ 次搜索，然后对 2m 范围内，以 0.5m 为步长进行搜索，计算次数为 $4^3 = 64$ 次，即可得到工程上可接受的解。

嘉兴的 CWaterNet 系统一般已自动设置好各水源的最大供水能力、制水成本、单位电费成本等，用户在使用过程中只需要点击一下，即可获取最优的压力控制值。通过优化后，电耗可以降低 10%，最重要的是管网的压力得到了下降，变得更加均匀，有利于降低整个管网的漏损量。通常水泵的调节时间需要几分钟以上，而优化过程计算时间小于 10s，计算结果可以逐步接入控制系统，进行在线优化控制。

第9章 饮用水安全保障技术集成与综合示范

9.1 太湖流域饮用水安全保障技术集成与应用示范

9.1.1 问题与研究背景

天然湖泊是我国重要的饮用水源。全国城镇饮用水源的 50％以上来自天然湖泊。湖泊型饮用水安全保障形势十分严峻，面临高藻、藻毒素、高氨氮等突出问题，已成为我国饮用水安全保障一项亟待解决的共性科学问题。

太湖流域地跨江、浙、皖、沪三省一市，拥有大小城市 38 座，总人口 3600 万人，湖泊面积 2427.8km²，平均水深 2m 左右，总蓄水量 44.28 亿 m³，是长江下游地区重要的饮用水源。太湖富营养化严重，是我国重点治理的"三河三湖"之一。20 世纪 90 年代前后，随着区域经济飞速发展和城市化进程的加快，水资源开发与利用程度剧增，排入水体污染物总量不断增加，区域内饮用水水源质量日益下降，水源水质已普遍降至Ⅳ类、甚至达到Ⅴ类和劣Ⅴ类。

太湖水体水华连年暴发，2007 年 5 月底，太湖水体蓝藻水华面积达 760km²，占湖区总面积的三分之一。太湖水中的藻类为 13449 万个/L；氨氮为 3.4～4.9mg/L；微囊藻毒素 LR（MC-LR）为 7.59μg/L；微囊藻毒素 RR（MC-RR）为 9.43μg/L；DOC 超过 20mg/L。臭味化合物主要为 1-甲醛基-2，6，6 三甲基-1-环己烯、辛醛、环己硫、环己酮等有机物质。2007 年引发了供水危机，危及无锡市近 300 万人口的饮用水安全，对人们生产、生活造成了极大的危害，给社会的稳定造成了非常不利的影响，受到党中央、国务院和广大群众的高度关注。

以嘉兴地区为代表的太湖河网地区，河网交织、地势平坦，河水流速缓慢，过境流量大（75％的水量为过境水），水源水质常年处在Ⅳ类到劣Ⅴ类，氨氮和有机物污染严重。嘉兴市等原水耗氧量和氨氮绝大部分时间分别在 5～8mg/L 和 0.5～4.0mg/L 范围，耗氧量偶尔会超 8mg/L，氨氮超 4mg/L。嘉兴市供水资源不足，整体水环境恶化，属于水质型缺水城市。根据《嘉兴市给水工程专项规划》，2010 年嘉兴市城市需水量 55 万 m³/d，缺水 12 万 m³/d；预测 2020 年嘉兴市需水量 90 万 m³/d，缺水 47 万 m³/d。

黄浦江水源地处太湖流域下游，属于Ⅲ～Ⅳ类水体，且呈污染加剧态势，是上海市重要的饮用水源。黄浦江饮用水源长期存在有机物、氨氮、臭味问题，常规净水工艺无法保证水质达标等难题，黄浦江原水异臭味严重、溴离子含量 200～300μg/L 等，需要消除水中臭味，削减臭氧化副产物溴酸盐生成，保证活性炭出水的微生物安全。上海长江水源的陈行水库季节性藻类暴发，同时咸潮入侵频繁，严重影响上海市安全供水。相当一部分污染物质采用传统水处理工艺难以去除，出厂水质难以达到新的《生活饮用水卫生标准》GB 5749—2006。因此，全面提高上海市饮用水安全保障能力具有重要意义。

针对太湖流域水源污染特征和饮用水处理工艺的现状，通过研究构建饮用水源水保护、水质监测、风险控制、净化处理、供水输配等为一体的饮用水安全保障技术体系，并通过技术研发、技术集成和综合示范，实现高藻、高氨氮、高有机污染、控制和处置技术，水源保护区的生态净水技术，河网水质在线监测、预警和应急处置技术，饮用水安全管理技术以及水资源优化配置技术等，有力提升太湖流域饮用水安全保障能力，对支撑地区的可持续发展，构建和谐社会，具有重要现实意义。

9.1.2 技术集成与工程示范

针对太湖流域饮用水源水质污染特征，从高藻湖泊型、重污染河网型和微污染江库型三类水源角度，开展水源水质改善、原水预处理、强化常规处理、深度处理等关键技术应用，并针对三类水源水质特征，集成了技术工艺，开展工程示范。

1. 太湖高藻高有机物原水饮用水多级屏障处理技术集成与工程示范

针对太湖水源高藻、高有机物、高臭味和藻毒素等污染特征，开展高效生物预处理技术、高效化学预处理技术及强化常规处理技术、高藻原水深度处理技术、高藻型原水藻类膜工艺去除关键技术和高藻毒素型原水安全消毒技术研究。通过技术研发、技术集成和综合示范，构建高藻高有机物型湖泊原水安全处理的集成技术体系，使现有水厂出水达到我国最新《生活饮用水卫生标准》GB 5749—2006。

（1）关键技术应用

针对太湖水源水高有机物、高藻、高臭味含量、高氨氮等水质污染特征，开发出了原水生物预处理反应器与载体表面改性技术、臭氧化学氧化与生物预处理耦合技术、紫外辐照除藻技术、后臭氧生物活性炭深度处理技术、超滤膜多级屏障控制活性炭滤池生物泄漏技术、消毒副产物控制技术等关键技术，并进行了工程示范应用。

1）生物预处理技术。针对太湖水源高藻、高氨氮、高有机物水质特征，开展生物预处理反应器构型的优化及新型生物填料的工程应用。但是，如何提高氨氮处理效率是关键。工程应用中，采用生物接触氧化工艺对太湖微污染原水进行生物预处理，取得了很好的处理效果。理论研究发现生物膜内部化学组成与工艺性能间的关系为磷脂、蛋白质含量与生物量的比值同工艺性能成正相关性，而腐殖质则成负相关性。从 NH_4^+-N 的去除及其影响因素分析来看，进水 NH_4^+-N 为 $1.27\pm0.91mg/L$，出水 NH_4^+-N 为 $0.43\pm0.51mg/L$，NH_4^+-N 去除率为 $65.5\%\pm23.7\%$，详见图 9-1。反应器成功启动后，在夏秋季节，NH_4^+-N 去除率波动较大，一方面，由于该阶段原水 NH_4^+-N 浓度变化较大，另一方面，该阶段取水口附近出现藻类过度繁殖现象，影响了工艺性能。冬季由于水温急剧下降，

AOB 活性受到了抑制，NH_4^+-N 去除率也出现了急剧下降的现象，不过随着春季水温的回暖，NH_4^+-N 去除率能很快恢复到很高的值。这表明藻类和水温对工艺性能影响较大，本工艺抗冲击性能很好。本技术应用核心为通过对生物预处理的载体的改性来提高生物降解效率。改变载体表面粗糙度、纹路和填料形状，提高填料比表面积，有效提高硝化菌的粘附和附着量以及充氧效率。其技术优势在于与国内外同类技术相比，高效去除氨氮；构造简单、管理方便；不堵塞，水头损失小；启动快，填料挂膜效果好，流态化状态佳，污染物传质效果好。

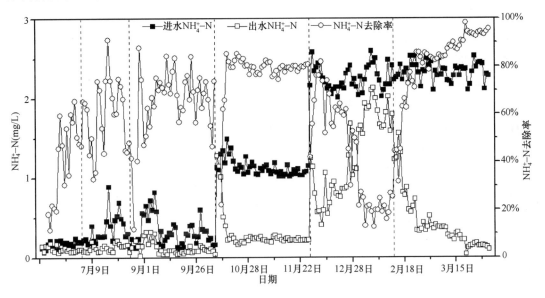

图 9-1　不同工况下 NH_4^+-N 处理效果

2）化学氧化与生物预处理耦合技术。针对太湖水源水质污染特征，开发出了新型组合式化学氧化与生物预处理耦合技术。但是，预臭氧投加量太多或太少都会影响生物预处理正常运行，而投加量根据变化的水质确定，研究表明，臭氧投加量的控制一般不大于 1.0mg/L。工程设计中臭氧分解在水中的时间控制也是一个关键参数。其技术优势是预臭氧化将大分子有机物氧化成小分子，有利于后续生物处理对氨氮、有机物、藻类及其臭味化合物的降解，臭氧化后 AOC 明显增加（小分子有机物增加）；能产生微絮凝效应，具有助凝作用；预臭氧化能有效去除四氯化碳、卤乙酸、三卤甲烷等含碳和含氮消毒副产物的前体物，与预氯化相比，可大大降低消毒副产物的生成和水的致突变活性。臭氧预氧化和生物预处理耦合技术可有效控制氨氮、藻类、有机物、臭味化合物和藻毒素，对 UV_{254} 的去除率可达 82%～86%，亚硝酸盐去除率为 77%，锰的去除率为 70%～75%。

3）臭氧—生物活性炭技术。针对太湖原水高有机物、高氨氮、高藻和臭味以及含有各种各样的有毒有害物质，解决了臭氧—生物活性炭技术应用的核心问题——臭氧投加量和生物活性炭的生物挂膜以及生物膜的生物控制。夏季挂膜：温度适宜，但炭池进水氨氮浓度偏低，为了提高炭池中硝化菌和亚硝化菌的营养基质浓度，有必要采用人工加氨的方式，提高进水氨氮浓度，促进硝化菌和亚硝化菌的生长。臭氧生物活性炭工艺能够有效提高出水水质，但臭氧投加量过大会影响生物炭生物膜生长，研究表明，在臭氧最佳有效投加量 1～2mg/L、臭氧接触池和生物活性炭池停留时间均为 10min 条件下，臭氧—生物活性炭组合工艺对砂滤出水 COD$_{Mn}$ 和 UV$_{254}$ 的平均去除率分别为 30.17％和 43.33％。

4）消毒副产物前体物识别技术。高藻原水的藻类（活藻和死藻）以及处理过程中产生的代谢产物，均为经氯化可生成对人体健康有毒有害的含碳和含氮消毒副产物的前体物。迫切需要识别消毒副产物前体物，明确其特性，探明前体物氯化生成消毒副产物的机理，控制消毒副产物。在三卤甲烷、卤乙酸等消毒副产物生成潜能和机理以及控制研究的基础上，特别针对含氮消毒副产物在太湖水中浓度高的特点，采用系统分离与表征方法，将水源水中的有机物筛选细化，从而识别出多种典型高毒性含碳和含氮消毒副产物的前体物。并基于识别出的主要前体物模型化合物，提出了含碳和含氮消毒副产物的主要形成路径，揭示了其形成规律。为上述典型消毒副产物的源头控制奠定了理论和技术基础。

5）藻类控制技术。针对太湖原水中高藻和季节性藻毒素浓度高等特点，研究了 UV-C 照射对藻类控制技术，其控制机理主要依靠两个物理、化学过程：直接光分解和间接光氧化。UV-C 照射对铜绿微囊藻的光合系统造成损害，削弱其光合活性。UV-C 照射对铜绿微囊藻的生长也具有明显的抑制作用。一定剂量的 UV-C 照射能在长期培养过程中抑制藻毒素 MC-LR 的释放。因此，对于含有一定浓度铜绿微囊藻的原水，采用 UV-C 照射作为预处理工艺需要寻求一个最佳照射剂量，既能够有效杀灭藻细胞，又不会在短时期内引起胞内 MC-LR 的释放。技术先进性体现在经紫外线照射后，藻细胞的表面出现胞体缩小，外层结构有凹陷的现象，细胞壁粗糙不齐，细胞发暗，甚至发生壳质破碎、断裂等现象。增大紫外线的剂量可以增大对细胞的破坏程度。通过对实际水体进行紫外线辐射试验发现，紫外线对实际水体中各种藻也有较好的灭活效果，经紫外线照射后，其光合活性迅速下降。UV-C 照射对含藻悬浊液中铜绿微囊藻的生物量影响不大，活体叶绿素-a 含量、细胞密度以及细胞形态的指标均表明，单独 UV-C 照射之后，铜绿微囊藻生物量逐渐减少，但细胞的形态仍然保持得很好。UV-C 对铜绿微囊藻的光合系统造成严重影响，通过对其相关的 DNA 和蛋白的破坏，来抑制藻细胞的光合作用。同时，UV-C 照射能氧化细胞内部的藻毒素，藻细胞群体受到一定剂量的 UV-C 照射之后在后续培养中生长和繁殖受到抑制。

（2）技术集成与工程示范

针对湖泊型水源太湖高藻、高有机物和高臭味原水特征，结合现状常规工艺技术特点和运行效果，通过中试规模试验研究，经技术研发和集成，形成如下集成工艺：预臭氧化＋生物预处理（耦合技术）→絮凝→沉淀→砂滤→后臭氧氧化→生物—活性炭滤池→超滤膜多级屏障把关处理→出厂水。该技术工艺适用于高藻、高有机物、高氨氮、高臭味等湖库型微污染水源；气温相对较高、经济发达、水质要求高的地区，应急处理能力强。

集成技术工艺依托于无锡中桥水厂建设了示范工程，生产规模为 15 万 m³/d（图9-2）。南泉水源厂预处理出水（预臭氧→生物预处理）→常规处理（絮凝反应池→平流式沉淀池→普通快滤池）→后臭氧—生物活性炭→超滤膜多级屏障深度处理工艺流程，超滤膜出水经氯化消毒后出厂，加氯量可明显降低（消毒副产物可大大降低）。无锡南泉水源厂预处理、中桥水厂深度处理示范工程试运行期间，根据第三方检测和运行监测数据，出厂水中的氨氮、COD$_{Mn}$、臭味等指标均达到我国最新《生活饮用水卫生标准》GB 5749—2006 规定的 106 项标准。示范工程制水成本增幅＜0.3 元/m³，投资成本＜1200 元/m³。

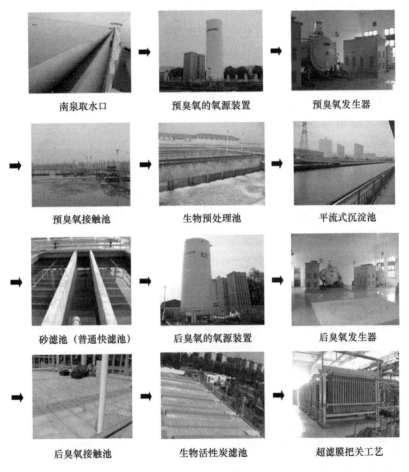

图 9-2　无锡中桥水厂太湖高藻、高有机物原水饮用水多级屏障处理技术集成示范

该技术集成工艺特点在于：①原水预臭氧化—生物预处理集成。针对太湖水源水高有机物、高藻、高臭味、高氨氮等水质特征以及现有生物预处理效率不够，从而导致出厂水和管网末梢水有机物和氨氮不能稳定达标等问题，进行预臭氧化学氧化与生物预处理集成。该预处理集成技术可高效去除氨氮，平均去除率为 71.4%±26.9%，最高去除率达到 99.1%。预臭氧化—生物预处理工艺形成耦合预处理技术有效控制太湖水源中的氨氮、藻类、有机物、臭味化合物和藻毒素等。该技术已成功应用于无锡南泉水源厂的原水预处理（80 万 m³/d）。②高藻、高有机物原水后臭氧—生物活性炭—超滤膜技术集成。针对

太湖原水高有机物、高氨氮、高藻和高臭味以及含有各种各样的有毒有害物质，开发后臭氧—生物活性炭深度处理集成技术，后臭氧化可以有效去除水中的臭味化合物，并将大分子有机物进一步氧化成小分子，有利于后续生物活性炭池中的生物降解或吸附。在此基础上，针对生物活性炭池在盛夏季节可能存在生物泄漏，为保障水质安全，开发了臭氧—生物活性炭深度处理—超滤膜联用技术，无锡中桥水厂示范工程（15 万 m^3/d）已经采用该技术，超滤膜后出水中未检测到颗粒物，浑浊度一般在 0.05 NTU 左右，成为无锡中桥水厂出厂水水质安全保障。

2. 高氨氮、高有机物河网水源地生物—生态修复与饮用水水质净化集成技术与示范

针对嘉兴地区河网水源氨氮、有机污染物浓度高的特点，现有水厂处理工艺去除性能和工艺稳定性有待进一步提高等问题，开展水源生物—生态修复、工艺组合优化技术等关键技术研究，通过提升嘉兴地区河网水源水质、饮用水处理能力，保障重污染河网地区人民的饮用水安全。

（1）关键技术应用

针对嘉兴地区河网水源氨氮、有机污染物浓度高的特点，研发了重污染水源根孔生态修复技术、深度净化区的构建技术、湿地水力调控设计技术和生物—生态修复系统运行维护技术等一整套水源生物—生态修复技术；开发了活性炭强化高浓度污泥回流的高效沉淀和强化过滤协同技术、上向流微膨胀生物活性过滤技术等高效处理技术；编制了《生活饮用水净水厂用煤质活性炭选用指南》和《生活饮用水净化用臭氧系统设备选用指南》。

植物床—沟壕—根孔结构的系统构建和净化功能强化技术。在开发的人工湿地生态根孔技术（CRCT）修复关键技术基础上，强化湿地系统水陆交错带效应和人工水力调控，以植物床和沟壕的合理搭配，实现对营养物和颗粒物的较高截留和降解，研发了沟壕—植物床系统。

活性炭强化高浓度污泥回流的高效沉淀和强化过滤协同技术。针对嘉兴重污染河网原属于现有处理工艺不能稳定达标的问题，采用了多种药剂组合与投加优化、高浓度污泥外回流技术、粉末活性炭回流强化有机物去除技术、新型池型布置和水力条件优化。以外回流方式，集成于进水过程中，融合高锰酸钾预氧化、污泥、粉末活性炭、混凝剂、高分子絮凝剂等药剂投加，实现一体化回流。将混合、絮凝、沉淀的常规工艺和污泥浓缩等功能集为一体，使常规水处理工艺过程高度集成。首次在具有自主知识产权的新型高效沉淀池内实现生物—物理—化学协同去除浊度和有机污染的新功能，排泥水浓缩减量，含固率可达到不需经浓缩池浓缩可直接进机械脱水机进行脱水的要求，与常规工艺相比，可提高水中 COD_{Mn} 和氨氮的去除率，沉后水浊度稳定在 1.0NTU 以下，滤后水长期稳定在 0.4NTU 以下。同时，污泥回流比可低于 5%，节省了能耗。

（2）技术集成与工程示范

1）水源生物—生态修复技术集成与示范

针对嘉兴市河网水源重水污染的现状，集成了"预处理区、水位提升和曝气充氧区、湿地根孔生态净化区、深度净化区和达标引水区"等多个功能区组成水源生物—生态湿地修复系统。在嘉兴市石臼漾水厂开展示范，示范工程石臼漾水厂（日供水能力 25 万 m^3）

的水源地总面积 3878 亩，湿地核心净化区 1630 亩。水源主要水质指标改善情况为：DO 提升 115.9%，浊度去除 31.0%，氨氮去除 36%，亚硝氮去除 13.7%，COD_{Mn} 去除 5%，总铁去除 33.5%，总锰去除 17.3%，总氮去除 15.9%，总磷去除 26.2%。即使在冬季低温环境下湿地主要水质指标也能提高一个等级。按湿地面积（3878 亩）计算，成本约为 24 元/m²；按石臼漾生态湿地工程年运行费估算 2.73 分/t。

　　2）高氨氮、高有机物河网原水高效处理技术集成与示范

　　在中试的基础上，通过对各处理单元的优化，集成筛选出了几种适合嘉兴水质特点的不同原水水质下经济有效的工艺流程（出水水质达到《生活饮用水卫生标准》GB 5749—2006 要求），形成了针对原水水质不同污染特点的全流程饮用水处理技术体系。

　　a）当原水氨氮最高月平均值小于 3mg/L，耗氧量最高月平均值小于 8mg/L 时，即采用生物预处理和强化常规，再加臭氧活性炭深度处理工艺才能保证出水的高锰酸盐指数在 3mg/L 以下。工艺为：原水→生物（化学）预处理→强化混凝沉淀→（砂滤）→臭氧氧化→上向流生物活性炭→（微絮凝）→砂滤→出水。

　　或：原水→生物（化学）预处理→强化混凝沉淀→砂滤→臭氧氧化→下向流生物活性炭→出水。

　　b）当原水氨氮浓度长期在 3mg/L 以上，高锰酸盐指数浓度长期大于 8mg/L（例如，嘉兴地区平湖原水氨氮最高月平均值接近 6mg/L，耗氧量最高月平均值接近 12mg/L）时，为确保出水水质 COD_{Mn} 小于 3mg/L，需采用生物预处理和强化常规，再加两级臭氧生物活性炭深度处理工艺流程。工艺为：原水→生物（化学）预处理→（强化）混凝沉淀→砂滤→一级臭氧生物活性炭→二级臭氧生物活性炭→出水。

　　根据上述两套集成工艺分别建设了嘉兴平湖古横桥水厂（三期 4.5 万 m³/d）高氨氮、高有机物污染河网原水的组合处理技术示范工程和嘉兴贯泾港水厂高氨氮、高有机物污染河网原水深度处理优化控制示范工程（25 万 m³/d）（图 9-3）。出厂水达到我国最新《生活饮用水卫生标准》GB 5749—2006 规定的 106 项标准。

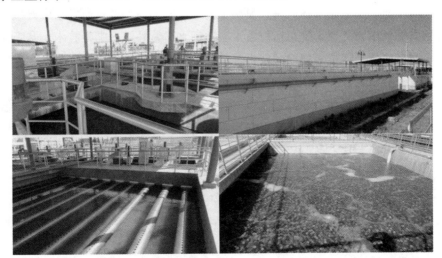

图 9-3　高氨氮、高有机物污染河网原水的组合处理技术示范工程

3. 黄浦江高臭味、高溴离子原水的饮用水安全保障集成技术与示范

针对黄浦江原水水质特征，研发了水中典型臭味物质识别与控制、臭氧生物活性炭优化运行、大型饮用水厂紫外组合消毒技术、基于加氨的高溴离子原水臭氧化副产物溴酸盐抑制技术、基于微生物再生机制的管网水质生物稳定性调控技术、管网水质化学稳定性调控技术、管网水质调控技术、二次供水改造技术等关键技术，并进行示范。

（1）关键技术应用：

饮用水臭味物质识别和控制技术。将感官评价和仪器分析结合，建立了臭味层次分析（FPA）、感官气相色谱/全二维气相色谱—飞行时间质谱分析的臭味物质识别成套技术，解析了黄浦江水源的臭味特征及主要来源，并建立典型臭味物质数据库。针对黄浦江水源的腥臭味类物质和土霉味类物质，结合现有工艺情况，提出基于水厂现有工艺条件下的臭味改善技术方案。土霉味的控制：当 MIB 的含量在 $20\sim50$ng/L 时，可在水厂混凝沉淀池投加 $10\sim30$mg/L 的粉末活性炭；当 MIB 的含量在 50ng/L 以上时，须在取水口投加 $10\sim30$mg/L 的粉末活性炭；由于腥臭味长期存在，可采用臭氧预氧化结合深度处理工艺的方式有效削减腥臭味，投加的臭氧量可控制在 $2\sim3$mg/L。

大型水厂紫外组合消毒关键技术。针对上海黄浦江原水存在两虫和臭氧生物活性炭微生物泄漏问题，引进消化吸收采用紫外与氯胺消毒组合技术，形成多级屏障的饮用水安全消毒工艺。紫外线消毒对于细菌有良好的杀灭效果，一般可达到 2lg 左右，后续化合氯消毒剂量为 2mg/L 左右，确保细菌数和大肠细菌数达标，且能灭活微型动物，控制了活性炭微生物泄漏的风险。

二次供水改造技术。针对现有开放式二次供水系统存在的缺陷，从技术、经济和管理等多重因素出发对其系统进行优化设计，并制定相关标准和规范，从根本上解决因二次供水系统引发的水质污染、监测、运行和管理问题，保障二次供水水质安全。

（2）技术集成与示范：

1）饮用水深度处理臭氧生物活性炭与紫外消毒组合技术集成与示范

针对上海黄浦江原水异臭味严重、溴离子高等水质特征，通过研发水中典型臭味物质识别与控制、臭氧生物活性炭优化运行、大型饮用水厂紫外组合消毒技术、基于加氨的高溴离子原水臭氧化副产物溴酸盐抑制技术等关键技术，集成开发出饮用水深度处理臭氧生物活性炭与紫外消毒组合技术系统，并在上海临江水厂（60 万 m^3/d）进行应用。示范工程生产上紫外的投加量为 $120\sim210$J/m^2，紫外灭菌对数值范围为 $2.1\sim2.6$lg。临江水厂在运行深度处理工艺后，出厂水水质得到了明显提高，尤其是以往经常季节性超标的耗氧量和锰的合格率大幅上升，臭与味和色度指标得到明显改善，完全达到了《生活饮用水卫生标准》GB 5749—2006 的要求。深度工艺运行后，耗氧量降到 2.5mg/L 左右，去除率达到 60% 以上，与常规工艺相比去除率提高 20%；锰含量全部小于 0.05mg/L，与常规工艺相比去除率提高了 25%；出厂水色度一直保持在 5CU，与常规工艺相比去除率提高了 40%，出厂水 106 项指标全部达标。

2）二次供水系统水质安全保障技术体系与示范

从二次供水设施设计、施工、验收、运行维护四方面构建二次供水系统水质安全保障技术体系，保障供水系统用户终端水质，并出台了 4 项地方标准和 2 项企业标准。依托上海世博园区浦东片管网改造工程，二次供水改造技术体系在典型小区进行示范和应用。示范工程规模：面积为 43061.32m²，总户数为 984 户。示范技术包括二次供水设施优化设计技术、水箱水池清洗消毒技术、二次供水设施日常保养维护技术等。示范工程水质稳定，达到《生活饮用水卫生标准》GB 5749—2006 要求，解决了该地区居民反映的水压不足、漏损严重、水质较差等问题。保障了世博会的供水安全并在环世博园区 600 万 m² 范围进行二次供水设施改造（表 9-1、图 9-4）。

上海市二次供水改造示范工程效果　　　　　　　　　　表 9-1

序号	项目	《生活饮用水卫生标准》GB 5749—2006 标准限值	改造前		改造后			
					夏季		冬季	
			二次供水设施前	二次供水设施后	二次供水设施前	二次供水设施后	二次供水设施前	二次供水设施后
1	细菌总数（CFU/mL）	100	0	20	2	4	0	0
2	化合余氯（mg/L）	0.05	1.3	<0.05	1.3	0.65	1.0	0.60
3	色度（CU）	15	10	10	10	10	10	10
4	浊度（NTU）	1	0.52	1.6	0.34	0.39	0.27	0.42
5	硝酸盐氮（mg/L）	10	2.5	2.4	2.6	2.7	2.8	2.9
6	锰（mg/L）	0.1	<0.01	0.01	0.02	0.02	0.03	0.03
7	铁（mg/L）	0.3	0.03	0.23	0.02	0.04	0.01	0.03
8	锌（mg/L）	1	0.03	0.08	0.01	0.10	0.02	0.06
9	耗氧量 COD_{Mn}（mg/L）	3	4.2	3.4	3.3	3.3	3.2	3.2
10	氯仿（μg/L）	60	10.1	6.9	5.2	4.2	2.2	2.3
11	四氯化碳（μg/L）	2	0.031	0.010	0.031	0.016	0.027	0.020
12	亚硝酸盐氮（mg/L）	—	<0.001	0.007	0.002	0.066	0.005	0.011

3）上海市中心城区数字水质信息化平台

利用管网 GIS 和 SCADA 及管网模型集成技术，综合实时在线管网水质监测系统、实验室仪器检测结果、水质管理历史数据库系统、供水热线或客服中心信息，得出反映管网水质变化特点和规律的数字水质模型，并按照水质标准和水质安全要求由计算机自动进行动态的数字化评估，通过信息化系统控制分布在各水厂和管网的水质工艺调控设施对水质进行有效的调控或监测调控的效果。完成了上海中心城区输配管网 GIS 平台建设，开发了基于

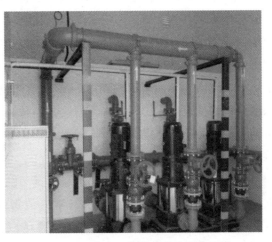

图 9-4　上海市二次供水改造示范工程

GIS空间分析的水质等值线评价技术，在GIS平台基础上进行二次开发，整合原有SCA-DA系统、供水调度信息系统和管网模型系统，开发了输配管网数字水质信息化平台。示范平台包括140多个在线水质监测点的管网水质数字监测系统，输配管网数字水质信息化平台在上海市中心城区管网水质日常运行维护中发挥了应有的作用，在世博会等重大活动供水安全保障中起到"眼睛"和"大脑"的作用。

9.1.3 成果与效应

针对高藻、高有机物太湖湖泊原水水质特征，研发与集成了"预处理→常规处理→后臭氧生物活性炭→超滤膜多级屏障集成技术与工艺"，彻底解决了多年来盛夏季节困扰无锡市饮用水的藻类与藻臭等水质问题，服务人口达80万，具有明显的经济和环境效益以及巨大的社会效益。这项研究成果具有良好的推广应用价值，已在无锡以太湖水为水源的雪浪水厂等水厂推广应用。类似的工艺流程，在江、浙、沪地区正被认可和接受，并逐步推广应用，为长三角地区饮用水水质的安全保障提供了技术支撑。共申请国家发明专利16项，已获得授权8项；共发表论文132篇，其中SCI收录48篇，EI收录28篇；出版《水中内分泌干扰物处理技术与原理》《饮用水消毒副产物形成与控制研究》专著2本；共建设中试平台3个；培养硕士研究生23人，博士研究生12人，博士后5人。然而，虽然"十一五"研究与示范彻底解决了多年来盛夏季节太湖水源高藻类与藻臭等水质问题，但仍然面临出厂水受季节影响，臭味、消毒副产物等不能稳定达标，更进一步地，微量有毒物质复合污染是亟待解决的问题。

针对太湖河网水源的重污染特征，形成一整套适合于南方平原河网地区的原水生物—生态修复技术，并在嘉兴市石臼漾水厂原水生态湿地治理工程之中应用。浙江省嘉兴市石臼漾水源生态湿地工程获住房和城乡建设部2011年中国人居环境范例奖（建城〔2011〕203号）和2013年迪拜国际改善居住环境最佳范例奖。相关研究成果已在嘉兴贯泾港湿地、平湖等地推广应用。集成了适合嘉兴地区原水水质不同污染特点的饮用水处理集成工艺技术体系，通过示范工程应用，取得了较好的效果，可为其他类似水源污染地区净水工艺的选择提供技术支撑。目前，高效沉淀技术在绍兴应急水厂、青浦水厂等实际工程推广应用，取得了明显的环境、经济和社会效益。编制了《生活饮用水净水厂用煤质活性炭选用指南》和《生活饮用水净化用臭氧系统设备选用指南》，并参编形成了《生活饮用水净水厂用煤质活性炭》CJ/T 345—2010城镇建设行业产品标准。两部指南推动了我国给水深度处理活性炭的应用和自来水厂设施的升级改造、推动了臭氧技术在饮用水深度处理领域的应用，并使产品规格化，推进了产业化发展。2013年7月上述两部指南已由中国建筑工业出版社正式出版。

针对黄浦江水源的水质特征，通过自主创新与引进消化吸收创新相结合，集成开发出饮用水深度处理臭氧生物活性炭与紫外消毒组合技术系统，并在上海临江水厂（60万m³/d）进行应用，建成了我国首座大型紫外组合消毒水厂，解决了臭味、溴酸盐超标、微生物安全等问题以及实行了特征污染物强化去除。结合二次供水改造示范和中心城区数字水质信息化平台应用，世博会期间向世博园区供水，服务人口 70 万，保证了世博园区直饮水的安全，提升了城市形象和国际声誉。颁发和实施了《住宅二次供水设计规程》《二次供水设计、施工、验收、运行维护管理要求》等四项地方标准，《二次供水水质管理规程》《水箱（池）清洗消毒管理规程》等两项企业规程，为我国城市二次供水改造提供了技术支撑和标准借鉴。

9.2 黄河下游地区饮用水安全保障技术集成与应用示范

9.2.1 问题与研究背景

黄河是中华民族的母亲河，发源于青海省的巴颜喀拉山，自西向东流经 9 个省区，全长 5464km，流域面积 75 万 km²，最终从山东省东营市流入渤海湾。黄河两岸的人口已经达到 1.72 亿，占全国总人口的 15.1%，被称为"母亲河"的黄河水量并不丰沛，但却以占全国河川径流 2.4% 的有限水资源，滋养着全国 12% 的人口，灌溉着 15% 的耕地。多年来，沿黄城市通过有效引用黄河水，极大地缓解了当地城市水资源压力，保障了城市发展需要，为当地的经济社会可持续发展做出了重要贡献。仅就位于黄河下游的山东省而言，全省引黄平原水库共有 700 多座，其中用作饮用水水源的大型水库共有 26 座，设计供水能力 $4.18×10^6 m^3/d$。但随着黄河流域社会经济的快速发展，流域内污水排放量急剧增加。据统计，黄河干流 44 个地表水国控监测断面中，Ⅳ类以上水质的断面比例达到 66%。山东位于黄河的最下游，沿途的所有污染问题都集中到了山东段，山东入境断面水质达不到水环境功能区Ⅲ类标准要求，同中上游地区相比，面临的黄河水质污染问题压力更大，问题更复杂，形势更严峻。

黄河下游城镇为保证足够的水量，大多建有引黄调蓄水库，引黄水库蓄集了经预沉后的低浊度高营养盐澄清水，水体相对较浅（小于 10m），水体富营养化严重，导致藻类疯长，形成引黄水库特有的高藻、高有机物和高溴离子水质特征，该类原水中无机物、有机物和有害生物并存，难于净化处理，对水厂的稳定运行和出水水质形成冲击。尤其是《生活饮用水卫生标准》GB 5749—2006 已于 2007 年 7 月 1 日起正式实施，对黄河下游饮用水安全保障提出了极大的技术和管理挑战。

黄河项目组立足于黄河下游地区饮用水水质共性问题，针对黄河下游地区引黄水库水高藻、高有机污染物、高溴离子的水质特征，以水质达到《生活饮用水卫生标准》GB 5749—2006 为目标，开展水质风险识别评估技术，识别水源、水厂、管网的水质特征并提出应对技术，进而从水源污染控制、水厂工艺改进、管网水质提升三方面开展研究，优选形成了引黄供水系统水质保障能力综合评估、引黄水库水源水质改善、引黄水厂提标改造及供水管网水质保障集成等技术体系，并在济南、东营（胜利油田）及山东省引黄城市得到示范应用，构建了"从源头到龙头"的全流程监测评估、全过程净化处理技术体系，以保证示范城市饮用水水质达标，保障黄河下游取水地区饮用水安全（图 9-5）。

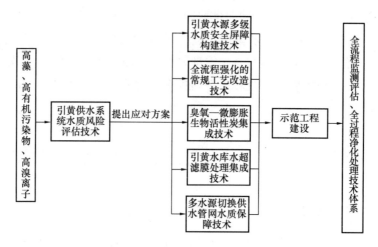

图 9-5　全流程监测评估、全过程净化处理技术体系

研究包括以下三个方面：

共性关键技术研究：针对引黄供水系统饮用水安全保障共性技术难题，在预警识别、水源生态修复、净化处理和管网安全输配等方面进行关键技术研发，建立关键污染物特性识别、水源水质改善和净化处理技术体系。

技术集成与中试研究：对水源生态修复和管网安全输配方面的关键技术进行工艺优化组合，在济南、东营两地进行水源生态修复、水质改善和应急处理集成技术示范研究，在济南、青岛和胜利油田分别进行管网水质稳定、水质优化、预警监控和黄水应急处理等方面的示范研究，提出水源水质改善和管网安全输配的技术优化方案。

技术集成与工程示范研究：针对济南、东营（胜利油田）等地引黄水库差异性水质特点，分别构建以生物预处理、浮沉池、臭氧生物活性炭和超滤膜为核心的集成工艺组合，用于示范工程建设与研究。

实施过程中，突破了 15 个技术创新点，研发完成 6 项关键技术，获得授权发明专利 31 项，取得软件著作权 6 项，形成规范、标准和规程等建议稿 15 项，发表论文 170 余篇，建成示范工程 5 个，形成重大成果 2 项，建立起在国内有影响的区域性给水处理工程技术研发平台，培养了一支高素质的专业技术人才队伍，为黄河下游地区饮用水安全保障提供了强有力的技术支持。本研究与成果推广将从根本上提高黄河下游取水城市饮用水安全保障能力，对提升沿黄城市现代化水平、改善投资环境具有重要的现实意义和显著的经济、社会及生态效益。

黄河下游地区饮用水安全面临的主要问题：

（1）饮用水水质亟待提高。相对于黄河中上游，下游河段污染更为严重。高藻、高有机污染物、高溴离子是引黄水库共性水质问题。无论是省会济南，还是沿海的青岛和东营，以及其他山东沿黄城市，都饱受水源污染之害，目前的饮用水水质已远远满足不了《生活饮用水卫生标准》GB 5749—2006 的要求。新标准对 1985 年发布的《生活饮用水卫生标准》GB 5749—1985 进行了大幅度修订，于 2007 年 7 月 1 日起正式实施，规定指标由原国标的 35 项增至 106 项。面对日益严峻的水源污染和饮用水安全保障形势，黄河下游地区生活饮用水要普遍达到新国标的要求，差距还很大，饮用水安全保障任重而道远。

（2）水厂工艺急需升级改造。按照国务院办公厅转发的《全国城市饮用水安全保障规划》，要求加快城市供水设施改造和建设，改进净水工艺，改造供水管网设施，统筹安排新增供水工程。山东地表水厂均采用常规工艺，尚没有一家水厂采用深度处理工艺。净水设施陈旧、工艺落后是影响山东省沿黄城市供水安全的关键，"十一五"期间急需工艺升级。如济南鹊华水厂采用的常规工艺已运行 20 多年，水质安全事件频发，对饮用水安全构成了严重威胁。

（3）突发水源污染应急处理机制急需完善。近年来，突发性水源污染事件频发，黄河柴油泄漏事件及松花江、淮海、太湖等地暴发的突发性水源污染事故，对当地的工业生产、人们的生活造成了很大影响。由于我国应急预警系统差，饮用水应急方案及技术方面储备不足，使我们无法做到提前预警，响应时间慢，且处理方法和技术落后。因此，尽快建立健全水污染应急处理机制，对突发性水质事件的处理有至关重要的意义。

（4）饮水安全保障关键技术亟待提升。黄河流域在饮用水安全保障方面尚没有进行过系统的研究，鉴于引黄供水系统水源污染严重、水厂净化工艺落后、管网输配等造成的水质安全问题，亟须在国家级科技重大专项引导和支撑下，充分发挥地方政府财政和融资能力，整合国内外研究机构科技资源，针对共性关键技术展开系列技术研究、工艺集成和工程示范，建立区域性工程技术研发平台，为引黄地区饮用水安全提供持续的技术支撑。

（5）流域内资源共享、协作攻关的机制急需尽快形成。省内沿黄城市水质信息沟通不畅，还没有建立统一的流域预警管理平台和技术交流平台，极需借国家水专项的启动，促进沿黄城市信息共享及资源整合，以尽快形成协同攻关机制，确保引黄地区饮用水安全保障。

综上所述，现有的饮用水安全保障技术难以适应饮用水安全保障目标的实际需求，极需针对黄河下游地区饮用水问题、特征，从水源保护、净化处理、安全输配、供水水质监测与应急处理等饮用水安全保障的各个环节进行研究，并通过技术集成与工程示范，建立该区域饮用水安全保障的技术支撑体系。黄河下游地区集中了全流域所有的污染问题，在该地区开展饮用水安全保障技术研究与工程示范具有全局意义，解决了该地区的饮用水安全问题，不仅保障了该地区 4000 万人口的饮水健康，而且对于保障全流域 1.72 亿人口的饮用水安全具有重要的示范和指导意义。本研究为黄河下游地区所极需，具有显著的经济、社会和环境效益，开展黄河下游地区饮用水安全保障技术研究与工程示范刻不容缓，已成为各级政府迫在眉睫必须解决的首要问题，项目研究和示范建设极为迫切。

9.2.2　技术集成与工程示范

针对黄河下游地区引黄水库水高藻、高有机污染物、高溴离子的水质特征，开展水质风险识别评估技术，识别水源、水厂、管网的水质特征并提出应对技术，进而从水源污染控制、水厂工艺改进、管网水质提升三方面开展研究，优选形成了引黄水源多级水质安全屏障构建技术体系、适应引黄水源的全流程强化常规工艺改造与深度处理技术体系及适应黄河下游地区的多水源切换供水管网水质保障技术体系，并在济南、东营及山东省引黄城市得到示范应用，建立了 4 座示范工程水厂和 1 个管网水质保障示范区，构建了"从源头到龙头"全流程监测评估、全过程净化处理技术体系。

1. 技术集成引黄水源多级水质安全屏障构建技术

针对引黄水库生态系统脆弱，引黄水高营养盐、高藻、高有机污染物等特征，从系统层面深入剖析引黄水库水源地生态系统特征，通过开展引黄水库水源保护支撑技术研究，从宏观到微观，从引黄水库水源地保护支撑到水质净化生态技术多尺度保障水源地生态系统的安全。针对引黄库区特有的取水模式，将引黄水库水源系统分解为黄河子系统、引黄前置缓冲区子系统、调蓄水库子系统，研究开发用于引黄缓冲区水质净化的自然强化湿地、适合低浊出水区的构造人工湿地等关键技术，用于调蓄水库水质保障的生态综合防治、湍流区曝气人工水草原位净化等关键技术及基于引黄水源水质变化的水质水量联合优化调控关键技术，提出技术适用性强、经济合理的引黄水库生态修复及水质净化组合工艺路线，构建具有自我净化及稳定持续能力的水源地复合系统。研究应对有机物和石油类等突发性污染物的应急识别与处理技术，建立引黄水库多重生态屏障及调度调控体系，提高引黄水库水源安全性。

（1）引黄水源地生态规划调控支撑技术：针对引黄水库生态系统敏感脆弱的特征，将"引黄取水口—沉砂条渠—调蓄水库"作为整体，综合考虑缓冲区生态、沉砂、水质净化的作用，通过对关键生态因子的识别，构建以水质保证为目标的生态安全格局，提出相应的水源保护规划控制要求，建立水质水量联合优化调控模型，为引黄水库水源地的生态规划调控提供支撑技术体系。

（2）引黄沉砂池自然湿地构建技术：针对引黄水库水源系统水质特点及引水模式，在沉砂条渠构建水质修复缓冲区，研究开发适用于引黄水库水源水质修复的沉砂池自然湿地生态构建技术，为引黄地区湿地规划和设计提供普遍的理论基础。

（3）引黄水库微曝气解层—人工水草原位净化技术：微曝气解层—人工水草原位净化技术将绿色能源技术与传统的生物接触氧化技术集成应用。其核心关键技术是将水体混合和复氧过程与原位生态修复技术相结合，采用曝气解层技术加速局部水体对流，消除温度和溶解氧突跃层，抑制局部区域水体富营养化，改善引黄水源取水口水质。采用水下人工水草技术在水下建立生态环境和生态条件，强化生态系统和生物作用，强化水质修复效率。从而结合两种技术的各自优势，达到"互相增效"的水质改善和水体生态修复效果，系统化地实现水体解层、藻类控制、污染物降解、水体生态修复等目标。

（4）引黄水源突发性污染物应急处理技术：依据引黄水库水源系统的突发性污染的风险源调查，明确引黄水库的特征污染物；筛选出高效、快速、适用的应急药剂，开展针对不同污染物、不同浓度的应急技术研究，优化药剂投加量、反应时间等关键参数，形成引黄水应急处理技术预案。

（5）引黄水源系统污染控制技术集成：根据引黄水库水源系统从入口到出口的水质分区，集成以下单元技术：a. 适合泥砂快速沉降区的吸附除磷沉砂池；b. 适合缓慢沉降区的强化自然湿地；c. 适合低浊出水区的构造人工湿地；d. 适合水库近岸底栖藻高发区的遮光控藻装置；e. 适合水库出水口湍流区的原位强化曝气人工水草装置；f. 适合引黄地区突发污染的应急识别及应急处理系统。并在典型水域进行中试，构建多级水质安全保障平台，为从源头提高黄河下游地区供水水质进行示范。

2. 适应引黄水源的全流程强化常规工艺改造与深度处理技术

（1）强化常规工艺

针对黄河下游城市引黄水库高藻、高有机物、高臭味等污染问题，以引黄水厂水质稳定达标为目标，充分利用常规处理工艺设施，开展了以下技术研发：研究建立了适配性高效混凝体系，并研制开发和筛选系列适用于处理引黄水库特有的藻、臭味物质和有机物等污染物质的新型水处理剂；对原有的沉淀—气浮处理工艺及其机理进行了系统研究，开发了微絮凝、溶气气浮和过滤一体化技术，优化了滤料性能评价方法体系，明确了气浮启动的水质边界条件，揭示了微絮凝、气浮和过滤的协同除藻机制；开展了强化过滤研究，明确了高效活性滤池结构形式，探明了高效活性滤池的设计参数和运行方式，得出了活性滤池除污染的规律特性；在对目前生物填料和结构存在问题进行分析的基础上，采用计算流体动力学方法优化了曝气生物流化池结构，开发了直径 50mm 的聚丙烯空心柱形的（横截面为多边形）高稳定性和高生物活性的新型防积泥生物悬浮填料，提高了配水与配气系统的均匀性，防止配水系统的堵塞。研究突破生物预处理、强化混凝、浮沉（滤）池与活性过滤等单元关键技术和组合工艺集成关键技术，为引黄水厂常规工艺强化改造提供技术支撑。

1）适配性混凝体系构建技术：采用现有高效聚合铝、铁等混凝剂处理引黄水库水试验研究，考察其适应性并优化混凝条件，在此基础上，对现有混凝剂进行改进，以提高对有机物、藻等污染物的去除效果，并进行优选混凝剂的产业化和工程示范应用。同时，针对引黄水库水特点和混凝中存在的问题，进一步研制开发和筛选系列适用于处理引黄水库特有的藻、臭味物质和有机物等污染物质的新型水处理剂。

2）浮沉/浮滤一体化除污染技术：对原有的沉淀—气浮处理工艺及其机理进行了系统的研究，明确了溶气释放器释放出的微气泡的弹性水膜和絮粒的粘附共聚除藻机理，确定了气浮与沉淀切换的水质边界条件，实现了气浮、沉淀灵活切换和组合，设计了侧向流斜板新型的气浮—沉淀固液分离工艺。在此研究基础上开发了浮滤池工艺，开发了微絮凝、溶气气浮和过滤一体化技术，优化了滤料性能评价方法体系，筛选了适于浮滤技术的滤料，明确了气浮启动的水质边界条件，揭示了微絮凝、气浮和过滤的协同除藻机制。新型浮沉工艺的研发规避了原水中藻体破坏而释放胞内物质，降低了滤池负荷和反冲洗频率，较单独沉淀工艺，高藻期叶绿素 a 去除率提高 30% 左右，低温低浊期浊度去除率提高 25% 以上。研发的浮滤池工艺解决了原水高藻时滤池堵塞、板结，出水水质不稳定等问题，降低了反冲洗用水量，缓解了滤料磨损严重，滤池藻体沉积破坏后引起的藻毒素和臭味问题。

3）高效活性滤池设计与技术优化：开展了强化过滤研究，优化高效滤池结构，优选滤料（活性炭、石英砂、沸石、陶粒），将活性炭与硅藻土联用，活性炭与石英砂联用等强化过滤；采用改性滤料，在沉淀水进入滤池之前，投加助滤剂，增加水的可过滤性的研究。明确了高效活性滤池结构形式，探明了高效活性滤池的设计参数和运行方式，得出了活性滤池除污染的规律特性。

4）生物预处理技术：在对目前生物填料和结构存在问题进行分析的基础上，采用计算流体动力学方法优化了曝气生物流化池结构，通过对现有填料化学稳定性、耐机械磨损性、表面物理化学性能、生物挂膜速率及生物量等的研究，开发了直径 50mm 的聚丙烯空心柱形（横截面为多边形）的高稳定性和高生物活性的新型防积泥生物悬浮填料，提高配水与配气系统的均匀性，防止配水系统的堵塞。该技术对氨氮和有机物去除、改善混凝效果协同作用明显。

（2）臭氧/过氧化氢—微膨胀生物活性炭集成技术

针对黄河下游引黄水库水高有机物、高臭味、高溴离子的水质问题，通过对臭氧—活性炭深度处理技术的系统研究，提出用臭氧—微膨胀上向流生物活性炭深度处理技术解决臭味、持久性有机物、藻、藻毒素等水质问题；采用砂滤后置解决微生物安全性问题；臭氧氧化高溴离子水带来的溴酸盐超标问题则采用投加适当比例的过氧化氢或氨来解决。优化设计了难降解痕量有机物臭氧催化氧化及反应器，研究突破了臭氧消耗特性识别及溴酸盐控制技术，优化改进了臭氧—微膨胀上向流生物活性炭—砂滤集成技术，得出了工艺设计和运行的技术参数，形成了以臭氧—微膨胀上向流生物活性炭—砂滤为核心的深度处理技术支撑体系（图 9-6）。

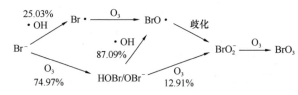

滤后水，$T=20℃$，pH=8.1，$[Br]_0=140\mu g/L$，$[O_3]_0=4mg/L$

图 9-6　黄河水臭氧氧化过程中的溴酸盐生成途径

1）臭氧消耗特性识别及溴酸盐控制技术：研发了基于溶解度测定的臭氧投加量确定的方法和配套装置，揭示了基于两种反应速率的臭氧消耗机理，建立了臭氧消耗—溶解平衡模型，研发了臭氧消耗特性试验方法和分析软件，实现了臭氧消耗曲线的自动拟合和投加量计算，提高了臭氧利用效率；针对溴离子含量高的原水（$100\mu g/L$ 以上）臭氧氧化溴酸盐超标风险，明确了溴酸盐生成途径以直接臭氧氧化为主；建立了逆流式臭氧接触氧化反应器的动态消耗模型，揭示了投加量、投加点、投加比例等不同投加方式下的臭氧消耗机制；通过合理控制游离态臭氧浓度，使溴酸盐生成率在 10% 以内；突破了基于·OH 高级氧化的溴酸盐控制关键技术，探讨了 O_3/H_2O_2、$O_3/KMnO_4$、UV/H_2O_2 和 $O_3/UV/H_2O_2$ 等氧化组合方式对溴酸盐生成的影响，提出了经济有效的 O_3/H_2O_2 溴酸盐控制工程技术方案。

2) 难降解痕量有机物臭氧催化氧化及反应器优化设计技术：采用计算流体力学（CFD）技术研究不同结构臭氧接触池下的流场，采用液龄分布函数的方法描述其水力效率，采用 CFD 对济南鹊华水厂臭氧接触池的流态进行了模拟，根据流体力学模拟，提出了"增设逆向导流板，改善接触池内流态，使流速分布均匀"的改进措施，一级反应室的导流板安装在距反应室入口 1m 的位置，二、三级反应室的导流板安装在距反应室入口 2m 的位置，导流板长度 1.4m，厚度 0.18m，与池底夹角 117°。臭氧反应器优化后，具有较好抵抗浊度冲击的能力，对臭氧进水浊度要求较小。引黄水库水中土臭素经过臭氧氧化后两者浓度降至检出限值以下，经过后续的活性炭滤池和砂滤池的处理，出水中两种物质均低于检出限值。说明臭氧活性炭技术对饮用水中臭味物质具有较好的去除效果。

3) 炭后微生物风险识别与消毒优化技术：提出了臭氧—微膨胀上向流生物活性炭—砂滤集成技术。通过对不同粒径的活性炭进行性能比选，确定了 20×50 目压块破碎炭作为微膨胀上向流生物活性炭池的滤料，当滤速为 10m/s，水温 10～28℃时，20×50 目膨胀率约为 10%，符合微膨胀的要求。同时，滤层水头损失在 30d 内能保持稳定，无需反冲洗。由于上向流活性炭池的水头损失很小，只有 0.4m 左右，出水可以不经提升直接进入砂滤池，减少了一级水力提升的动力消耗。活性炭池膨胀率控制在 10% 左右，活性炭处于微膨胀状态，保证传质效果的同时减低了活性炭的磨损。通过研究发现，与下向流活性炭运行方式相比，上向流活性炭对有机物的去除效果可提高大约 10%；在第一段臭氧投加适量的过氧化氢，可以将出水溴酸盐含量控制在水质标准限值 10μg/L 以下；微膨胀上向流生物活性炭池具有污染物处理效果好、水头损失小、反冲洗频率低等优点；后置砂滤可以去除 85% 左右的颗粒物，且颗粒物粒径基本控制在 2μm 以下，降低了两虫的发生概率。臭氧—上向流微膨胀生物活性炭—砂滤集成工艺能够满足对有机物和臭味物质的去除要求，控制溴酸盐不超标，同时保证出水的生物安全性。

(3) 大型水厂超滤膜处理集成技术

针对引黄水库水低温、低浊、高藻、微污染等水源污染问题，开展了超滤膜运行特性与膜污染控制技术研究，在研究膜前混凝预处理、吸附预处理和氧化预处理的基础上，提出了多种工艺组合模式，并根据引黄水库水的水质特点进行了工艺参数优化和工艺稳定性研究，建立了粉末活性炭吸附/混凝/沉淀预处理和高锰酸盐预氧化/混凝/沉淀两种预处理关键技术，解决了超滤存在的难以截留溶解性有机物和膜污染的技术问题，实现了超滤工艺在大规模水处理工程中的应用，并长期稳定运行。依据管材、消毒方式和营养元素、水温、颗粒物、有机物、细菌灭活效果以及 AOC 与消毒副产物关系等因素评价了多种膜组合工艺出水微生物的风险，确定了氯和氯胺消毒对微生物灭活效果、持续消毒能力及 DBPs 的生成情况，从微生物安全性和化学安全性两个方面综合评价了膜后出水化学消毒安全性，确定出适合不同膜组合工艺出水安全化学消毒技术。水质达到《生活饮用水卫生标准》GB 5749—2006。在国内建立首座大型饮用水膜处理示范水厂，编制相应的工程技术规程，形成适于引黄水库水净化处理的超滤膜技术支撑和示范工程。

1）超滤膜运行特性与膜污染控制技术：以引黄水库水为研究对象开展了超滤膜中试试验，研究了包括 PVC 合金内压式超滤膜、PVC 合金外压式超滤膜、PS 内压式超滤膜、两种 PVDF 外压式超滤膜等五种不同材质及不同形式的超滤膜在不同水质期的运行特性，综合考虑超滤膜的除污染性能、运行特性、强度、耐腐蚀性能、产水率、对温度的适应性等指标，选择 PVC 合金外压式超滤膜作为示范工程用膜；通过小试试验研究了超滤膜污染规律，建立了基于 SUVA 的超滤膜污染滤饼层模型。结果表明：在有机物的分子量组分中，大分子和疏水性有机物是造成膜污染的主要因素；针对所选择的 PVC 合金外压式超滤膜，优选了超滤膜水厂专用药剂，其中混凝剂采用聚合氯化铝，膜前氧化剂采用高锰酸钾复合剂，化学清洗采用 NaOH 和 NaOCl 混合洗液。

2）超滤膜前预处理关键技术：针对引黄水库水夏季高藻、冬季低温低浊，小分子有机物污染等水质特征，通过中试试验，研究了混凝沉淀技术、气浮技术、PAC 吸附技术、预氧化等预处理技术对超滤膜净水效能的影响及对膜污染的影响。并对混凝剂选择、预氧化药剂选择、粉末活性炭投加量、药剂投加量及投加方式等关键技术参数进行了优化确定。建立了粉末活性炭吸附—混凝—沉淀预处理和高锰酸盐预氧化—混凝—沉淀两种预处理关键技术，解决了超滤难以截留溶解性有机物和膜污染的技术问题，实现了超滤工艺长期稳定运行，在实际运行中优化了工艺参数和运行条件。

3）超滤膜—粉末活性炭生物反应器组合净水技术：通过中试和小试研究，首先研究了膜生物反应器的启动性能，考察了自然启动法、投加粉末活性炭自然启动法、同时投加粉末活性炭和混凝剂的启动法、富集培养液强化启动法对膜生物反应器的启动效能影响；以一体化膜生物反应器的净水效能为基础，研究了膜生物反应器稳定运行时的净水效能及膜污染规律以及膜生物反应器对突发性水污染事件的应对效能；针对引黄水库水水源特点，在 SMBR 的基础上提出了一系列与混凝—沉淀、混凝—气浮等预处理技术相结合的组合工艺，并对不同组合工艺的净水效能、膜污染规律及生物相进行了相应的研究。本技术研究的超滤膜—粉末活性炭生物反应器组合技术，将膜生物反应器技术同多种预处理工艺有机结合，能高效地去除水中不同分子量的有机物和氨氮，并有效缓解膜污染状况，采用粉末活性炭能够作为微生物载体，粉末活性炭的存在会加速膜生物反应器的启动，使得一体化膜—粉末活性炭生物反应器的启动时间（约 20d）比一体化膜生物反应器的启动时间（约 30d）节省 1/3。

4）超滤膜后饮用水水质稳定技术：以引黄水库水为研究对象，通过中试和实验室小试研究，研究了超滤膜出水的水质稳定性特别是生物稳定性，以膜后水中菌落总数（HPC）作为微生物风险的评价标准，以水温、AOC、MAP、颗粒数和余氯作为微生物再生长的影响因子，构建了膜后水微生物再生模型；从微生物安全性及化学安全性两方面综合评价膜后出水的安全化学消毒工艺，研究了不同消毒剂间的协同消毒作用，并考察了预氧化工艺与消毒工艺协同作用的效果，开发安全复合消毒剂及其发生设备；从水处理工艺对致病微生物的全流程多级屏障角度评价膜后出水的微生物安全性及化学消毒的安全性，通过系统研究膜后出水化学消毒对致病微生物的灭活效果、持续消毒能力、消毒副产物的生成、对管网水质的影响等，评价不同化学消毒技术的安全性，形成大型水厂超滤膜出水微生物风险识别与安全消毒关键技术体系，为示范工程顺利实施提供技术支撑与指导。

5）大规模超滤膜系统检测与控制技术：对以膜技术为核心的水处理工艺监测系统和决策支持系统进行了系统研究，首先采用常规浊度指标作为基准指标值，对超滤膜泄漏和膜完整性进行了研究，利用颗粒计数检测、透光脉动检测和激光浊度检测等方法对不同粒径和性质的颗粒悬浊液水样、常规过滤滤后水、超滤进出水等水质进行系统分析，确定不同检测方法的有效性和适用性，完善了超滤出水颗粒物检测技术，建立了超滤出水颗粒物综合评价系统，丰富了超滤膜完整性检测方法；建立了示范工程超滤单元的运行参数采集及自动控制系统，评估了超滤系统的运行参数及膜污染特性，优化了超滤系统的关键控制参数，为超滤单元和示范水厂的高效运行提供了相应平台。

3. 适应黄河下游地区的多水源切换供水管网水质保障技术

根据黄河下游城市供水管网腐蚀性水质特点，从化学稳定性和生物稳定性方面进行黄河下游地区供水管网水质稳定性识别控制技术研究。筛选确定了适应于多水源切换条件下管网水质化学稳定性的判别指标，实现不同管材、管龄、管垢等对水质的影响及化学稳定性控制实验研究，提出了适应于多水源切换条件下的管网化学稳定性的控制方案。研究了不同材质管壁生物膜中的微生物群落类型及优势种群，针对管网管壁附着及悬浮优势菌群建立分子生态学分析技术，进而构建了适于黄河下游城市多水源切换管网的生物稳定性评估技术。采用安全系统工程的原理与方法，建立了多层次模糊水质安全评价体系，为城市供水管网优化改造提供了重要依据。通过分析多水源切换供水条件下混合供水区域的水质变化规律，建立了基于水质保障的多水源供水管网仿真建模技术，实现了开放式区域供水管网水力模拟以及余氯、浊度、铁等多项水质指标的仿真模拟计算。研究提高化学稳定性、降低管网水力停留时间、多水源调配供水等"黄水"应对措施，构建综合考虑供水水质、安全性及经济性的多目标优化调度模型，研发出基于水质保障的多水源供水管网优化运行技术，为供水管网科学管理运行及"黄水"应对处理处置提供了有力的技术支持（图9-7）。

以黄河下游地区饮用黄河水城市的供水系统为依托，以饮用水安全保障为目标，围绕

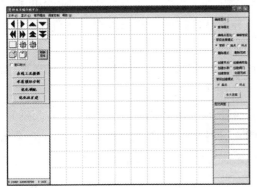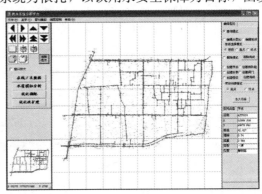

图 9-7　供水系统分析平台

黄河下游地区管网水质模拟分析与预警监测技术、管网水质稳定性评估与优化改造技术、多水源切换条件下基于管网—泵站监控信息共享的优化运行技术展开研究，建立城市供水管网水质安全保障系统，对我国城市供水管网的安全、合理运行具有重要的意义。

（1）黄河下游地区管网水质分析模拟与预警监测技术：根据黄河下游地区管网多水源切换供水现状，建立了基于水质保障的供水管网微观仿真模型，实现了开放式局部区域管网模拟仿真，可进行多水源切换供水条件下的水质变化规律、管网运行工况的模拟分析，并进一步实现对管网水质的预警监测和优化调度，通过该平台管网水力模拟、水质模拟及模型校核优化，采用独立性分析法和主因素分析法，分析确立能够反映供水管网水质现状特点的指标，建立了供水管网水质安全评价指标体系。构建了基于水质保障的供水管网微观仿真模型，自主研发了"城市供水系统分析平台"，该系统以水质保障的最大化为目标，可进行开放式局部区域管网模拟仿真，为区块化管理提供依据；可实现多水源切换供水条件下的水质变化规律、管网运行工况的模拟分析；可作为基础研发平台，进一步实现水质预警监测、优化调度等技术。并在所建立的开放式区域供水管网微观仿真模型的基础上，进行动态水质模拟分析，研究管段内物质的对流传输过程、物质动态反应过程及物质浓度在节点的混合过程。结合管段浓度方程与节点浓度方程，构建了供水管网水质仿真模型，实现了余氯、浊度、铁等三项典型水质指标的仿真模拟计算。

（2）管网水质稳定性评估与优化改造技术：开展示范区管网水质特征及变化规律分析，得出示范区管网水质特征污染物，并总结研究重点供水线路的管网水质变化规律；针对管网水质化学稳定性，通过对原水、出厂水及管网水的饱和指数 LSI、稳定指数 RSI 及 Larson 比率等化学稳定性指标进行分析，提出适应于多水源切换条件下的管网化学稳定性控制方案；通过确定管网生物稳定性控制指标，分析管壁微生物生态控制因子及限制性因子；通过上述技术，建设水质稳定性监测与评估技术平台，对管网系统中所存在的危害水质安全的因素进行辨识和分析，判断管网系统发生水质污染的可能性及其严重程度，从而提出供水管网水质安全改造技术。根据关键技术研究进展，针对供水网络实际运行工况特点，对技术性指标、经济性指标及安全性指标进行综合比较，根据人工智能及优化理论，通过动态试验模拟，采用转换优化求解技术与动态惩罚思想相结合的方法，构建供水系统多工况多目标寻优模型，在保证管网经济性的同时，实现了有供水安全性指标的多工况多目标优化改造设计技术，并开发出相应的计算机软件程序。并在济南、青岛试验区管网的改造过程中，提供了重要的理论依据和技术支持。

（3）多水源切换条件下基于管网—泵站监控信息共享的优化运行技术：针对黄河下游城市供水管网运行管理缺乏科学可靠的理论依据、以人工调度为主、管网压力分布不均、管网水质难以保障等问题，对多水源切换供水条件下的供水管网优化运行技术进行研究，并建立了城市供水管网优化运行系统。针对管网水质及运行问题，考察了水处理工艺及参数变化对管网水质化学稳定性及生物稳定性的影响，建立了针对原水污染及管网二次污染的水质净化安全保障技术对策；并针对"黄水"问题，分析了管网末梢"黄水"现象发生的规律及程度，将各水源的实际供水能力、水质特征、管网压力需求及管网水力停留时间等作为约束条件，以水质污染指数模型目标函数最优、最大程度满足实际供水需求、降低能耗且通过多水源调配降低"黄水"发生概率为目标，以各水厂出水流量及压力、水泵运行组合及运行时间为决策变量，构建综合考虑供水水质、供水安全性及经济性的具有工况适应性的多水源多目标优化调度模型，将智能遗传算法与多目标进化算法相结合，最终形成了多水源切换条件下基于管网—泵站信息共享的管网末梢"黄水"应对技术方案；自主开发出软件"城市供水优化运行系统"，该系统可实现在线监测数据查询、用水量预测、优化调度及调度方案评估、方案模拟等功能，实现了管网在线调度、离线调度及调度方案评估等功能，在保障管网水质、减少漏损、提高管网水质稳定性、节省能耗等方面取得了非常好的效果。

4. 工程示范

（1）济南玉清水厂技术改造工程

济南玉清水厂改造工程于 2011 年 6 月建设完成，工程规模 20 万 m^3/d，工程投资 3430 万元。采用"机械混凝—折板反应—浮沉池—活性过滤—紫外线/液氯消毒"组合工艺，通过适配性药剂的应用、设施改造和运行条件优化，能够有效应对季节性低温低浊、高温高藻、高臭味等水质问题，新工艺较改造前对耗氧量、二甲基异莰醇平均去除率分别提高 30％和 32％，出厂水平均浊度由 0.46NTU 降至 0.30NTU；对藻类和叶绿素 a 的去除率分别提高 30％和 32％，同时显著缓减滤池负荷，提高了对藻类、有机物去除能力（图 9-8～图 9-10）。

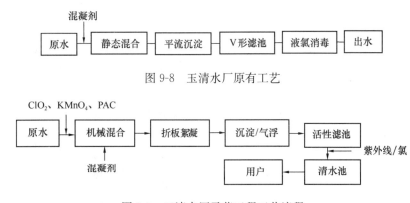

图 9-8　玉清水厂原有工艺

图 9-9　玉清水厂示范工程工艺流程

（2）胜利油田耿井水厂技术改造工程

胜利油田耿井水厂改造工程于 2010 年 10 月建设完成，工程规模 10 万 m^3/d，工程投资 1440 万元。采用"高锰酸钾复合药剂预氧化—机械混合—折板反应—斜管沉淀—助滤—石英砂滤池—氯消毒"组合工艺。工艺运行效果表明，经过高锰酸钾复合药剂预处理后，除藻效果可提高

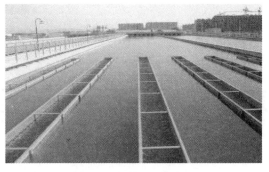

图 9-10　玉清水厂技术改造工程

20%～40%；有机物和三卤甲烷去除效果分别提高 25% 和 30% 以上，出厂水耗氧量平均值由改造前的 2.93mg/L 降至 2.53mg/L；絮凝效果明显提高，有效延长了滤池的过滤周期，出水浊度稳定在 0.1～0.2NTU 之间（图 9-11～图 9-13）。

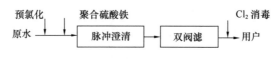

图 9-11 耿井水厂原有工艺

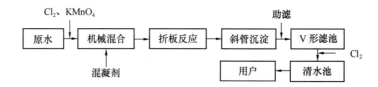

图 9-12 耿井水厂示范工程工艺

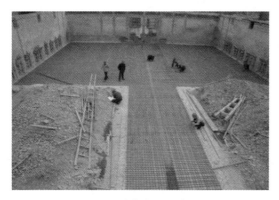

图 9-13 耿井水厂示范工程

（3）济南鹊华水厂技术改造工程

济南鹊华水厂改造工程于 2011 年 6 月建设完成，工程规模 20 万 m^3/d，工程投资 13450 万元。示范技术为"臭氧/过氧化氢—上向流微膨胀生物活性炭—砂滤"组合工艺，有效解决了臭味和溴酸盐超标、微生物泄漏风险等技术难题。示范工程运行后，出水浊度平均降幅达 48%；耗氧量平均值由 24% 提升至 48%；溴酸盐、土臭素和二甲基异莰醇等关键污染指标均低于检出限值，示范水厂供水区域臭味问题投诉降低了 90%（图 9-14～图 9-16）。

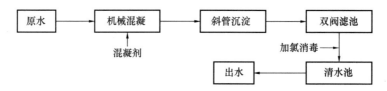

图 9-14 鹊华水厂原工艺

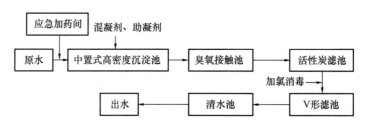

图 9-15 鹊华水厂改造后工艺

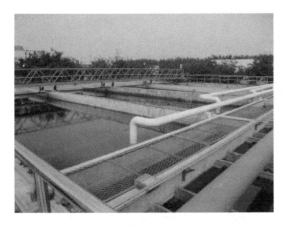

图 9-16　鹊华水厂技术改造工程

（4）东营南郊水厂技术改造工程

东营南郊水厂改造工程于 2009 年 12 月建设完成，工程规模 10 万 m³/d，工程投资 6640 万元。示范技术为"二氧化氯预氧化/混凝/粉末活性炭/沉淀/砂滤/超滤/消毒"工艺。工程投产运行以来，超滤单元长时间稳定运行，出厂水平均耗氧量由改造前的 2.36mg/L 降至 1.88mg/L，降低了 20%；藻类几乎完全去除；浊度从 0.4～0.5NTU 下降到 0.1NTU 以下，颗粒数均低于 30cnts/mL，大幅降低了"两虫"存在的可能性，为全面提高水质提供了重要的安全屏障和保证（图 9-17、图 9-18）。

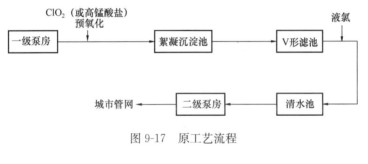

图 9-17　原工艺流程

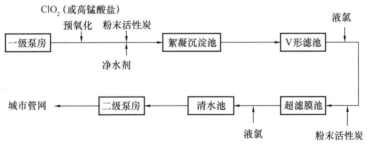

图 9-18　改造后工艺流程

（5）济南管网水质保障示范工程

济南管网水质保障示范工程于 2011 年 8 月建设完成，工程投资 3000 万元，供水规模 1 万 m³/d，示范区 DN200 以上的管长约 30km，为黄河水、山区水库水、地下水混合供水区域。工程建设中集成应用了管网水质监测预警、水质安全评价、水质稳定化改造、运行优化调度等关键技术，管网改造后水质化学及生物稳定性明显提高，输配水管网二次污染得到有效控制，相同余氯条件下菌落总数下降 38% 以上，浑浊度平均降低 0.1NTU，余氯平均提高 0.04mg/L，供水安全性改善明显。

9.2.3　成果与效应

研究实施过程中，突破了 15 个技术创新点，研发完成 6 项关键技术，获得授权发明专利 31 项，取得软件著作权 6 项，形成规范、标准和规程等建议稿 15 项，发表论文 170 余篇，建成示范工程 5 个，形成重大成果 2 项，为黄河下游地区饮用水安全保障提供了强有力的技术支持。

建成的水质调控平台依托济南鹊山水库建设了沉砂池、自然湿地、人工湿地、原位净化装置及可应对 40 万 t/d 水量的移动式药剂投加车，沉砂池、湿地等对 T-P、T-N 均有较好的去除效果。

使用与水质相适配的复合混凝剂，浊度、耗氧量和消毒副产物的生成量均明显下降，技术成果已应用于济南玉清水厂等 8 座引黄水厂，应用规模超过 200 万 m³/d；臭氧/过氧化氢联用工艺已应用于济南鹊华水厂 20 万 m³/d 的示范工程，有效解决了臭氧活性炭深度处理工艺应用过程中的溴酸盐生成风险；饮用水超滤处理工艺的工程应用，为超滤工艺在大型水厂的推广应用奠定了基础，目前已有十余家采用超滤技术的城市饮用水厂在建和运行，规模已达 5 万～50 万 m³/d。

供水系统分析平台实现了在线监测数据查询、用水量预测、优化调度及调度方案评估、方案模拟等功能，目前已在国内多个城市进行实际应用推广，在保障管网水质、减少漏损、节省能耗等方面取得了非常好的效果，为保证示范城市饮用水水质达标，保障黄河下游取水地区饮用水安全提供了支撑。

通过系列关键技术研究、系统集成和工程示范，针对黄河下游地区引黄水库水低浊、高藻、高臭味、高有机物和高溴离子等水质污染特征，建立了"水源应急调配—水厂强化处理—管网快速切换"饮用水保障技术体系，核心成果现已推广至黄河下游地区 10 余座大型水厂，累积应用规模已达 218 万 m³/d，经济效益和社会效益明显。

9.3　珠江下游地区饮用水安全保障技术集成与应用示范

9.3.1　问题与研究背景

珠江下游地区经济和社会高速发展，形成了以广州、深圳、东莞为代表的珠江下游地区城市群，见图 9-19。目前，该地区用水人口 8000 余万人，生活用水量巨大，每年接近 100 亿 m³。此外，香港和澳门原水也来自珠江流域。由于水资源时空分布的不均匀性以及水源污染，该地区的饮用水安全保障水平与经济社会高速发展的需求之间的矛盾凸显，尤其是国家《生活饮用水卫生标准》GB 5749—2006 全面实施后，地区内饮用水安全面临极大的技术和管理挑战。该地区是典型的"南方江河型"下游水源，水量水质变化大，饮用水易受到污染。其中，以广州、东莞和深圳饮用水问题最为突出，保障水质安全的需求迫切。珠江下游地区饮用水安全保障主要问题有：（1）水源安全面临考验：a. 水源污染

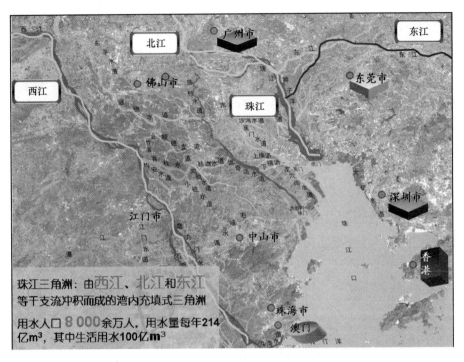

图 9-19　珠江下游地区技术集成应用示范研究区域

问题严重（广东省污染源数目 60.2 万个，占全国总数的 10.1%，居全国各省首位）；b. 水资源时空分布不均（用水点地处下游，受上游污染威胁）；c. 咸潮上溯。（2）迫切需要多样性的水厂改造技术：a. 先进城市的主力水厂；b. 一般城市的主力水厂和区镇水厂（村镇水厂暂未涉及）。（3）深度处理水厂运行管理：a. 深度处理运行问题（臭氧氧化的溴酸盐问题、炭床生物安全问题）；b. 推广普及问题（长流程与短流程）。（4）管网全过程安全输配及运行管理：a. 管网运行安全（长距离原水管线爆漏安全隐患，老旧管网漏耗高）；b. 管网水质安全（管网水力停留时间长、水龄长、水温高）；c. 精细化管理。通过综合示范解决珠江下游地区的饮用水安全问题对于我国华南地区人民健康和社会繁荣稳定具有重要意义，对香港和澳门繁荣稳定也具有积极意义。

　　珠江下游地区饮用水安全保障技术的研究目标是：紧紧围绕珠江下游地区饮用水安全保障需求，根据地区范围内供水设施存在的巨大差异和经济发展水平，有针对性地研究和集成饮用水安全保障关键技术，形成一系列重大集成、成套的工艺技术方案，构建区域水源多层次安全保障体系，提供多样化水厂升级技术和深度处理水质安全保障技术，建立多环节水质安全输配网络并实行一体化信息监控管理，全面提高珠江下游地区的饮用水安全保障水平。通过系统性的工程示范和推广应用，使示范城市供水水质全面达到国家生活饮用水水质标准，形成了适合珠江下游地区供水特点的饮用水安全保障技术体系，并建立了区域性的安全饮用水研发平台，培养了一大批各层次的专业技术队伍，推动了供水事业的可持续发展，为饮用水安全保障做出了积极贡献。技术路线见图 9-20。

　　"十一五"期间，针对珠江下游地区氨氮、有机物季节性污染的水质特点及供水设施

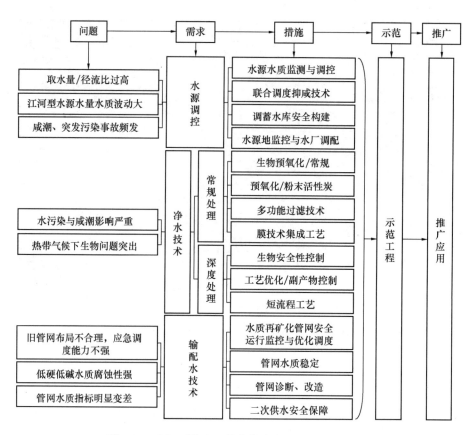

图 9-20 珠江下游地区技术集成应用示范技术路线

不能满足需求的现状，在供水水源调控、水源污染监控、水厂净水工艺改造等全流程保障方面形成了单一河流水源的蓄水储备与水质调控技术、受咸潮影响多汊河口水源的水库—闸泵群联合抑咸调度技术、城区水库群多水源系统的污染监控与安全调配技术、高氨氮去除技术、季节性有机物污染水源的水厂预处理技术、炭砂滤池短流程深度处理技术、臭氧/生物活性炭深度处理工艺生物风险全流程控制技术、臭氧化副产物溴酸盐的全流程控制技术、管网节点流量实时校验率定的超大管网水力建模技术、珠江下游地区低碱低硬水的管网水质稳定调控技术、二次供水水质保障与管理技术等 11 项关键技术，用于广州、深圳、中山、东莞等 11 座示范工程建设，其中净水厂总制水规模 282 万 m^3/d。11 项"从源头到龙头"的关键技术应用与示范工程建设，水源、水厂和管网的建设与升级改造的总受益人口为 2500 万人，为提高珠江下游地区饮用水安全保障技术水平，提供了强有力的技术支撑。

9.3.2 技术集成与工程示范

1. 适应珠江下游地区水源特征的城市供水水源调控集成技术

水源问题是保障饮用水安全的第一个环节，珠江下游地区城市多采用珠江水系为水源，因地处河流下游，存在着"上游多发污染威胁下游水源安全"、"排污内河雨季排涝污染供水河道"和"咸潮上溯造成氯离子浓度过高"的三大风险。

东莞市在珠江地区经济发展中占重要地位，已形成城乡一体化供水的格局，供水量约600 万 m³/d，其中约 90％的原水取自东江，是典型的单一水源，长期受"咸潮、排涝、突发水源污染"等三大水源问题困扰，水源安全调控难度大，备用水源工程建设需求明显。

珠海、澳门和中山的水源主要为磨刀门水道，取水口水体受咸潮上溯影响严重，为了抑制咸潮入侵，近年来，国家防总和珠江水利委员会先后连续实施压咸补淡应急调水和珠江流域骨干水库枯水期的统一调度，以保障咸潮影响期时段内中山、珠海、澳门等地的饮水安全。

深圳市的水源主要依靠东深供水工程、东部供水水源工程从东江引水，占总水量比重超过 70％，再在深圳市辖区内连通铁岗、西丽等 18 座城区调蓄水库，形成江库联调型水源。

（1）关键技术应用

为提高珠江下游地区城市供水水源的安全性，结合东莞市、中山市和深圳市的水源改善工程的科技需求，水专项"十一五"珠江项目中开展了 8 项单项技术的研究：备用水源建设的工程设计技术、江库联网水源的水质保障技术、河口地区咸潮上溯特性的研究技术、流域骨干水库群优化调度抑咸技术、多汊河口联围闸泵群联合调度抑咸技术、水源地水环境污染风险识别与敏感带区划技术、水库群水质动态过程评价与水质水量反馈调度控制技术、水源突发性污染的预警技术与水厂应急调控技术，形成了 3 项关键技术：单一河流水源的蓄水储备与水质调控技术、受咸潮影响多汊河口水源的水库—闸泵群联合抑咸调度技术、城区水库群多水源系统的污染监控与安全调配技术。

1）单一河流水源的蓄水储备与水质调控技术

对于以东莞市为代表的单一水源城市，开辟备用水源是应对水源水质突发污染、咸潮上溯、提高水源供水保证率的有效措施。

针对当时建设中的东莞市东江与水库联网工程亟待解决的问题，包括备用水源工程的功能定位、构建形式、建设规模与设计标准、江库联网前后的水质预测与水质保障技术以及联网系统调度运行模式等，课题开展了相关研究，最终形成《城市供水备用水源工程规划设计导则》、江库联网水源的水质预测与水质保障技术以及基于江库联网工程水质预测模型和运行调度方案构建的调度系统等项成果，为指导东莞市江库联网工程建设、有效发挥工程的投资效益、优化合理地调度运行水源系统、提高东莞市供水水源保证率、促进社会经济的持续稳定发展提供了技术支持。

其中，《城市供水备用水源工程规划设计导则》，确定了备用水源规划设计的主要指标体系，填补了我国目前在城市供水水源建设方面的工程标准空白，可为珠江下游乃至其他资源性缺水或水质型缺水地区建设备用水源工程提供指导（图 9-21）。

2）受咸潮影响多汊河口水源的水库—闸泵群联合抑咸调度技术

结合中山、珠海、澳门等河口地区咸潮入侵、城市供水水源氯离子超标的问题，课题

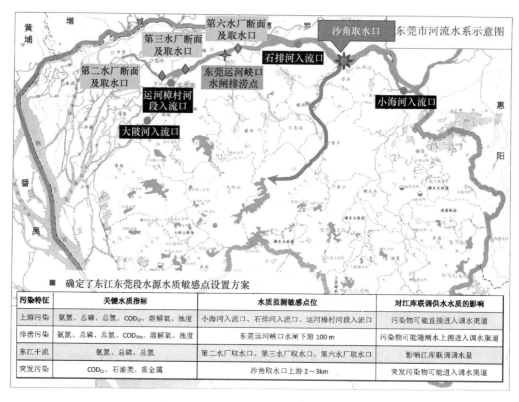

图 9-21 东江东莞段水源水质敏感点及关键水质指标

研究建立了国内首个具有风、浪、流、咸耦合试验水槽和河口咸潮物理模型，研究了珠江流域枯季径流特征和下游河口地区咸潮上溯特性，开发了珠江流域骨干水库群抑咸优化调度系统，为实现量质同控的多汊河口闸泵群联合抑咸优化调度提供了理论支撑，构成了珠江下游河口地区水资源优化配置和水源地抑咸调控策略的技术基础（图 9-22）。

3）城区水库群多水源系统的污染监控与安全调配技术

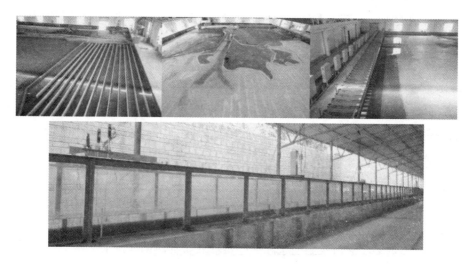

图 9-22 磨刀门咸潮物理模型

　　针对深圳市城区水库群的布局特征和水源水质的突出问题,研究构建了水源地水环境污染风险识别与敏感带区划技术,在风险评估指标体系中增加了对生态、健康及供水的影响,为水源地的科学管理提供了方法学的支持。在传统水量水质耦合模型的基础上,增加了水质对水量调配的反馈—控制机制,为城市水库群原水调度方案的优选及保护水环境提供了定量化决策依据。

　　(2)技术集成与工程示范

　　针对珠江下游地区代表性水源的特点:a.确定了单一河流水源的蓄水储备与水质调控技术,并建立了备用水源规划设计的主要指标体系;b.确定了受咸潮影响多汊河口水源的水库—闸泵群联合抑咸调度技术;c.确定了城区水库群多水源系统的污染监控与安全调配技术。综合以上三方面技术,构成了珠江下游地区供水水源的水量水质调控与保障的集成技术,详见表9-2。

适应珠江下游地区水源特征的城市供水水源调控集成技术　　　　表 9-2

水源类型	针对问题	关键技术	单项技术	示范工程
单一水源系统	水源污染问题严重、水资源时空分布不均	1. 单一河流水源的蓄水储备与水质调控技术	1. 备用水源建设的工程设计技术 2. 江库联网水源的水质保障技术	东莞市东江与水库联网示范工程
受咸潮影响的水源系统	咸潮上溯	2. 多汊河口水源的水库—闸泵群联合抑咸调度技术	1. 河口地区咸潮上溯特性的研究技术 2. 流域骨干水库群优化调度抑咸技术 3. 多汊河口联围闸泵群联合调度抑咸技术	中山市多汊河口的水库—闸泵群联合调度咸潮抑制技术示范工程
多水源系统	水源污染问题严重、水资源时空分布不均	3. 城区水库群多水源系统的污染监控与安全调配技术	1. 水源地水环境污染风险识别与敏感带区划技术 2. 水库群水质动态过程评价与水质水量反馈调度控制技术 3. 水源突发性污染的预警技术与水厂应急调控技术	深圳市城区型水库水质监测与库群调配示范工程

　　适应珠江下游地区水源特征的城市供水水源调控集成技术共建成三项示范工程。

　　1)备用水源调蓄设施安全构建与水质保障技术示范工程:东江与水库联网工程

示范工程简介：备用水源规划设计指标体系为江库联网工程建设立项提供了技术支撑。确定了江库联网工程实现 1.1 亿 m^3 的兴利库容，可确保东莞市在应急条件下 30d 的城市供水水源备用能力。通过东江与 9 座水库联网，实现境内水源与东江的科学调度，合理利用东江丰水资源入库调蓄，以丰补枯，保障供水安全。依托工程总投资 24.4 亿元，工程全部建成后，取水规模为 27m^3/s。以调蓄应急为目标，示范工程实现松木山－莲花山－马尾水库的管道连通，取水规模为 12m^3/s，完成工程投资 1.3 亿元。江库联网工程水质保障技术中的太阳能水生态修复技术保障了松木山水库大朗水厂取水口的取水水质。以太阳能为动力，采用高效的水体循环复氧技术，在松木山建成 5 套太阳能水生态修复系统，目前服务水厂的设计规模为 10 万 m^3/d，系统建设投资为 210 万元。系统运行以来，松木山水库取水口污染物指标耗氧量、氨氮、溶解氧等得到明显改善，使大朗水厂的取水保障率提高至 80% 以上。基于江库联网工程水质预测模型及调度方案优化技术的模型系统，应用于江库联网工程控制中心，建成覆盖一塔二站五库（大江头调压塔、沙角取水泵站、泰圩岗泵站、松木山水库、马尾水库、莲花山水库、五点梅水库、芦花坑水库）的水质预测和调度方案优化系统，包括水情预报和水质分析系统、视频监控和运行调度系统，系统建设投资为 1980 万元。

2）中顺大围闸泵群联合抑咸调度示范工程

示范工程简介："中顺大围闸泵群联合抑咸调度示范工程"以中山市中顺大围为依托，该示范工程包含以下三个部分：a. 内河涌整治建设：为完善中顺大围工程原有的灌溉、排涝和航运功能，并满足抑咸调度期饮用水水源地水质要求，改善岐江河、凫洲河水质状况，中顺大围对中山市岐江河中山三桥至员峰桥段进行疏浚整治，对凫洲河及中部排水渠进行相应的加高、加固、清淤和疏挖。至 2011 年年底，两项工程全部竣工验收并完成各分项目的验收鉴定，完成实际投资合计约 9000 万元。b. 水闸泵站建设：在"十一五"期间，针对中山市中顺大围内水利工程现状及运行情况，中顺大围内新建、改建、扩建了一批水闸、船闸、排涝泵站，开展对现有水闸泵站工程的维护整修，如顺利完成闸泵群联合调度中关键水闸西河水闸的重建。c. 调度系统建设：中顺大围工程调度系统建设内容包括信息采集系统、信息传输和采集网络、闸群工程远程控制监视系统、工程调度决策支持系统和工程调度监控中心，工程分期实施，投资总额 2544 万元。示范工程完成的三个分项工程为中顺大围内河水位站工程、中顺大围工程监控中心闸群控制系统和中顺大围调度网络建设工程。多汊河口闸泵群联合调度抑咸技术研究在示范工程中顺大围内开展了多次闸泵群调度实践。其中，2011 年 10 月、2012 年 3 月开展了中顺大围闸泵群水质置换调度，利用外江涨落潮水位过程，根据模型计算确定的各闸门泵站启闭时间，形成内河涌有规则的可控流路，将内河涌污水进行置换，改善了中顺大围内河涌水环境。通过中顺大围调度系统平台的监测数据分析结果，以及调水实施后中顺大围内居民反映，两次水质改善调度实践，均取得了良好效果，生态环境效益和社会效益显著。中山市多汊河口的水库—闸泵群联合调度咸潮抑制技术示范工程示范区域示意图见图 9-23。

3）城区型水库水质监测与库群调配示范工程

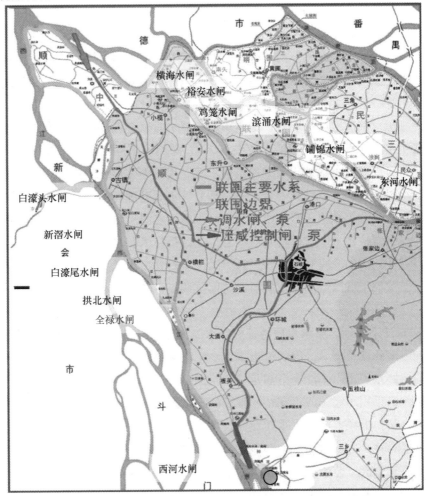

图 9-23 中山市多汊河口的水库—闸泵群联合调度咸潮抑制技术示范工程区域示意图

示范工程简介："城区型水库水质监测与库群调配示范工程"以深圳市供水网络工程及联网水库为依托，以东深、东部两大境外引水水源及深圳市境内的松子坑、深圳、西丽、铁岗、石岩、茜坑、长岭皮等 7 座主要联网供水水库，以及与之相连的水厂（21个）、泵站（14 个）、管线（47 条）联结的供水网络为对象，对课题主要研究成果和关键技术进行集成应用，通过水源保护区污染源监控、水源水质监测、水质与水量联合调度，提高城区水库型水源地保护的科技水平，增强水源应急保障能力，保障城市供水水源安全。通过开发基于 GIS 的城区水库型水源地污染监控系统，包括污染源管理系统、敏感度区划、风险源评估、水环境预测系统、实时监控系统、应急管理及系统管理子系统，整合环境污染分析、风险评估、敏感带区划等研究成果，多手段、实时监控水库主要污染源和风险源，为环境风险防范提供技术支撑。在对水库水源地重要污染源实施实时监控的基础上，针对深圳市城市化范围大、水源众多、供水网络复杂、水量水质分布不均衡的特点，建立基于水量水质的水源配置模型，研究保障水源水质和水量安全的调配技术。以原水调配系统为中心，研究原水调配系统与已有的深圳市水库水资源上报信息管理系统、水雨情自动检测系统、水库水质在线检测系统等各个系统的数据通信的对接，部署原水调配系统软件，充分利用水质自动检测数据库平台及先进的调度中心硬件平台，并利用web-service技术、Internet网络平台实现与水务局信息中心建立远程数据通道，实时同步水库调度中心数据，保证原水调配系统后台数据的时效性。目前，示范工程已经正式运行，由深圳市水务局统一管理。对水库各类风险源进行了监控，对污染迁移扩散进行了模拟，全面掌握了污染源对水库水质的影响。通过采取水质水量联合调控措施，有效改善了水库水质，其中西丽水库的水质指数降幅达到15.59%。深圳市水务规划设计院与深圳市水务局共同制定运行管理制度。深圳市水务局负责示范工程的整体运行维护管理。深圳市水务局下属东江水源工程管理处、铁岗石岩水库管理处等水源管理单位以及深圳市东深水源保护办公室负责实施调令。示范工程应用了"城区水库型水源地水环境污染风险识别技术、敏感带区划与在线监控技术、水库群水质动态过程评价技术及水量反馈调度控制技术等4项关键技术，在深圳市的7座联网水库进行了运用，得到市水务局肯定，准备推广至全市所有联网水库。深圳市城区型水库水质监测与库群调配示范工程西沥水库调控前后总氮效果见图9-24。

2. 适应珠江下游地区原水水质特征的净水工艺升级改造与优化运行的集成技术

在珠江下游的城市里，一般的城市主力水厂和区镇水厂常采用常规处理工艺，在水质污染时期，这些水厂出水不能完全满足《生活饮用水卫生标准》GB 5749—2006 的要求；大量的村镇水厂采用不完善或不完全的常规处理工艺，工艺设计不合理，设施简陋，运行管理不完善，运行效果差，出水水质存在较大的安全隐忧，特别是在水质污染时期，很难保障出厂水的合格。为了对珠江下游地区常规净水工艺水厂的工艺技术升级改造提供技术支持，研究基于常规工艺强化所需要的创新型技术，针对珠江下游地区水源季节性氨氮和有机物污染问题，开发水厂工艺升级创新型技术。针对臭氧活性炭工艺自身的特点以及珠江下游地区特殊的地理、气候和水质特征下存在的饮用水安全隐患问题，研究生物风险控制技术、pH风险调控技术、臭氧化副产物控制技术等综合技术。

由于我国水源水质普遍恶化及新的水质标准对饮用水水质要求的大幅提高，臭氧活性炭工艺在我国的应用日益广泛。珠江下游地区自2004年开始陆续建成了多个规模较大的臭氧活性炭深度处理水厂，为解决原水的季节性污染问题，改善和提高区域的饮用水水质发挥了重要作用。但是由于臭氧活性炭工艺自身的特点以及珠江下游地区特殊的地理、气候和水质特征，水厂在应用深度处理工艺的过程中也出现了一些新问题，主要是已有深度处理工艺运行中的次生风险控制问题和在建设资金有限条件下如何建设短流程深度处理工艺。

珠江下游地区由于大量污水、废水未经处理直接排入江河，水体普遍受到点源及面源污染。珠江下游地区容易受到突发性污染事故的严重影响。重大水源污染事故频发，严重威胁饮用水安全，包括北江重金属镉污染，东江石油类污染，流溪河环己酮、二甲苯、有机物、锡等污染，秀全水库石油类污染，流溪河皮革染料污染等水源污染重大事故。突发

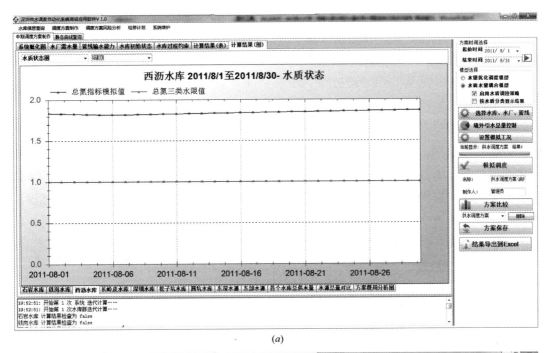

(a)

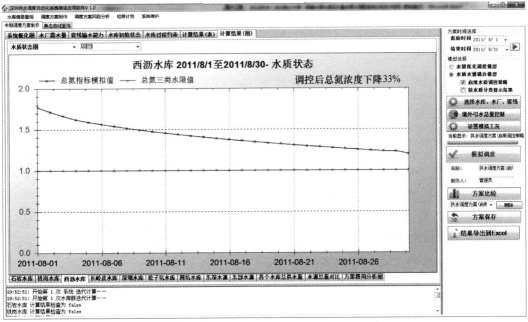

(b)

图 9-24　深圳市城区型水库水质监测与库群调配示范工程效果

(a) 西沥水库调控前总氮；(b) 西沥水库调控后总氮

性污染事故已经成为威胁水源安全的重大隐患。

（1）关键技术应用

为适应珠江下游地区原水水质特征的净水工艺升级改造与优化运行，结合东莞市、广州市和深圳市水质改善工程的科技需求，水专项"十一五"珠江项目中开展了15项单项技术的研究：高速曝气生物滤池的生物预处理技术、纯氧曝气—活性无烟煤过滤技术、高锰酸钾预氧化的预处理技术、粉末活性炭吸附的预处理技术、炭砂滤池构建技术、炭砂滤池短流程深度处理工艺水厂的改造与运行技术、交替预氧化灭活技术、高效絮凝沉淀微型动物去除技术、炭池和砂滤池微型动物灭活与去除技术、炭池微型动物物理截留技术、预投药剂法控制技术、臭氧接触池池型优化设计技术、臭氧投加优化运行控制、加氨生成阻滞技术、臭氧过氧化氢联用控制技术，形成了5项关键技术：高氨氮去除技术、季节性有机物污染水源的水厂预处理技术、炭砂滤池短流程深度处理技术、臭氧生物活性炭深度处理工艺生物风险全流程控制技术、臭氧化副产物溴酸盐的全流程控制技术。

1）高氨氮去除技术

①高速曝气生物滤池预处理技术。对于经常性氨氮超标的水源水，开发了高速曝气生物滤池技术。该技术采用陶粒填料，升流式流态化运行方式，已在广州市新塘水厂（73.5万 m^3/d）得到应用，取得了良好效果：对氨氮的去除效率高，氨氮的进水超标1~2倍，出水平均值为 0.22mg/L；水的过滤速度高，为 16m/h，设备占地面积小；处理的水头损失小且稳定，便于与水厂整体工艺衔接；运行成本低，含折旧的运行成本为 0.024 元/ m^3（图9-25、图9-26）。

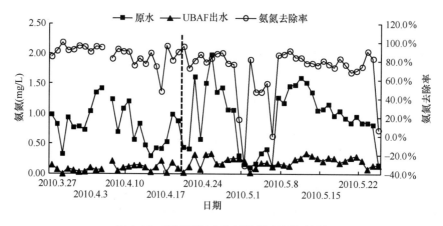

图 9-25　高速曝气生物滤池处理氨氮效果

②纯氧曝气—活性无烟煤过滤组合技术。对于季节性短期高氨氮超标的水源水，开发了纯氧曝气—活性无烟煤过滤的滤池改造技术，在原水高氨氮期采用纯氧曝气满足高浓度氨氮硝化的耗氧需求，采用更利于生物附着生长并具有一定物理吸附能力的活性无烟煤滤料代替砂滤料，提高了滤池的生物硝化能力，并提高了有机物的去除效果。活性无烟煤滤料价格是活性炭的1/3，投资省，便于在原有砂滤池的基础上改造，已在东莞市第二水

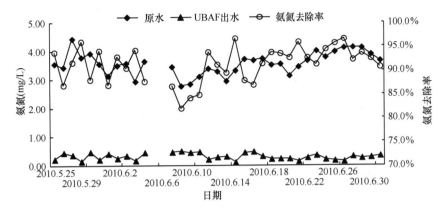

图 9-26 高速曝气生物滤池处理高氨氮原水的效果

厂进行了局部示范（规模 1 万 m³/d），运行费用提高幅度小于 0.02 元/m³（图 9-27）。

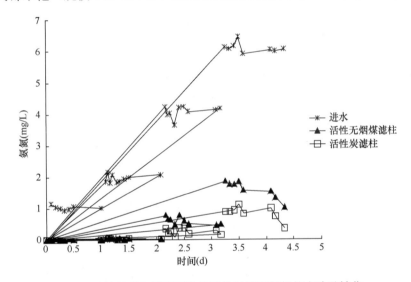

图 9-27 纯氧曝气情况下生物活性过滤对氨氮的去除及转化

2）季节性有机物污染水源的水厂预处理技术

针对雨季污水排涝、枯水期水质恶化、生物生长及事故污染造成的水源季节性有机物污染问题，确定了对于不同污染物的针对性预处理措施。其中，对于硫醇硫醚类污染物宜采用高锰酸钾预氧化处理，对于土臭素和 2-甲基异莰醇类致臭物质宜采用粉末活性炭吸附。高锰酸钾和粉末活性炭预处理增加的运行费用有限，经济适用，可根据水源变化及时调整处理工艺，显著提升了常规净水工艺水厂应对季节性和突发性水源污染的能力。已在东莞市第二水厂（规模 18 万 m³/d）进行工程示范，对于广大常规工艺水厂有重要推广应用价值。

3）炭砂滤池短流程深度处理技术

对于条件受限常规净水工艺水厂的升级改造技术需求，本项目研究开发了以炭砂滤池为核心的短流程深度处理技术。该技术把水厂原有的砂滤池改造成活性炭石英砂双层滤料滤池，在保证滤池对颗粒物去除截留的基础上，通过增加颗粒活性炭对有机物的吸附作用和强化滤层中微生物对污染物的生物降解作用，显著提高对有机物和氨氮的去除效果。对于高氨氮原水，还开发了曝气炭砂滤池。此项技术在不增加常规工艺水厂净水构筑物的条件下，实现了短流程深度处理，特别适合于只有轻度污染或季节性污染的水源，或是受到经济条件或场地条件所限的现有水厂的升级改造。已在东莞市第二水厂进行了炭砂滤池和曝气炭砂滤池工程示范（规模 1 万 m^3/d），在深圳市沙头角水厂进行了炭砂滤池后接内压式超滤膜处理的工程示范（规模 4 万 m^3/d）（图 9-28）。

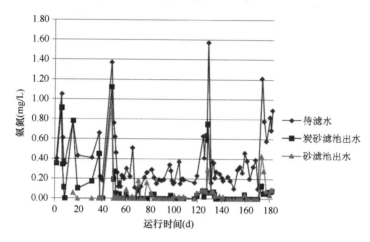

图 9-28 东莞第二水厂炭砂滤池与砂滤池对氨氮的去除效果

4）臭氧生物活性炭深度处理工艺生物风险全流程控制技术

针对南方湿热地区臭氧生物活性炭工艺出水中微型动物和细菌泄漏风险高的问题，通过技术研究与集成，形成了臭氧生物活性炭深度处理工艺生物风险全流程控制技术，包括：①交替式预氧化灭活技术、②高效絮凝沉淀微型动物去除技术、③炭池和砂滤池微型动物灭活与去除技术、④炭池微型动物物理截留技术等。该全流程控制技术已在深圳市梅林水厂进行示范应用，取得良好控制效果，炭池出水微型动物密度大幅度降低（≤0.2个/100L），对于南方湿热地区臭氧生物活性炭深度处理工艺的生物泄漏风险控制具有重要指导意义。

5）臭氧化副产物溴酸盐的全流程控制技术

针对珠江下游地区水源受咸潮影响使臭氧处理溴酸盐生成势高的问题，结合深度处理的优化运行，建立了臭氧化副产物溴酸盐的全流程控制技术，包括：①预投药剂法控制技术、②臭氧接触池池型优化设计技术、③臭氧投加优化运行控制、④加氨生成阻滞技术、⑤臭氧过氧化氢联用控制技术等，并通过对单项技术的整合以及全流程的中试运行验证，实现了对溴酸盐生成的有效控制（图 9-29）。

（2）技术集成与工程示范

针对珠江下游地区水源季节性高氨氮和有机物污染问题和湿热地区深度处理运行中的次生风险控制问题，研究形成了水厂升级改造与优化运行的集成技术（详见表 9-3）。

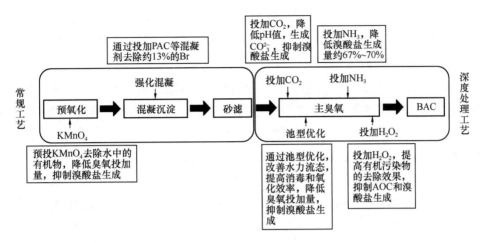

图 9-29　臭氧化副产物全流程控制技术体系

适应珠江下游地区原水水质特征的净水工艺升级改造与优化运行的集成技术　表 9-3

水厂	针对问题	关键技术	单项技术	示范工程
常规处理工艺	高氨氮污染	4. 高氨氮去除技术	1. 高速曝气生物滤池的生物预处理技术 2. 纯氧曝气—活性无烟煤过滤技术	1. 广州市新塘水厂生物预处理工程 2. 东莞第二水厂生产性示范工程
	季节性有机物污染	5. 预处理技术	1. 高锰酸钾预氧化的预处理技术 2. 粉末活性炭吸附的预处理技术	东莞第二水厂生产性示范工程
	条件受限水厂的升级改造技术	6. 炭砂滤池短流程深度处理技术	1. 炭砂滤池构建技术 2. 炭砂滤池短流程深度处理工艺水厂的改造与运行技术	1. 东莞第二水厂示范工程 2. 沙头角水厂示范工程
深度处理工艺	南方湿热地区臭氧活性炭工艺的生物泄漏风险	7. 生物风险全流程控制技术	1. 交替预氧化灭活技术 2. 高效絮凝沉淀微型动物去除技术 3. 炭池和砂滤池微型动物灭活与去除技术 4. 炭池微型动物物理截留技术	梅林水厂示范工程
	高溴离子原水（咸潮影响）的臭氧化副产物溴酸盐生成风险	8. 溴酸盐全流程控制技术	1. 预投药剂法控制技术 2. 臭氧接触池池型优化设计技术 3. 臭氧投加优化运行控制 4. 加氨生成阻滞技术 5. 臭氧过氧化氢联用控制技术	—

适应珠江下游地区原水水质特征的净水工艺升级改造与优化运行的集成技术共建成 6 项示范工程。

1）广州新塘水厂生物预处理与常规处理强化工艺示范工程

示范工程整体情况简介：新塘水厂刘屋洲泵站水源取自东江北干流刘屋洲河段，采用的是东江水源，水源水质中最为突出的超标项目是氨氮和耗氧量，原水氨氮多数在1.5mg/L以上，COD_{Mn}时常超过4mg/L。为有效解决水源水高氨氮和有机微污染问题，确保新塘水厂出水水质达到《生活饮用水卫生标准》GB 5749—2006，迫切需要实施新塘水厂技术改造。根据国内外研究成果及工程应用情况可知，生物预处理工艺可有效去除氨氮等污染物，鉴于新塘水厂存在用地紧张及普通生物预处理工艺占地大、效率低等情况，结合水专项季节性污染原水预处理和常规处理工艺强化技术集成与示范课题（2008ZX07423-002）研究成果，广州市自来水公司根据广州市发改委和广州市水务局的有关批复，采用了高速给水曝气生物滤池工艺对新塘水厂实施了技术改造，建设了新塘水厂生物预处理与常规处理强化工艺示范工程，对课题研究成果进行应用与示范。示范工程建设、施工、运行和管理情况：建设单位为广州市自来水公司，设计单位为中国市政工程东北设计研究总院（工程设计综合甲级资质），施工单位为国基建设集团有限公司（房屋建筑工程施工总承包一级资质），建设规模为广州市新塘水厂供水规模70万 m^3/d，原水取水规模考虑厂区自用水系数5%，生物预处理工程对应的处理水量73.5万 m^3/d。工程范围包括来自刘屋洲泵站的原水到达生物预处理用地范围内的所有工程内容，以及常规工艺系统配套改造等，工程用地面积约 $3900m^2$。工程内容主要包括：拆除新塘水厂原有三期常规处理系统，建设高速给水曝气生物滤池（20格）、鼓风机房、冲洗泵房各1座，安装曝气管道系统、原水管道及水泵与鼓风机等设备，陶粒滤料装填及配套投加系统优化改造等工程。工程建成后由广州市自来水公司属下新塘水厂负责具体运行管理工作，生产过程采用先进的PLC实时监控系统，各运行工况全部采用信息化管理，对生产过程的各项指标进行实时在线监控，对各项操作实行全自动化运行。新塘水厂的管理架构，对各职能岗位及工艺节点进行了明确分工，从运行管理、操作控制、设备维护、成本控制、水质控制等方面实施全过程监控，精细化管理，严格确保各工艺节点及出厂水水质达到控制目标。示范工程运行效果、实施成效：工程自2010年11月投产至今，运行稳定，达到预期目标。出厂水氨氮、COD_{Mn}分别小于0.5mg/L和2.0mg/L，出水水质符合《生活饮用水卫生标准》GB 5749—2006的要求；所采用的高速曝气生物滤池净化效率高，占地面积小，单位占地约 $60m^2/$（万 $m^3 \cdot d$），解决了旧厂改造用地紧张等问题；且生物预处理系统单位处理成本约0.024元/m^3。广州市新塘水厂生物预处理示范工程见图9-30。

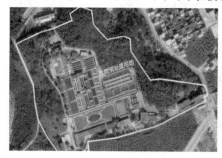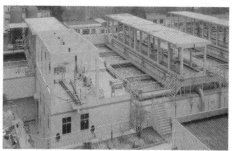

图9-30 广州市新塘水厂生物预处理示范工程

2）东莞第二水厂生产性示范研究工程

示范工程整体情况简介：珠江下游地区水源受到季节性和突发性污染事故的严重影响。季节性污染包括城市排涝、上游跨界污染以及咸潮上溯引起的污染等。河流在枯水期和排涝期水质污染非常严重，主要水质指标如有机物、氨氮等可以达到正常时期的 3～5 倍。这对饮用水安全构成了极大的威胁。东莞市政府为了解决供水水源水质日益突出的问题，解决咸潮上溯和运河排涝污染对水源的季节性冲击，决定改造东莞市第二水厂，为东莞市其他水厂提供示范，带动全市水行业的供水技术革新，从而对东莞市的饮用水水质带来整体提升，实现东莞市供水战略从"增加水量"向"提高水质"的转变。东莞市第二水厂是东莞市历史比较长的老型水厂，采用传统的处理工艺，包括混凝、沉淀、过滤和消毒。东莞市第二水厂的水源是东江，其在雨季容易受到东莞运河排洪和上游污染物的影响，出水在氨氮和臭味指标方面还有明显问题。而且，水厂投药量比较大，过滤周期短，超负荷运转，耗能高。为了适应我国新颁布水质标准要求，同时也为东莞数目众多的其他类似水厂改造提供样板，东莞市东江水务有限公司决定选择第二水厂作为示范工程，集中示范新型技术。示范工程建设、施工、运行和管理情况：建设单位为东莞市东江水务有限公司，设计单位为北京市市政工程设计研究总院（工程设计综合甲级资质），施工单位为东莞市开源环境科技有限公司。2011 年 3 月立项，2011 年 7 月完成方案设计，2011 年 10 月完成施工图初步设计，2011 年 10 月 28 日公开招标确定施工建设单位，2012 年 1 月 30 日开工建设，2012 年 7 月建成使用。建设规模：高锰酸钾和粉末活性炭强化混凝沉淀规模为 18 万 m^3/d，纯氧曝气和活性无烟煤过滤规模为 1 万 m^3/d。设计参数：高锰酸钾投加能力最大 1.0mg/L，粉末活性炭投加能力最大 30mg/L，待滤水溶解氧控制在 8～18mg/L，滤池滤速 8m/h，2 格 6m×4.3m，滤池高度 5.3 m，单格面积 26m^2。由东莞市东江水务有限公司第二水厂从运行管理、操作控制、设备维护、成本控制、水质控制等方面实施全过程监控和运行。示范工程运行效果、实施成效：出厂水水质达到《生活饮用水卫生标准》GB 5749—2006，臭味去除率＞98％，氨氮去除率＞95％，有机物去除率＞60％，浊度去除率＞95％，综合运行成本增加幅度＜0.1 元/m^3。东莞第二水厂生产性示范工程见图 9-31。

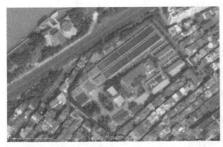
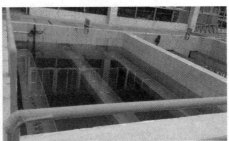

图 9-31　东莞第二水厂示范工程

3）东莞第二水厂示范工程

示范工程整体情况简介：东莞第二水厂短流程深度处理改造示范工程，是为保障珠江下游地区水源受到季节性和突发性污染时的饮用水安全性而开展。滤层空气曝气和炭砂滤池过滤规模为1万t/d。示范工程的关键技术为滤层空气曝气和炭砂滤池过滤联用技术。示范工程建设、施工、运行和管理情况：示范工程建设、施工：东莞第二水厂是历史较久的老型水厂，采用传统的处理工艺，因东江水源存在微污染，水厂投药量较大，过滤周期短，超负荷运转，耗能高。为了满足饮用水水质要求，东莞市东江水务有限公司决定选择此水厂作为示范工程，集中示范新型技术。建设周期从2011年3月立项，2012年7月建成使用。该示范工程结合厂区原有滤池的结构和场地情况，对两格砂滤池进行了改造。改造原有滤池配水系统、集水系统、反冲洗系统及相关管道系统，将滤池滤料改为由活性炭和石英砂组成的双层滤料，并配套建设了滤层空气曝气系统。运行管理模式：由东莞市东江水务有限公司第二水厂从运行管理、操作控制、设备维护、成本控制、水质控制等方面实施全过程监控和运行。示范工程运行效果、实施成效：东莞第二水厂短流程深度处理改造示范工程设计规模为10000m³/d，分为两格活性炭—石英砂双层滤池，滤池配备有滤层空气曝气系统。经该示范工程处理后，出厂水水质达到《生活饮用水卫生标准》GB 5749—2006，出水浊度、氨氮、COD$_{Mn}$分别小于0.3NTU、0.5mg/L、1.0mg/L；运行成本增加幅度<0.1元/m³。示范工程组织管理方式和经验、技术推广应用情况：第二水厂的管理架构对各职能岗位及工艺节点进行了明确的分工，从运行管理、操作控制、设备维护、成本控制、水质控制等方面实施监控，精细化管理，严格确保综合改造滤池滤后水和出厂水水质达到控制目标。同时，滤层空气曝气和炭砂滤池过滤联用技术在许多水厂都可以实现，可为水源突发性污染控制提供快速、有效的措施，值得推广。

4）沙头角水厂示范工程

示范工程整体情况简介：沙头角水厂位于深圳市盐田区，设计规模为4万t/d。沙头角水厂建设年限较早，个别池体渗漏、设施老化，通过将现状砂滤池改造成炭滤池，以解决原水异臭异味情况，并在炭滤后增加超滤膜工艺，以提高沙头角水厂供水水质，保障出水微生物安全性，改善其原有工艺对水源水质突变的应对能力，进一步保证水质安全。主要运用的技术是炭砂滤池—膜短流程深度处理技术。示范工程建设、施工、运行和管理情况：深圳市水务（集团）有限公司对沙头角水厂进行全面升级改造，包括增加超滤工艺、污泥脱水工艺、将原有砂滤池改成炭滤池等，改造后水厂采用先进的PLC实时监控系统，由监控中心站和5个监控子站（反应沉淀池、加药间、滤池、膜车间、污泥脱水）组成，各项操作均能实现自动化运行。沙头角水厂的管理架构对各职务岗位及职责范围进行了明确分工，从行政后勤、运行管理、设备维护、技术支持等方面实施精细化管理，在运行控制方面，通过作业指导书加以标准化，规范运行人员行为，在水质控制方面，通过在制水流程中引入HACCP体系加强对水质危害的管理，严格确保各工艺段及出水水质达到内控标准，本厂出水水质能100%达到《生活饮用水卫生标准》GB 5749—2006。示范工程运行效果、实施成效：示范工程处理后的水质满足国家新的《生活饮用水卫生标准》GB 5749—2006和《深圳市2010年生活饮用水水质目标》标准，保证出厂水浊度≤0.3NTU，pH值≥7.0。排泥水处理采用"重力浓缩＋离心脱水"工艺，脱水后污泥含固量≥30%。

示范工程组织管理方式和经验、技术推广应用情况：水质管理上，建立完善的水质监控系统，进一步提升水质监测的及时率和准确率；标准化管理上，制定标准化作业指导书用于指导日常供水生产和设备维修工作，建立厂级信息管理系统，利用信息化管理手段促进生产管理标准化；环境管理上，充分考虑生产废水的回收使用与污泥排放，做到环保生产，水厂新增废水回收池、浓缩池、污泥脱水间等环保公益设施，这些管理措施值得推广应用。同时，沙头角水厂示范工程，只需要将水厂的砂滤池改造成炭砂滤池，即可实现对有机物和氨氮的有效去除，加膜装置后，水质指标进一步提高，对于我国多数缺乏扩建场地的水厂而言，具有广阔的应用前景。本示范工程的建设，可为我国水厂提标改造提供技术支持和理论依据。

5）梅林水厂示范工程

示范工程整体情况简介：梅林水厂臭氧活性炭深度处理工艺生物安全性控制示范工程针对臭氧活性炭工艺应用中存在的生物安全问题开展生物安全控制技术研究，形成了以生物活性炭池为核心的全流程多级屏障生物安全控制技术，应用的关键技术有：①交替预氧化灭活技术；②高效絮凝沉淀微型动物去除技术；③炭池和砂滤池微型动物灭活与去除技术；④炭池微型动物物理截留技术。示范工程建设、施工、运行和管理情况：梅林水厂是目前深圳市供水规模最大的一座水厂，于1994、1996年分别完成第一、二期工程的建设，以常规处理工艺向福田区的市民提供饮用水。为了尽快使深圳供水水质与国际接轨，梅林水厂在常规处理工艺基础上增加了技术上较成熟的臭氧＋生物活性炭的深度处理工艺。在优质饮用水领域，它是当今世界应用较为广泛的主流工艺。2005年6月30日，梅林水厂深度处理工艺正式投入运行，成为深圳市首个提供优质饮用水的水厂。梅林水厂实施全面的精细化管理，在运行控制方面，通过作业指导书加以标准化，规范运行人员的操作行为，在水质控制方面，通过在制水流程中引入HACCP体系来加强对水质危害的管理，严格确保各工艺段及出厂水水质达到内控标准，出厂水100％达到《生活饮用水卫生标准》GB 5749—2006要求。示范工程运行效果、实施成效：依托梅林水厂进行示范（生产规模为60万t/d），在2010年3月前示范前期准备完毕，连续监测结果显示，示范工程出水达到国家新的生活饮用水标准，出水浊度≤0.1NTU，出厂水中微型动物密度较之前显著降低，达到小于1个/100L的水平，显著提高了臭氧活性炭工艺出水生物安全性，运行成本没有明显增加。示范工程组织管理方式和经验、技术推广应用情况：应用课题取得的炭池生物灭活和去除等关键技术，将深圳梅林水厂混合、反应、沉淀、过滤、臭氧氧化和活性炭吸附等水处理工艺作为一个整体进行考虑，通过技术改造、工艺调整和运行管理改善等多种手段，全面彻底地解决梅林水厂活性炭滤池出水微型生物穿透的问题。该技术开发出的新型灭活药剂、保障性物理拦截技术（设备化）等关键技术，均可在臭氧生物活性炭深度处理水厂得以应用，其很好的生物保障效果将对无论是新建水厂还是改扩建水厂都有较强的指导意义，该技术在全国范围内均具有较强的产业化前景，正在进行技术推广。

6）南洲水厂示范工程

示范工程整体情况简介：南洲水厂臭氧活性炭净水工艺运行优化示范工程（生产规模100万 t/d）结合臭氧活性炭工艺优化设计和运行控制技术研究成果，对其创新性关键技术进行了良好的应用示范，具体应用技术有：①炭滤池原位酸碱改进技术及石灰优化调节出厂水 pH 值；②臭氧投加优化控制；③炭滤池反冲洗方式优化。示范工程建设、施工、运行和管理情况：南洲水厂示范工程是依托南洲水厂原有处理工艺进行适当改造与优化建设而成，位于广州市南洲水厂内，地处广州市海珠区新滘镇沥滘村。南洲水厂的管理架构对各职能岗位及工艺节点进行了明确分工，从运行管理、操作控制、设备维护、成本控制、水质控制等方面实施全过程监控，精细化管理，严格确保各工艺节点及出厂水水质达到控制目标，出厂水水质达到《生活饮用水卫生标准》GB 5749—2006 和《饮用净水水质标准》CJ 94—2005 要求，质量管理通过 ISO 9004—2008 认证。示范工程运行效果、实施成效：南洲水厂臭氧活性炭净水工艺运行优化示范工程自 2012 年 1 月建成投产至今，运行稳定，达到预期目标。2012 年 1~6 月的水质数据表明，南洲水厂出水稳定达到《生活饮用水卫生标准》GB 5749—2006 和《饮用净水水质标准》CJ 94—2005，出水浊度≤0.2NTU，COD_{Mn}≤2mg/L，pH 值稳定在 7.2~7.5 的范围内。生产中活性炭滤池造成的 pH 值下降、臭氧投加量难以优化控制及微型生物滋生等问题得以解决，显著提高了臭氧活性炭工艺出水生物安全性，且经济效益显著。示范工程组织管理方式和经验、技术推广应用情况：依托南洲水厂建设的臭氧活性炭净水工艺运行优化示范工程，建立了该地区饮用水深度净水工艺保障体系，实现了臭氧活性炭净水工艺运行控制系统的全面优化，并通过对上述技术措施的提炼、总结，形成了《臭氧活性炭深度净水工艺设计与运行管理技术规程》，成为指导行业生产的技术标准和操作规程，推动了珠江下游地区深度处理工程的建设和改造。南洲水厂示范工程工艺流程图及示范范围见图 9-32。

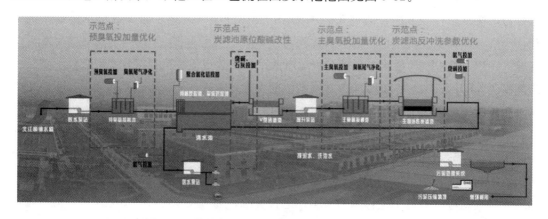

图 9-32　南洲水厂示范工程工艺流程图及示范范围

3. 适应珠江下游地区供水水质特征的管网安全输配集成技术

珠江下游地区高温高湿的气候环境，低碱低硬度、氨氮、有机物等水质条件使饮用水在市政管网输配过程中发生变化，出现二次污染、管网渗漏、爆管等问题。管网安全输配在珠三角地区大型城市具有明确的技术要求，需要重点解决四方面问题：一是原水低硬低碱，影响净水效果，对管网腐蚀性较强：珠江下游地区地表水硬度低、碱度低，导致碳酸盐系统对金属管道具有较强的腐蚀性。水硬度一般是 30mg/L（以 CaCO$_3$ 计）左右，远远低于国家标准 450mg/L。二是大型城市管网输配水系统需要合理改造与科学管理：经过三十多年发展，珠三角城市群面貌有较大改变，局部地区自来水管网布局不甚合理。以广州市为例，丘陵地貌及管网多环系统不利于加压站的有效设置，压力分布不均匀，局部区域的管网输配水距离过长，要求出厂水的压力较高，不利于节能降耗。三是长距离引水管道须保证安全运行及水质稳定：珠三角大城市周边水源受到污染，属于水质性缺水，从几十公里外将较优质原水引到城区自来水厂处理后供应饮用。长距离输水的多级叠压提升、水锤防治、穿越障碍维护、管道生物控制、过江管安全等问题一直是供水的安全隐患所在。四是二次供水系统水质下降问题普遍存在：珠三角气候湿热，大型城市外露的二次供水设施数量庞大，部分水池建设时间长、设施陈旧、结构布局不甚合理、管理不够完善。因此，二次供水水质安全隐患大、爆管频率较高，漏耗较大。

在广州、深圳、东莞城区供水管网总体评估基础上，开展低硬度饮用水的再矿化技术、实现安全供水的管网布局优化与改造诊断技术、长距离输配管网安全保障技术、二次供水水质保障技术等关键技术的研究，并通过技术集成和示范，解决珠江下游地区饮用水管网水质稳定性差、二次污染、管网渗漏、爆管严重等问题，为南方地区老、旧、超大型管网系统提供水量、水质综合调控与安全保障技术，为提高我国供水系统安全输配提供技术支撑和实践探索。

在大型城市管网改造诊断与水力建模技术、长距离引水管道及管网的水质保持与优化技术、饮用水再矿化技术、水源置换管网水质保障技术、城市二次供水水质保持技术与优化管理等方面取得多项关键技术成果，大部分成果在示范工程中得到应用，并推广应用到广州市、深圳市中心城区供水生产中。

（1）关键技术

为适应珠江下游地区供水水质特征的管网安全输配，结合广州市和深圳市供水改善工程的科技需求，水专项"十一五"珠江项目中开展了 8 项单项技术的研究：管网节点流量实时校验率定的管网水力建模技术、珠江下游地区低硬低碱原水条件下的管网水质化学稳定性评价体系、管网水质化学稳定性控制再矿化技术、珠江下游地区净水管网生物稳定性评价指标体系、管网生物稳定性控制技术措施、水源水输送管道中附着贝壳类生物（淡水壳菜）的间歇投药生长控制技术、二次供水设施信息化管理系统、二次供水叠压供水，形成了 3 项关键技术：管网节点流量实时校验率定的超大管网水力建模技术、珠江下游地区低碱低硬水的管网水质稳定调控技术、二次供水水质保障与管理技术。

1）管网节点流量实时校验率定的超大管网水力建模技术

研发了管网节点流量的实时校验率定技术，以供水管网 SCADA、GIS 系统的实时监测数据为基础，对管网模型进行自动实时校验，实现了管网的优化调度运行。采用该项技术，以广州市 CWaterNet 为平台，建立了广州市中心城区管网运行实时模型，供水规模 440 万 m³/d，含 DN300 的管线覆盖率 95％以上，大于 DN300 的管线覆盖率 99％以上。

自动校验时间间隔小于 15min。校验精度为：90％以上监测节点水头误差小于 1.5m，95％以上监测节点水头误差小于 2m。基于 CWaterNet 平台的管网模型运行数据，结合水力调度预案辅助分析，有效地提高了广州市中心城区管网调度的效率和能力，2012 年在供水量同比增长 1.5 万 m³/d 的情况下，在保证管网供水水压要求的前提下，平均供水压力同比下降 0.8m，同比节约电量 439.4 万 kWh（供水电耗下降约 1.7％，其中仅含水厂二级泵和管网加压站，未含原水泵电耗）（图 9-33）。

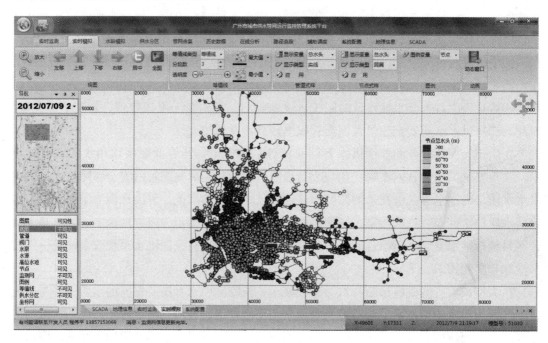

图 9-33　广州市中心城区 *DN*300 管网模型——总水头模拟成果图

2）珠江下游地区低碱低硬水的管网水质稳定调控技术

① 管网水质化学稳定性控制技术。针对珠江下游地区管网水低碱度低硬度、腐蚀性强的问题，建立了管网水质化学稳定性评价系统，对水厂采用加石灰加液碱提高 pH 值的运行方式进行优化，并研究了二氧化碳与石灰联用再矿化的前瞻性潜在应用技术等，提高了管网水的化学稳定性，降低了管道腐蚀速率。在此期间，还保证了广州市西江水源置换期间的管网水质稳定。

② 管网水质生物稳定性控制技术。针对珠江下游地区管网水温高、易于细菌生长的问题，建立了管网水生物稳定性判别评价体系，确定了管网生物稳定性的主要控制指标，有效控制了管网细菌再生长的问题，并研发了水源水输送管道中附着贝壳类生物（淡水壳菜）的间歇投药生长控制技术。

通过以上技术措施，广州城区管网水质合格率逐年上升，其中芳村示范区管网 2012 年管网 7 项综合合格率达 99.9％。

3）二次供水水质保障与管理技术

对深圳市二次供水进行了管理和技术两方面的提高。在管理方面，建立了深圳市二次供水设施信息化管理系统，对二次水池的清洗、故障、维修、验收、档案等信息进行管理，使二次供水设施管理达到制度化、规范化、标准化的要求；并进行了二次供水设施的规模整合，化零为整，提高了管理效率。在二次供水技术方面，在管网余压充足的区域，推进叠压供水技术，降低水龄，避免污染，节约能耗。

（2）技术集成与工程示范

针对珠江下游地区低碱低硬水腐蚀性强和水温高易于细菌生长的供水水质特征，通过开展管网运行优化调度、管网水质稳定性控制、供水管网与二次供水管理等方面的研究，形成了适应珠江下游地区供水水质特征的管网安全输配集成技术（详见表9-4）。

适应珠江下游地区供水水质特征的管网安全输配集成技术共建成 2 项示范工程。

适应珠江下游地区供水水质特征的管网安全输配集成技术　　　　　表 9-4

针对问题	关键技术	单项技术	示范工程
管网运行安全（长距离原水管线爆漏安全隐患，老旧管网漏耗高）	9. 超大管网模型建立与优化调度技术	管网节点流量实时校验率定的管网水力建模技术	—
管网水质安全（原水低碱低硬，影响净水效果，对管网腐蚀性较强，管网水力停留时间长，水龄长，水温高）	10. 珠江下游地区低碱低硬水的管网水质稳定调控技术	1. 珠江下游地区低硬低碱原水条件下管网水质化学稳定性评价体系 2. 管网水质化学稳定性控制再矿化技术 3. 珠江下游地区净水管网生物稳定性评价指标体系 4. 管网生物稳定性控制技术措施 5. 水源水输送管道中附着贝壳类生物（淡水壳菜）的间歇投药生长控制技术	广州芳村地区供水管网改造示范工程
二次供水系统水质下降问题普遍存在	11. 二次供水水质保障措施与管理优化技术	1. 二次供水设施信息化管理系统 2. 二次供水叠压供水	深圳市东湖丽苑二次供水区域整合改造示范工程

1）广州芳村地区供水管网改造示范工程

示范工程简介：芳村地区位于广州市西南端，南、北、东面临珠江，与番禺区、白云区、海珠区隔江相望，西接南海市，呈半岛形。芳村地区供水管网服务面积 46.2km²，日供水量约为 25 万 m³，服务人口约 45 万。芳村地区自来水由石门、南洲、西村三间水厂供应，其中石门水厂供水量约占芳村地区总供水量的 60%，西村水厂和南洲水厂各占总供水量的 20%。石门水厂途经广清仓的两条 DN1200 过河管往芳村地区，其中一条管经过金沙洲进入芳村，另外一条管经过大坦沙进入芳村，两管在芳村大道北珠江桥脚一带连通。西村水厂来水通过珠江大桥 DN800 管送到芳村，石门和西村来水主要供应芳村北部、中部等地；南洲水厂来水通过鹤洞大桥过河管供应芳村南部地区。随着芳村地区经济发展，原有供水管网布局逐渐显露其不足，尤其芳村西部地区由于处于管网末梢且用水量较少，流速慢，出现余氯值普遍偏低、浊度变差的情况。为满足市民对更高水质的要求，并实现节能降耗的目标，广州市自来水公司自 2008 年开始，先后投资 4309.97 万元在芳村地区进行供水管网优化布局改造，对芳村地区出现水质问题的部分旧管网进行改造。优化改造工程在水专项"南方大型输配水管网诊断改造优化与水质稳定技术集成与示范"课题（编号：2009ZX07423－004）研究取得的成果基础上，结合芳村地区供水管网生产的实际情况，先后应用了大规模管网建模技术、分区分压计量技术、爆管时空规律分析及漏损定位技术、管网系统健康检测评估技术体系、西江水源置换水质保障技术、二次供水设施清洗保洁技术、管网水质全过程监控体系等关键成果。随着管网改造示范工程的实施，芳村地区供水管网得到明显优化。工程于 2011 年 1 月开始试运行，经过连续 6 个月以上的运行和持续监测，芳村示范区管网主要运行参数全面达到"十一五"水专项课题考核指标的要求。示范工程实施前的陈旧管网漏失、部分管道流速低、管网水质下降、二次供水设施管理措施不足等问题都得到缓解，管网水质综合合格率上升，用户龙头水水质全面达标。主要体现如下：①管网水质（管网 7 项）综合合格率从实施前的 97.7％上升到 99.8％；②示范区用户龙头水水质全面达到国家新颁布的《生活饮用水卫生标准》GB 5749—2006；③供水系统电耗 2011 年与 2008 年比较下降 4.33％；④水压达到广州市标准，管网供水压力大于 30m（广州城委标高系统），其达标率为 98.85％。

2）深圳市东湖丽苑二次供水区域整合改造示范工程

示范工程背景及原因：东湖丽苑二次供水区域位于爱国路以西、太宁路以南、大头岭东侧，包含东湖丽苑、水库新村、叠翠居、新岭山庄等。区域内各加压泵房相互独立，设备陈旧，能耗高，不便于管理；水库新村由市政管网直接供水，其西部地势较高地区水压不足；片区内人口密集，供水系统建设较早，部分管材使用年限长，管网陈旧，漏耗较大。鉴于以上原因，对东湖丽苑片区二次加压泵房进行整合，完善供水系统，降低能耗、改善水质、提高供水压力，确保供水安全。示范工程改造内容：本次改造以"重视现状、充分利用市政水压、规模效益、集中加压、提高供水安全性"等为原则，进行区域内泵房整合、泵房扩建改造、泵房进出水管改造、给水管网优化、水池内壁改造等。根据该片区地势及地理分布，通过方案比较，总体分为东湖丽苑和新岭山庄两个主泵房供应区。东湖丽苑泵房所处区域市政管网供水能力较好，所以采用"市政叠压＋高位水池"联合供水方式，并在高位水池内壁贴瓷砖，以改善水质，服务区域包括：东湖丽苑、水库新村（加压区域）、巨邦公司宿舍及周边、翠竹小学。新岭山庄、叠翠居地势较高，东湖丽苑泵房高位水池高度不够，故改造新岭山庄泵房，更换水泵，采用变频供水方式，新建加压管线与叠翠居、翠苑泵房加压管碰通，由新岭山庄泵房同时向新岭山庄、叠翠居和翠苑小区供水。本次改造工程泵房供水规模为 4540 m^3/d；涉及管网改造为 3230m。工程于 2009 年 12 月动工，2011 年 1 月竣工。示范工程效果：东湖丽苑和新岭山庄泵房改造前后相比，平均运行能耗水平分别下降 62.5％、38.09％；水质明显提高，均符合《生活饮用水卫生标准》GB 5749—2006 要求；加压区域采用加压供水后，原来水压不足的区域压力提高 10～15m，能充分满足用户对水压的需要。总体来说，东湖丽苑二次供水区域整合改造后，在水质、水压、管理水平以及用户满意度上显著提高的同时，平均能耗水平也有明显的下降。

9.3.3　成果与效应

（1）紧密围绕珠江下游地区城市供水水源面临的"上游多发污染威胁下游水源安全"、"排污内河雨季排涝污染供水河道"和"咸潮上溯造成氯离子浓度过高"3大风险，重点开展了8项单项技术的研发，最终形成了3项关键技术。

通过解决东莞市供水行业的实际需求，研究项目与东莞市城市供水工作紧密相连，成果及时转化应用到供水企业生产和管理当中，为东莞市供水行业可持续发展打下坚实的基础。通过对河网区咸潮问题的研究，为开展珠江三角洲河口地区水源地调控、咸潮防控工程技术等科研项目提供了良好的技术基础，为珠江三角洲河网区防洪排涝、水环境整治、水资源配置等工程应用奠定了较好的技术基础。通过对城区型水库水源系统安全调配问题的研究，开拓了水务企业自主研发的产业化新路，提高了设计单位科技任务的研发能力，加速了研究成果转化为生产力的进程。

3项关键技术均与地方的大型水源工程相结合，进行了有效的工程示范，验证了科研成果，取得了良好的运行效果，有效指导了地方的行业发展，提高了地方行政主管部门、水务企业在水源领域的运行、管理水平，同时也为课题成果在行业内的进一步推广应用打下了良好的基础。

研究成果已在3项示范工程中得到应用，使示范区域的供水水质达到国家生活饮用水水质标准，并形成了系列技术文件（专利、导则、指南、标准、规范等），为珠江下游地区饮用水安全保障提供了重要的技术支持。

（2）在高速曝气生物滤池预处理技术方面，开发了新型的流态化的多孔陶瓷填料，增加了生物量，实现了对高浓度氨氮的高效去除，效率达到93%以上；大幅度提高了过滤速度，减少了占地面积，解决了常规水厂占地紧张的问题，提高了投资效益；采用流态化生物滤床，大幅度降低了水头损失，减少了运行成本。采用高速曝气生物滤池技术，在广州新塘水厂结合常规工艺建设了规模为73.5万 m^3/d 的示范工程，取得了预期效果，为保障广州市举办2010年亚洲运动会期间饮用水安全做出了贡献。

在预氧化/粉末活性炭和纯氧曝气/活性无烟煤过滤组合技术方面，高锰酸钾和粉末活性炭协同作用，有效去除了东江下游东莞段突出的多种臭味问题，可以直接对混凝沉淀工艺进行升级改造；采用纯氧曝气和活性无烟煤过滤技术，能够同时去除高浓度氨氮、有机物和臭味，解决了高浓度氨氮去除过程对溶解氧的需求，消除了因亚硝酸盐积累而消耗自由氯的现象，减少了消毒副产物的生成量。在东莞第二水厂，直接对常规工艺进行升级改造，建设了总规模为18万 m^3/d 的示范工程，达到了预期处理效果；而且，活性无烟煤滤料价格仅仅是活性炭的1/3，投资省，运行费用提高幅度小于0.02元/ m^3 。

研究依据南方湿热地区臭氧活性炭工艺的普遍问题，通过前瞻性技术研究、技术集成、技术应用和工程示范，形成了适合珠江下游地区的臭氧生物活性炭工艺，解决了阻碍臭氧活性炭工艺在南方湿热地区应用的瓶颈问题，提高了示范地区饮用水的安全保障水平。所取得的关键技术成果和示范工程对提高珠江下游地区饮用水安全保障水平，促进我国供水行业的技术进步，具有重要的示范及推动作用。

研究成果已在 6 项示范工程中得到应用，使示范区域的供水水质达到国家生活饮用水水质标准，并形成了系列技术文件（专利、导则、指南、标准、规范等），为珠江下游地区饮用水安全保障提供了重要的技术支持。

（3）为解决珠江下游地区饮用水管网水质稳定性差、生活饮用水在输配过程中所造成的二次污染、管网渗漏、爆管严重等问题，研究针对珠江下游地区高温高湿的气候环境，低碱低硬度、氨氮、有机物等对管网输配过程的影响，开展低硬度饮用水的再矿化技术、实现安全供水的管网布局优化与改造诊断技术、长距离输配管网安全保障技术、二次供水水质保障技术等关键技术的研究，并通过技术的综合集成和示范，为老、旧、超大型管网、以二次供水为主的输送系统，提供水量、水质综合调控与安全保障技术，为提高我国供水系统安全输配提供技术支撑和实践探索。课题在管网诊断改造与水力建模技术、管网水质保持与优化技术、二次供水水质保持与管理优化等方面取得多项关键技术成果，大部分成果在示范工程或广州市、深圳市供水管网生产中得到应用和验证。

研究成果已在 2 项示范工程中得到应用，使示范区域的供水水质达到国家生活饮用水水质标准，并形成了系列技术文件（专利、导则、指南、标准、规范等），为珠江下游地区饮用水安全保障提供了重要的技术支持。

第三篇 饮用水安全保障管理技术

第10章 供水系统风险评估与监管技术

10.1 饮用水水源地保护区划分技术

10.1.1 技术需求

饮用水安全保障的基本前提是从源水到水龙头全过程的监测和管理，而水源保护是水污染控制最安全和最廉价的控制关口。我国饮用水水源地环境问题突出，尽管国家于2007年出台了《饮用水水源保护区划分技术规范》HJ/T 338—2007，并对大部分饮用水水源地开展了保护区划分和整治，但是我国饮用水水源地环境风险问题依然十分突出，而该标准只依据污染物稀释降解距离确定水源保护区范围的大小，缺乏饮用水水源地环境风险控制的理念，难以适应当前污染事件频发、群众饮水安全遭受威胁的实际管理需求。同时，与国外饮用水水源地环境管理水平相比，基于饮用水水源地环境风险控制的饮用水水源地保护和管理技术方面存在很大的差距。

本研究在对不同类型饮用水水源地的特征污染物进行筛选识别的基础上，以确保取水口水质安全为目标，构建了从"污染物源解析、污染源风险评价、高风险区域识别到保护区确定"保护区划分的技术体系，建立了从污染物到污染源的污染控制和风险管理的技术方法，即饮用水水源地污染源解析技术、饮用水水源地受污染源风险的评价技术和基于风险控制的饮用水水源地保护区划分技术方法，形成了基于环境风险的饮用水水源保护区划分技术体系。

10.1.2 关键技术内容

1. 饮用水源地污染源解析技术

针对饮用水源地污染物来源复杂，污染物输移过程中物理、化学和生物影响多的特点，本研究以大气污染源解析的受体模型为基础，进行完善、改进和耦合，通过分析工业及农业污染源与水源地之间的水质响应关系，分别建立污染物负荷集成模型和营养盐多同位素和混合多元统计分析源解析技术，克服了单一受体模型的约束条件，构建了饮用水源地氮磷、重金属污染源识别与解析技术方法。

针对 N-P 污染问题严重，其污染物理化性质不稳定、存在多态转化、污染物迁移非守恒以及单一污染负荷模型难以估算不同形态的 N-P 负荷量等问题，建立了基于污染负荷集成模型的氮磷源解析技术。主要的技术步骤是：基于流域 DEM 数据，运用 GIS 工具划分出子流域，并提取土地利用和土壤类型等空间相关资料，通过调查或小区试验获取模型参数，建立流域氮磷污染负荷集成应用模型；利用 PLOAD 模型和输出系数模型分别核算流域内不同景观类型土地输出径流、农村污染和点源中的溶解态氮磷负荷；利用修正的 RUSLE 土壤侵蚀通用方程核算吸附态氮磷负荷；最后实现氮磷污染的综合源解析。

建立了基于耦合应用系统聚类法（CA）/化学质量平衡法（CMB）的重金属源解析技术和营养盐多同位素的氮源解析技术，探明了工业、水系支流、农业污染源、大气降水对水源地水质的贡献率，建立了工业及农业污染源与水源地之间的水质响应关系。

针对饮用水源地的氮磷等面源污染特征，采用营养盐同位素解析技术方案进行了污染源解析。根据同位素质量守恒原理，通过求解线性方程可得到三种不同污染源的贡献率。自然界中的氮原子有 ^{14}N 和 ^{15}N 两种稳定同位素形式，其中 ^{14}N 在地球上所有的氮原子中占 99.6377%，^{15}N 占 0.3663%（David Robinson，2001）。不同含氮物质以及不同存在形式下，氮的这两种同位素含量比值不同，同一种物质不同时间，氮的这两种同位素含量也不同。

（1）氮同位素比值（R）：含氮物质中 ^{15}N 同位素和 ^{14}N 同位素量的比值。

$$R = {^{15}N} / {^{14}N}$$

（2）氮同位素的丰度（$\delta^{15}N$）：表征含氮物质同位素比值相对大小的参数。该丰度值是相对于大气中氮的同位素比值大小得到的，其标准物质为纯净大气氮。

$R_{标准} = 0.0036765$（Nier，1950；David Robinson，2001）

$\delta^{15}N$（‰）＝（$R_{sample} - R_{standard}$）/$R_{standard} \times 1000$

基于此，$\delta^{15}N$ 可以用来判断环境中氮营养盐的源和汇，即追溯来源和追踪去向。水体中氮营养物质的来源可以分为三种：大气沉降、生活和畜牧业废水废物以及农业化肥。这三种来源氮的 $\delta^{15}N$ 的一般分布范围分别为＋2‰～＋8‰、＋10‰～＋20‰和－3‰～＋3‰，研究结果发现，不同来源的氮的 $\delta^{15}N$ 值基本不重合，满足了 $\delta^{15}N$ 示踪氮的源和汇的一个条件。研究在设定农业化肥、生活废水和畜牧业废水、大气降水为流域水体硝态氮主要来源的前提下，根据同位素质量守恒原理，通过求解线性方程计算三种不同污染源的贡献率，以此确定水源地主要污染物的来源。

针对地下水型水源地，建立了基于多元统计法、矩阵分解法、化学质量平衡法、数值模拟法和基于地理统计学的源解析方法的不同水文地质条件的地下水水源污染源解析的技术体系。采用正定矩阵分解法（PMF）进行常规项污染源解析，选取反映地下水化学类型的 11 项指标（Cl^-、SO_4^{2-}、NO_3^-、HCO_3^-、Mg^{2+}、Ca^{2+}、Na^+、EC、TDS、T-Hard、NH_4-N）进行因子分析，识别出区域地下水水质指标及因子的分类。

采用基于地理统计学的人工神经网络（ANN）方法对土壤和地下水中重金属进行了解析，结果表明，铬、铅、镍、锰、砷、铜以结构性变异为主，受土壤母质影响最大，因此，判断影响镉含量的原因可能是由于长期施用化肥农药等造成的农业污染。地下水中重金属含量取决于水与土壤、岩石的相互作用，通过分析地下水中重金属分布与土壤重金属进行对比，判断地下水中重金属主要来源于对土壤母质的溶滤作用。

2. 饮用水源地遭受污染的风险评价技术

针对饮用水源地所在区域污染源分布及排放特征，构建了饮用水源地水体和区域风险评价的技术体系。运用未确知理论、改进的 SevesoⅢ指令模型、费克定律和 DRASTIC 模型等技术，分别建立了水污染因子评价、水生态和健康风险评价、区域风险评价和内源二次污染风险评价的技术方法，构建了针对水源地不同污染源来源、不同区域的风险评价技术体系，作为识别饮用水源地所在区域环境风险的技术手段，作为保护区划分的技术基础。

针对地表水源，建立了基于未确知理论、改进的 SevesoⅢ指令模型进行区域风险评价和费克定律进行内源二次释放污染风险评价的技术方法；针对地下水源所在区域及水源取水的特点，利用地下水的脆弱性代替地下水污染的可能性，利用污染源危害分级代替地下水污染的后果，分别建立地下水脆弱性图和污染源危害分级图，将二者耦合得到地下水污染分级分类图，并对前期调研筛选的研究区特征污染物的迁移转化进行数值模拟，从而从时间和空间上对水源地的污染风险进行评价。

从饮用水源所在流域尺度，叠加考虑示范区域内的各类风险源及流域范围内的多个风险受体，分析了整个流域居民生活用水所遭受的风险。采用改进的 SevesoⅢ指令模型，建立了饮用水源地遭受污染风险的评价方法。通过示范应用研究，阐明了水源地高风险区域，明确了水源地的重点监控对象和范围，进而为水源地环境管理提供了有力的技术支持。

改进的 SevesoⅢ指令模型用于工业点源环境风险评价的基本假设为：由于其内在特征，工业企业存在潜在的污染物泄漏危险，饮用水源水体对泄漏物质越敏感且接触到的泄漏物质越多，饮用水源遭受污染的风险就越大。例如，存储和运输的物质、生产过程、设备老化以及装置的扩建，都是能够影响企业内在泄漏风险水平的因素。饮用水源遭受工业点源的污染风险通常是点源内在危险和饮用水源脆弱性的叠加效应，可以根据"风险＝危险＋脆弱性"来定义。该模型主要考察源于工业事故的潜在风险，这些工业事故可导致泄漏事件发生，从而危害饮用水源安全。

改进的 SevesoⅢ指令模型用于地表水型饮用水源地工业点源环境风险评价的具体思路是将"饮用水源区域内工业企业的内在危险水平"与"饮用水源的环境脆弱性"相结合来综合评价工业点源给饮用水源造成的潜在环境风险，即在定量识别水源地内工业企业内在泄漏危险的基础上，结合饮用水源面临企业泄漏事故时的易受损性作出定量的环境风险评价。

该评价方法包含以下三个步骤：

步骤一：确定饮用水源所在的研究区域，根据区域内工业企业的特征，完成企业内在泄漏危险的定量评价，并对企业的危险程度进行分类；步骤二：结合企业的内在危险性和饮用水源面临企业突发污染事故时的脆弱性（易受损性），得出企业的综合环境风险指数；

步骤三：将饮用水源区域按一定方法划分为若干个子区域，累加各子区域内所有企业的环境风险指数得到各区域的环境风险指数，以此识别出水源地陆域高风险区域。

实施这三个步骤可相应得到以下三种结果：

结果一：识别出对饮用水源具有潜在危险的工业企业，得到各企业的内在危险指数 IIH；结果二：得到饮用水源面临企业泄漏事故时的易受损指数 TVU 和各企业的综合环境风险指数 TIR，识别出高风险企业；结果三：识别出水源地陆域的高风险区域。

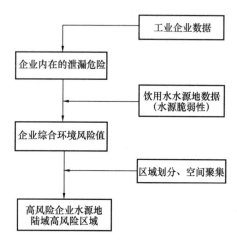

图 10-1　工业点源风险评价的方法流程图

识别出高风险工业企业和陆域高风险区域后，即完成了工业点源的污染风险评价；根据风险评价结果可确定环境应急管理需优先考虑的高风险工业点源及优先控制区域，高风险源和优先控制区域需进行重点预防，在泄漏事故发生时进行优先响应。

运用改进的 SevesoⅢ指令模型进行地表水型饮用水源地工业点源风险评价的方法流程图如图 10-1 所示。

利用地下水的脆弱性和污染源危害分级分别代替地下水污染的可能性和后果，对 DRASTIC 模型及地下水固有脆弱性评价指标体系进行改进，增加诸如土地利用状况、污染源分布、污染源危害分级、地下水社会经济价值、开采状态等相关评价指标，采用迭置指数法进行固有脆弱性的计算，以地理信息系统为平台，建立地下水脆弱性图和污染源危害分级图，并叠加特征污染物迁移转化数值模拟的结果，建立了适用于地下水源地污染风险评价技术方法，实现了水源地的污染风险时间和空间层面的评价。

地下水污染风险评价研究过程主要是通过水文地质条件调研、污染源情况调研，进行区域地下水脆弱性评价和区域污染源危害分级，进而进行区域地下水污染风险评价，并通过水质调查结果，筛选区域地下水中的特征污染物，通过数值模拟软件对特征污染物进行迁移模拟，最后通过耦合区域保护区划分方案，实现在时间和空间上水源地的污染风险评价。地下水污染风险评价技术流程如图 10-2 所示。

3. 饮用水源地保护区划分技术

针对不同类型饮用水源地的污染源分布、水文水动力差异等特点，构建了不同水源、不同级别保护区的划分技术体系。针对地表水源，对于一级保护区，运用经验类比法，以卫生防护距离为依据确定一级保护区的范围；采用水质模型对应急响应时间内风险污染物的迁移过程进行模拟，建立了迁移时间法（TOT）和水质模型相结合的二级保护区水域划分方法，基于水源地区域风险的高低，确定二级保护区陆域的划分方法；对于准保护区，以满足总量控制为目标，参照二级保护区划分方法，确定准保护区范围。同时，针对水质模型中模型参数的随机性，建立了基于 Bayesian-MCMC 参数反演未确知水质模型，

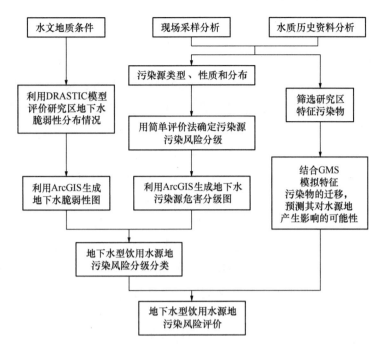

图 10-2　地下水污染风险评价技术流程图

从而构建了地表水水源保护区划分的技术体系，实现了环境风险因子和应急响应时间在保护区划分体系中的有机融合。针对地下水水源，运用 MODFLOW、MODPATH 等数值模拟软件对研究区的地下水流场进行模拟，确定水源地的地下水补给来源和补给通道，并计算出从地下水补给区渗流至研究区所经历的时间，结合保护区的时间标准和截获区的概念来确定各级保护区的范围。

　　研究构建的基于环境风险的饮用水源保护区划分技术，与原有技术规范《饮用水源保护区划分技术规范》HJ/T 338—2007 相比，在二级保护区和准保护区划分技术方法上，增加了基于应急响应的保护区水域划分方法和基于环境风险的保护区陆域划分方法，既提高了保护区划分与管理的针对性，又提高了划分方法的科学性，兼顾了水源地日常管理和风险管理的需求；基于研究成果研发的保护区划分软件，提高了保护区划分的可操作性，便于推广和应用。

　　针对地下水源地类型复杂、划分方法适用条件差异较大的特点，构建了地下水源保护区划分方法的筛选技术体系。按开采方式、含水层类型、供水规模、埋藏条件、赋存地点五大类一级属性进行细化，根据水源地水文地质条件复杂性、开采规模、含水层介质类型、信息完善程度、赋存地点、精度需求和开采分布密度等 7 项指标进行分析，建立了基于 HEARLAW 模型的地下水型水源地保护区划分方法筛选方法，并提出任意固定半径法、计算固定半径法、圆柱法、分析法、解析模型法、数值模型法的应用条件。

10.1.3　技术成果应用

　　上述研究成果分别在福建省晋江流域河流型水源地、贵阳市"两湖一库"湖库型水源地和宁夏吴忠金积地下水型水源地进行了示范应用。

河流型饮用水源地保护区划分技术应用：以晋江流域4个水源点（北峰第三水厂、北水厂、湄南供水泵站、加沙村取水口）保护区划分为例，采用水质模型对应急响应时间内风险污染物的迁移过程进行模拟，计算出二级保护区水域长度；采用基于水源地区域风险的高低，计算出了二级保护区陆域宽度。结果表明，基于应急响应及风险评价法计算的二级保护区水域长度为2600～3180m，一级保护区陆域纵深为50～110m，二级保护区陆域纵深为1000～2200m。比较而言，加沙村取水口的环境风险指数最高，保护区的陆域纵深距离相对较宽，分别达到110.38m和2207.65m；其次为北峰第三水厂，上游存在23个具有泄漏风险的工业企业；北水厂风险指数相对较低，该水源处于北峰第三水厂的下游，且中间没有任何工业企业，减少了泄漏风险带来的污染物输移指数。

"两湖一库"饮用水源地保护区划分技术应用：根据湖库型饮用水源地陆域和水域水环境管理和保护特征的差异，选取不同技术方法和模型针对湖库型饮用水源地陆域和水域进行保护区划分，并将陆域和水域保护区划分结果进行整合，形成了基于环境风险、涉及整个流域内汇水区域的湖库型饮用水源保护区划分技术方法和模型。

通过对比分析基于水质目标和应急响应两种方法划分保护区的结果，发现因"两湖一库"示范区水流缓慢，基于应急响应时间划分的保护区范围较基于水质目标方法划分的结果小且便于实际管理应用，因此，最终采用基于应急响应时间划分保护区（图10-3）。

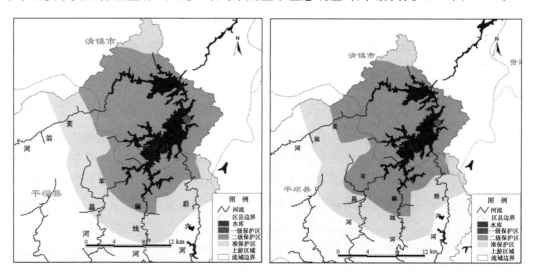

图10-3　2h和3h应急时间红枫湖保护区划分示意图

泉州市晋江流域和贵阳市"两湖一库"流域保护区划分示范研究结果表明，基于环境风险的保护区划分方法针对性和可操作性较强，既充分考虑了重点污染源所在区域风险高低等因素，又兼顾了正常情况下的取水口水质要求和突发事故的应急响应时间，划分结果更科学合理且更利于管理控制、经济可行，对支持环境管理有一定的借鉴意义和参考价值。

地下水型水源地保护区划分技术应用在金积水源地保护区划中进行了应用示范，结果表明，将所有水源井作为单井划分保护区，不仅能够很好地反映水源地的开采井布局，而且由抽水引起的水位降深最小，且一级保护区包含所有的水源井之间的空隙，得出的保护区范围更为准确（图 10-4）。

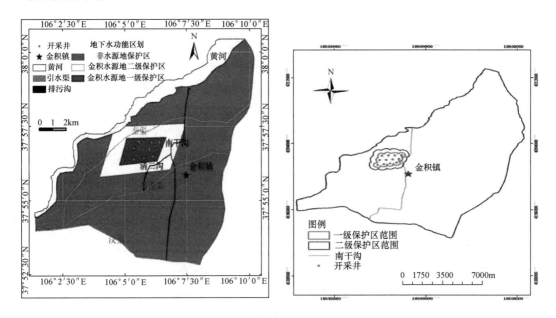

图 10-4　金积水源地保护区划分

本研究主要针对饮用水源地保护与管理技术开展，产出成果为管理技术规范等，是我国开展饮用水源地污染源解析、环境风险评估和保护区划分的重要技术依据，可为指导城市水源地应急管理机制进一步规范化，水源地环境管理理念从常态管理向风险管理转变、划分方法由经验法向数值计算法转变、划分依据由稀释降解到应急响应时间的转变提供技术支撑。成果主要为国家饮用水源地环境管理提供技术支持。

除示范研究外，本研究形成的饮用水源地污染源解析技术方法、饮用水源地环境风险评价技术方法和饮用水源地保护区划分技术体系为我国水源地环境管理的规范化和科学化提供了支持，在国家重大工程、重点项目中的应用有：

保护区划分技术成果将进一步凝练形成《饮用水源保护区划分技术规范》HJ/T 338—2007（修订稿）修改建议，为《饮用水源保护区划分技术规范》的修订提供科学依据，目前，标准修订征求意见稿已经完成。

结合中国环境科学研究院承担的环境保护部专项——"集中式饮用水源地环境基础状况年度评估"项目，将饮用水源地环境风险评估的技术理念纳入环境管理状况评估的指标体系，并把这项技术成果纳入到 2014 年水源地风险评估指南编制等项目中。

研究成果将应用于已实施的《全国地下水污染防治规划》，为未来 10 年我国在地下水环境保护与污染防治、地下水监测体系、地下水预警应急体系、地下水污染防治技术体系及污染防治监管能力的建设提供技术指导。

10.2 饮用水健康风险评价技术

10.2.1 技术需求

饮用水健康风险评估是制定饮用水水质标准的基础，也是世界各国对饮用水进行监管的重要手段，水质标准修订应高度关注健康风险问题。我国 2006 年颁布的《生活饮用水卫生标准》GB 5749—2006 将水质指标从原来的 35 项增加到 106 项，主要是增加了农药、消毒副产物、病原微生物（"两虫"）等国际上比较关注的健康风险相关指标。美国等发达国家制定水质标准都有一个非常严格的程序，每一个水质指标是否纳入到标准中以及标准限值的确定都需要经过长期、大范围的水质调查，以及基于水质调查数据的健康风险评价和社会经济分析。目前，我国饮用水标准主要是在参考发达国家标准的基础上制定出来的，这虽然在一定程度上也反映了国际上关注的热点水质问题，但是由于缺乏上述一系列的过程和基础，不能真正反映出我国水质污染现状以及饮用水消费特征，最终可能会导致有些在我国不成问题的指标规定过严，增加不必要的制水成本；而一些主要水质风险又可能因为没有数据而被忽略，导致健康风险增加。

因此，要制定出符合我国实际情况的饮用水标准，必须开展广泛的水质调查，并建立一套科学的水质健康风险方法。

10.2.2 关键技术内容

1. 风险评价终点确定

风险评价主要是评估通过多种途径摄入污染物质而导致的人体健康不良影响发生概率大小和轻重。同一种污染可能存在多种健康危害，同时多种化合物也可能产生同一危害。污染物种类可分为致癌物、非致癌物和病原微生物三大类别。对于化学物质来说，风险评价终点分为致癌评价终点和非致癌评价终点，而风险评价过程也分为致癌风险评价和非致癌风险评价。

致癌风险评价，根据化学物质的致癌性，一旦确认该物质具有遗传毒性，而且具有致癌性时，即使暴露浓度极低，也认为会有一定比率的 DNA 会被损伤，最终致癌。和非致癌物质不同，该类物质的剂量—效应关系曲线以零剂量为起点，这种评价方法也叫无阈值的危害性评价。对这类污染物进行风险评价通常采用发生癌症的概率，美国通常设定可接受水平为 $10^{-7} \sim 10^{-5}$。

非致癌风险物质的风险评价也可以称为有阈值评价。阈值是指当暴露剂量低于某一个浓度水平时，不发生毒性影响，这种对健康无影响的暴露浓度被称为 NOAEL。化学物质对人体的健康影响往往随着暴露剂量的升高而增大，并且由于其边界毒性越来越小，剂量—效应曲线往往呈 S 状。对于这类物质的风险评价通常采用商值法或累积概率风险法。

对饮用水污染物进行风险评价，最常用的方法有商值法、累积概率风险法、疾病负担法、致癌风险评价法等。其中，商值法适用于任何存在安全阈值的单一终点评价；但是当暴露分布浓度并非正态分布并且存在大量未检出的情况下，采用商值法容易过高估计其真实风险。这种情况下，需要采用累积概率风险法。该方法把超过安全阈值的累积概率作为风险。疾病负担法通常用于同一种污染物可能引起多种危害的情况，例如病原微生物不仅仅引起腹泻还容易引起并发症，导致死亡。因此，对于这种存在多终点危害的污染物或者对不同污染物风险进行比较时可以采用该方法。对于致癌物质，则存在专门的致癌风险评价方法。

2. 非致癌污染物风险评价方法

商值法：商值法（hazard quotient，HQ）是非致癌物质风险评价的重要方法，计算方法如下：

HQ＝暴露量/参考浓度

通常，当 $HQ \geqslant 10$ 时，表示风险处于很高的水平，需要立即采取措施；

当 $1 < HQ < 10$ 时，表示风险水平较高，需要尽快采取措施；

当 $0.1 < HQ < 1$ 时，表示风险较小，需要加大监测频率，密切关注；

当 $HQ < 0.1$ 时，表示风险处于可忽略水平，可以降低监测频率。

该法简单、方便，基本想法就是通过判断暴露量是否超过 NOAEL 值衡量风险大小，但是忽略了暴露值的不确定性。商值法只能采用一个值与阈值进行比较，通常采用的是平均值。

累积概率法：通常无论是群体暴露还是个体暴露都存在暴露概率分布问题。当暴露概率的分布并非正态分布时，那么平均值不仅无法表征其统计特征，还导致较大偏差。在这种情况下，可以考虑采用超过阈值的累积概率。该风险实际解释意义为该阈值相关危害发生的可能概率。因此，计算饮用水途径的风险即估算实际暴露浓度概率超过阈值浓度的累积概率。

然而，饮用水中污染物的浓度通常很低，未检出的情况很常见，由此导致暴露概率函数存在不连续的情况。在这种情况下可采用检出限值的一半作为检出浓度，这种情况虽然可以计算出污染物的概率，但是导致所有的暴露分布都变成指数分布，从而导致与真实的偏离。如何针对大量未检出的污染物进行暴露概率的计算是风险评价领域的难点之一。

本研究针对这种删失结构采用最大似然的方法，对污染的分布进行估算。设仪器检出限值为 C_1，对已经检出的污染物浓度进行暴露分布概率拟合，得到污染物的分布概率如图 10-5 所示。

图中，左侧柱状图表示未检出的概率 $P(nd)$，右侧曲线 $P(d)$ 为浓度概率曲线，C_0 为污染物安全阈值浓度。针对污染物的分布常用的分布函数包括均匀分布、正态分布、指数分

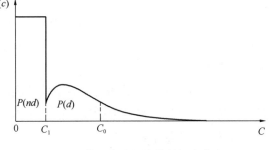

图 10-5　饮用水中污染物的概率分布

布、对数正态分布、韦伯分布等。同一组数据可能采用多种分布函数进行拟合，不同的函数拟合程度差异也很大。因此，需要采用一个拟合度的判断标准（goodness-of-itting）来选择最佳的拟合分布，具体包括 Chi-Square（值越小拟合度越高）、Anderson-Darling（值越小拟合度越高）等。

实际上人群的风险应该综合考虑暴露量的人群分布和个体敏感性分布，通过计算人群总暴露量超过 NOAEL 的比率，即可以计算人群的非致癌物质（严格地说是有阈值的化学物质）的健康风险。

概括上述过程，风险值可以按照如下公式计算：

$$Risk = \int f(x) \times \phi(x) \mathrm{d}x \tag{10-1}$$

其中，$f(x)$ 为暴露浓度的对数值为 x 时的概率密度；$\phi(x)$ 为体内浓度的对数值为 x 时所对应的无影响作用浓度的累积概率密度，其对应的概率密度函数为 $g(x)$。$Risk$ 也即概率，就是人群中暴露浓度超过 NOAEL 的概率，则得到如下公式（Species sensitivity distributions in ecotoxicology）：

$$Risk = \int_0^{+\infty} \left[f(t) - g(t) \right] \mathrm{d}t \tag{10-2}$$

假设暴露分布、敏感性分布对数转换后均为正态分布，而两个正态分布相减之后，其分布依然为正态分布，则上述公式就可以转化如下：

$$Risk = \int_0^{+\infty} L(x) \mathrm{d}x \tag{10-3}$$

其中，$L(x)$ 服从 $N\left(\mu_1 - \mu_2, \sqrt{\sigma_1^2 + \sigma_2^2}\right)$，根据正态分布和标准正态分布的转换关系，上述公式的正态分布转化成标准正态分布（0，1），这样计算结果为：

$$F\left\{\frac{\mu_1 - \mu_2}{\sqrt{\sigma_1^2 + \sigma_2^2}}\right\}$$

其中，F 为标准正态分布的累积概率密度函数。

3. 致癌概率方法

癌症有早期癌和晚期癌之分，但是，风险评价往往是事前评价，很难用病的轻重进行定量评价。因此，在风险评价中，通常将风险定义为发生概率。化学物质的致癌概率可以用如下公式计算：

$$致癌风险（终生致癌概率）= 致癌斜率系数 \times 暴露量$$

因此，如果知道某一化学物质的致癌斜率系数和暴露量，就可以计算得到其致癌发生概率，也即致癌风险。致癌斜率系数是一个常数，忽视个体敏感性，那么只要考虑暴露量的个差。如果用几何平均值和几何标准偏差表示人群的暴露分布，那么人群的致癌概率，实际上就是需要计算致癌概率的期望值（算术平均值）。对数正态分布中，几何均值和算术均值的转换公式如下：

$$Ln(GM) = Ln(AM/\sqrt{1 + CV^2})$$

$$Ln^2(GSD) = Ln(CV^2 + 1)$$

其中，GM 和 GSD 分别为几何均值和几何标准差，AM 为算术均值。CV 为变异系数，计算公式为标准差/算术均值。

由于环境中致癌物质的浓度往往较低，而无阈值的致癌物质在低浓度范围内往往采用低剂量外推，因此计算人群暴露量和线性剂量关系的累积积分（如下公式）就可以得到人群致癌风险。

$$L = \int_0^{+\infty} f(x)G(x)\,\mathrm{d}x \tag{10-4}$$

4. 综合风险评价方法——疾病负担方法

以伤残调整寿命年（DALY）作为健康风险评价的终点，既可以量化病原微生物造成的疾病负担，还为比较化学污染导致的不同类别风险提供了一个统一尺度。DALY 是指从发病到死亡所损失的全部健康寿命年，包括因早死所致的寿命损失年（years of life lost，YLL）和疾病所致伤残引起的健康寿命损失年（years lived with disability，YLD）两部分。DALY 是对疾病引起的非致死性健康结果与早死的综合评价，一个 DALY 表示损失了一个健康寿命年。按照 DALY 的定义，DALY 包括早死和伤残所致健康寿命损失年两部分，即 DALY＝YLLs＋YLDs。其中，YLLs 和 YLDs 可分别由以下公式计算出来：

$$YLLs = \sum_i^n d_i \times e_i \tag{10-5}$$

$$YLDs = \sum_i^n N_i \times L_i \times W_i \tag{10-6}$$

式中　d_i——年龄为 i 时死亡的人数；

　　　e_i——年龄为 i 时的标准期望寿命（单位为年）；

　　　N_i——年龄为 i 时发病人数；

　　　L_i——发病平均持续时间（单位为年）；

　　　W_i——疾病的权重。

5. 大范围重点城市饮用水水质调查

为全面掌握污染物的现状，调查污染物从原水到管网末梢的分布，获取暴露评估概率分布参数，建立污染物的检测和质量控制方法，采样监测体系，污染物暴露剂量估算方法。

（1）水质调查方法开发：在已有分析方法的基础上，建立适宜于大规模水质调查的高通量、低成本、稳定可靠的样品前处理及仪器检测方法体系，构建基于区域人口密度差异的调查方法与饮用水污染水平调查质量控制体系。

1）检测方法：针对这些污染物建立高通量、低成本的仪器监测及生物辅助检测体系，构建基于区域人口密度差异下的调查方法与饮用水污染水平调查质量控制体系。

<u>前处理方法的建立</u>：考虑到饮用水中污染物的浓度含量很低，针对不同类型的污染

物，建立大体积采样和富集方法。

仪器分析方法的建立：针对新标准中的物质，在已有方法的基础上，结合适合各种化学物质性质的前处理方法，利用 LC-MS、GC-MS、LC-MS-MS、原子吸收、离子色谱等仪器开发针对同一类型污染物（例如农药类、重金属类、POPs 类等）的同时同批次分析多种污染的高通量分析方法，监测目标物质在原水、出厂水、管网水和末梢水中的污染物浓度。对于标准以外的物质如全氟辛烷磺酰基化合物（PFOS/PFA）、我国特有农药、NDMA、病毒、二甲基三硫等进行分析方法的开发与规范化研究。

潜在风险物质解析：采用毒性测试方法对化学检测进行补充筛选，主要包括遗传毒性，胆碱酯酶抑制—有机磷类农药等。

2）采样监测体系：对于典型城市的不同水源选择，水源取水口、水厂出水口和居民经常用水点及管网末梢分别设置采样点。对于同一水源不同取水口，则采样最下游污染可能最严重的取水口作为评价对象。对于不同的地下水源，则增加不同水源的取水口样品。对于人口分布特殊区域（学校、医院等）则各增加一个管网和末梢水监测点。结合管网覆盖的区域，在保证区域代表性与适当的采样检测成本之间平衡的情况下，根据人口密度加权方法对布点空间密度进行校正。

（2）污染水平调查：选择具有代表性的典型地区城市，针对新国标 106 项中与健康相关的 90 项（包括消毒副产物、农药类、重金属、藻毒素、致病微生物等），以及国内外关注的水质项目包括新型污染物（全氟辛烷磺酰基化合物（PFOS/PFA）以及我国特有的农药等）、新型消毒副产物（硝基消毒副产物（NDMA）等）、新型致病微生物（病毒类）以及主要致臭物质（二甲基异莰醇、土臭素、二甲基三硫等）开展污染水平调查。

选择涵盖我国主要流域和区域的 35 个重点城市 127 个水厂，对水源、出厂水及管网水前后进行了两次涵盖 170 项指标的水质调查。总采样行程达 10 万 km，覆盖的供水量占 35 个重点城市平均公共供水量的 54%，采集分别用于病原微生物、重金属、挥发性污染物、农药类、新型污染物、大宗化学品等检测的样品共计 5832 个，获得有效数据总量达 10 万 3000 余条，这是迄今为止我国检测指标最多、覆盖面最广的饮用水水质数据。

这是我国第一次由第三方组织的针对饮用水水质状况的大规模调查。前后两轮水质调查结果比较吻合，在一定程度上反映出了重点城市水源污染的实际情况。

调查得到的主要结论如下：

按照《生活饮用水卫生标准》GB 5749—2006，106 项指标中，氨氮、二氯甲烷、COD_{Mn}、硝酸盐、四氯化碳、三卤甲烷类、阿特拉津、三氯乙醛等少数指标在个别水厂出现超标，但总体上健康指标达标率为 93.7%，重点城市饮用水健康相关指标属于良好状况。

臭味是一个比较普遍的水质问题，大约 80% 的水源和接近一半的出厂水存在不同程度的臭味。部分臭味来源于藻类产生的代谢产物，部分来源不是很清楚，可能是污染物排放导致。严格按照"无异臭、异味"的规定，饮用水有臭味属于超标。但由于臭味检测随意性较大，在实际水质管理中有关臭味的判断执行并不严格。

大宗农药（乙草胺、仲丁威和丁草胺）以及高氯酸盐、全氟化合物、亚硝胺类物质等标准外指标检出率较高（表 10-1），说明我们在污染物管理上需要加强研究，及时更新污染物管理清单。

我国不同流域污染物分布情况一览表　　　　　　　　　　表 10-1

污染 流域	臭味	高氯酸	苯类化合物	全氟化合物	农药	亚硝胺类
松辽	●				●	
海河	●					
黄河	●		●	●		●
长江	●	●		●		
珠江	●					
沿海	●		●	●		
西北						

10.2.3　建议

综上所述，总体上我国主要城市饮用水达标率较高，但臭味问题普遍存在，少数指标在个别水厂有超标现象，同时，一些区域或流域还存在新的水质问题。根据上述调查结果，提出如下建议：

（1）更新水质管理理念，重视臭味控制：臭味普遍存在，也是广大消费者最能直接感受到的水质问题。应在加强臭味来源识别，提出针对性水源保护措施的同时，重视广大消费者对改善饮用水品位的迫切愿望，督促供水企业改变水质管理理念。

（2）标准外新型有害污染物污染普遍，应采取有力措施：高氯酸盐、全氟化合物、亚硝胺类物质等新型有害污染物在我国污染比较普遍，并在局部区域/流域存在较为严重的污染。针对这些污染比较普遍、健康危害比较大的新型污染物，应加大研究力度，并尽快建立相应的排放标准和控制策略，确保饮用水安全。

（3）多种农药并存，源头管理需要加强：针对多种农药在饮用水中同时检出的现象比较普遍的问题，应查明我国农药的生产和使用情况，通过加强监管力度规范相关生产活动，从源头控制农药的污染；同时，应开展针对饮用水中农药污染的风险评价，加强针对饮用水中农药的管理与控制。

（4）根据流域污染特征优化工业布局，加强排放管理：黄河流域存在较为突出的苯类化合物、全氟化合物、亚硝胺类物质等污染，长江流域中下游存在较为严重的高氯酸盐污染和一定的全氟化合物污染，辽河、沿海水系存在较为突出的全氟化合物污染。污染严重的区域可能存在高强度的工业排放。应针对这些流域开展系统调查，查明主要污染源，严格控制污染排放，并采取切实有效措施防止有害污染物因事故或偷排进入水环境。另外，产业转移带来的污染转移问题不可忽视。一些高污染、高风险化工生产向流域中上游转移对沿岸地区饮用水安全造成的威胁已经成为一个不可忽视的问题。

（5）出台激励措施，源头控制与水厂净化并举：水源污染是我国工农业生产高速发展的结果，也与产业的不合理布局密切相关。规范生产、加强监管、控制排放是减少污染的必要措施，但近期内彻底改变多种污染物并存的局面难度很大。臭氧—活性炭组合工艺、粉末活性炭吸附等技术均具有综合改善水质的效果。因此，应出台综合性措施，在促进污染物源头控制的同时，鼓励供水企业根据实际情况选择合适的技术强化水质净化。

10.3　饮用水水质标准制定技术

10.3.1　技术需求

制定饮用水水质标准是对饮用水中污染物进行管理，保障饮用水安全的关键手段。由于水体中存在的污染物数目非常庞大，其在水体中的浓度也在不断发生变化，因此，对所有的污染物都制定标准限值进行管理工作量太大，成本太高，不具可操作性。

因此，对水体中的主要污染物进行风险评价，在风险的削减和成本之间进行平衡，最后筛选出水体中的高风险污染物并确定其标准限值是国际上制定饮用水水质标准通用的方法。事实上，任何物质都会呈现不同种类的有害性，有害性大小取决于化学物质的存在量。因此，我们不能仅仅评价化学物质的危害性，还应该充分考虑人对污染物的暴露途径及其暴露量。对于评价结果为高风险的污染物，则需要制定水质标准限值进行管理。

10.3.2　关键技术内容

如图 10-6 所示，基于风险评价的饮用水及其水源水质标准制定的基本思路是，利用全国重点城市水质调查的数据进行饮用水水质风险评价，根据评价结果对污染物进行风险排序，结合水处理的经济技术评价可以确定饮用水水质标准限值，结合污染物的可处理性确定污染物的水源水质标准限值。

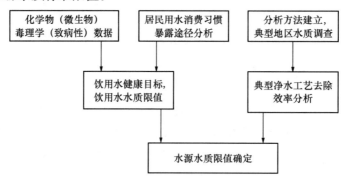

图 10-6　饮用水及其水源水质标准制定基本框架

一般来说，对饮用水中污染物制定标准限值需要考虑以下五个方面的因素：①健康影响；②饮用水中暴露水平；③监测可操作性；④去除技术水平；④饮用水暴露途径贡献。

1. 健康影响

对于任何一个物质或者指标进行风险评价，首先需要基于现有的毒理数据对其健康危害进行甄别评价。一般地，物质的毒性主要包括非致癌和致癌作用。

非致癌效应：入口参考剂量（RfD）是一个重要指标，该指标意味着即使终生暴露，都不会有明显有害效应的日入口暴露量。制定一个 RfD，需要对人群和/或动物毒性数据进行综合评估。在毒性的研究数据中，有几个常用的指标：无影响作用剂量（$NOAEL$，无有害效应的最高剂量）；最低毒性剂量（$LOAEL$，实验中发现的引起危害效应的最低剂量）。在 $LOAEL$ 上产生的效应被称为临界效应。

利用 $NOAEL$ 或者 $LOAEL$ 所制定的标准，会存在过严（$NOAEL$）或者过松（$LOAEL$）的情况。因此，在推断 RfD 的过程中，一般根据基准剂量（BMD）。BMD 是指根据临界效应的剂量—效应关系进行模拟求得。当无法根据 BMD 推断 RfD 值时，才选用 $NOAEL$ 或者 $LOAEL$，辅助以不确定性因子。根据毒性数据的来源，不确定性因子一般选择 1、3 或 10 三个数值中的一个。

致癌效应：致癌效应的数据可以分为定性评估（危害识别）和定量评估（剂量—效应评估）两部分。对致癌物质进行定性评估包括对证据分量的评估，需要对动物致癌数据、人类致癌证据以及一些可能的致癌机理三个方面进行综合考虑。

EPA 的致癌风险评估中，对致癌性进行了如下分级：A. 对人类有致癌性；B. 很可能对人类致癌；C. 有可能致癌；D. 评估致癌信息不足；E. 没有对人体致癌的证据。致癌作用强度量化是由其作用方式决定的。如果致癌的潜力是线性的，这种潜力可以用斜率因子来描述。肿瘤是非遗传毒性机制（如再生性增生）作用的结果，而且对于剂量来说不存在线性响应。

获取致癌物斜率因子的过程与上述非致癌污染物的基准浓度（$BMD/BMDL$）非常相似。先通过获得可能的致癌浓度剂量响应关系，外推得到一个癌症的背景响应浓度值。用一条直线穿过出发点的低端和零点，低端是剂量响应的基准浓度。斜率因子就是指这条直线的斜率，它代表了这个化学物质致肿瘤的能力。背景响应值指癌症可接受的背景发生概率（通常是 $10^{-6} \sim 10^{-5}$）。

2. 污染物暴露数据

评估污染物在公共供水系统中可能的暴露水平，是制定水质标准过程中的重要内容。使用这些数据和信息，来评估受到影响的供水系统的数量，以及在不同的管理浓度（如 MCL）下受到暴露的潜在人群，然后再进一步计算受到影响后所产生风险的大小。

评估过程所采用数据涉及供水的人口数量和类型（如：大或小，临时或永久），检测水的类型（原水或出水），样品采集的时间、周期和频率。在进行风险评估过程中使用评估暴露水平，数据本身的可靠性很重要，例如要考虑官方数据或者文献数据的总体数据质量。主要的数据来源包括如下部分：①管理部门或者水厂日常监测数据；②文献数据；③未纳入法规但是被要求检测的污染物；④科技项目产生的数据；⑤行业调查等。

3. 监测分析的可能性

列入饮用水水质标准的一个重要条件是，针对对象物质存在一个有效、可靠的分析方法，而且一般的水质监测机构都具备这样的检测条件。通常情况下，决定污染物分析方法在经济上和技术上是否可行，需要考虑以下几个因素：①确定关注物质的浓度时分析方法的灵敏度、可靠性、重现性；②方法对可能的干扰物的屏蔽能力（特异性）；③方法具有普适性；④ 检测成本可以接受。

4. 污染物可去除性

如果设定最大污染物浓度（MCL）值在经济上或技术上不可行，或者没有可靠或经济可行的方法来检测水中的污染物，可用处理技术（TT）来代替 MCL。TT 通过指定一种处理方法来保证足够的处理效果。例如，隐孢子虫通常在饮用水中很难测出，在原水中检测相对容易。因此，可以放在原水部分监测，只需要将原水处理技术控制到一定的处理水平就可以将出水的浓度控制在设定的安全水平。

另外两种化学污染物铅和铜，也是基于 TT 上的管理。因为它们主要来源于饮用水系统的腐蚀。美国环境保护署法规要求在指定的高风险家庭进行自来水的监测。如果在家庭测定的浓度超过 10% 高于指定的干预水平值，那么就需要要求供水企业采取措施来降低水的腐蚀性。铅的干预水平值（$15\mu g/L$）是一个可以使儿童神经发育受影响和成人肾病风险最小化的浓度。铜的干预水平值（1.3 mg/L）保护人们不受急性胃肠炎的影响，降低了铜在肝损伤敏感人群中的积累。

5. 饮用水暴露途径贡献率

对于很多污染物来说，饮用水不是人体暴露的唯一途径。在许多情况下，人们也可以通过食物、空气和生活消费品等其他途径暴露于污染物。对于一般的污染物来说，饮用水和食物可能是两大主要污染物暴露途径。要想确定饮用水途径的准确贡献率，一般需要进行大量的饮用水和食物摄入量调查，然后确定污染物从食物和饮用水摄入量的比例。但是，这种调查通常需要花费很大代价，一般难以开展。在暴露数据不足的情况下，每日总摄入量中饮用水的分配系数通常被设为 20%。但实际上不同物质的饮用水暴露贡献率是不一样的。如，有明确的证据表明消毒副产物的食物暴露贡献率是非常低的，因此消毒副产物的分配系数可能为 80%。本研究中进行了基于内暴露方法的贡献率估算的尝试，利用 PBPK 模型以及文献中中国不同城市血液中 PFOA 及 PFOS 的浓度水平以及饮用水中的平均浓度，估算出 PFOA 及 PFOS 的饮用水平均贡献率分别为 32% 和 5.2%。

根据上述饮用水水源数值利用全国重点城市调查数据和上述建立的风险评价方法，对隐孢子虫、高氯酸、全氟辛磺酸盐（PFOS）、全氟辛酸盐（PFOA）等若干污染物的标准限值进行了研究。以隐孢子虫的标准建议限值为例，出厂水中是否能检测出虫子与原水中的浓度和去除工艺有着密切的关系，假设水厂所采用的为常规工艺，对"两虫"的去除率达到 21g，即为 99%。如果按照目前国内原水中出现最高的浓度 22 个/10L 来算，要从出厂水中检出 1 个虫子的话，按照回收率为 20%～48% 来算，至少需要分析 110～220L 自来水。因此，如果出厂水按照 10L 来检查的话，无论从风险的角度和实际操作的角度仍然无法保证饮用水安全（表 10-2）。

不同水源浓度下出厂水至少检测出一个虫子时所需水量　　　　表 10-2

原水浓度	常规工艺去除率	回收率	所需水量
22 个/10L			110～220L
12 个/10L	99%	20%～48%	200～400L
7 个/10L			330～660L
2 个/10L			≥1t

　　而在水厂中深度处理（臭氧＋活性炭）工艺运行正常的条件下，水源中的原水浓度不高于 220 个/L 的条件就可以保证出水达到可以接受的水平，即可以保证 10L 出厂水中检测到的虫子少于 1 个。按照目前世界上水源水出现的隐孢子虫最高浓度出现的概率来看，高于 157 个/L 的可能性低于 5%。因此，如果深度处理运行正常基本可以阻断隐孢子虫的风险。

　　如果按照美国所能够接受的 10^{-5}DALYs 来作为风险接受标准，根据上面风险计算的方法进行反演，那么在常规处理工艺中当原水中隐孢子虫不高于 12 个/10L 时，可以有 95% 的可靠性保证工艺正常情况下出水的健康风险期望值达到接受的水平，而且该风险远低于目前国标限值（1 个/10L）下的风险。因此，对原水中隐孢子虫含量进行规定就可以保障饮用水的安全。

　　目前，普遍采用的 USEPA 1623 方法要求水样体积为 10L。假设在一个 10L 水中平均有 1 个目标物，换句话说，1L 样品中有 9/10 没有取到目标物。就像泊松分布所描述的，离散物质的分布是不均匀的。在 10L 水中目标物的数量统计分布符合泊松分布。用 Matlab 软件进行统计分析，当原水中"颗粒"密度为（1，0.1，0.01，0.001）/L 时，每次取样 10L，其中所含"颗粒"数相对应的概率如图 10-7 所示。

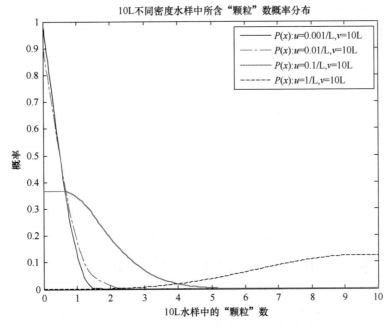

图 10-7　10L 抽样量所含隐孢子虫的浓度概率分布

然而，尤其是在低浓度下，可以看出这个分布是偏态的，且是低于平均值，也就是说很可能是 0。随着浓度的降低，不出现目标的概率越来越大。比如说，在 100L 水样中目标物有 1 个，那么 10L 水样中不出现一个目标物的概率是 90.48%。

目前，国内出现浓度最高的原水中为 22 个/10L，重点城市水源地的最高浓度为 7 个/10L。假设原水中"两虫"密度为 1～22 个/10L，每次取水出现虫子不少于 1 个的概率不低于 95% 时取水体积与密度的分布如图 10-8 所示。

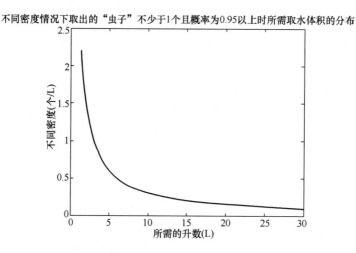

图 10-8 不同浓度体积至少检出 1 个虫子的概率曲线

假设不考虑回收率，不同密度情况下取出的"虫子"不少于 1 个且概率为 0.95 以上时所需的体积取整后与密度之间的对应关系如表 10-3 所示。

不考虑回收不同密度下的取水体积 表 10-3

密度	取水体积（L）
1 个/10L	30
2 个/10L	15
3 个/10L	10
4 个/10L	8
5 个/10L	6
6～7 个/10L	5
8～9 个/10L	4
10～14 个/10L	3
15～22 个/10L	2

综上可以看出，当置信区间为 95%，不考虑分析检测时的损失时，12 个/10L 和 7 个/10L 相对应的取水体积为 2L 和 5L 才能确保检测到虫子；而当密度为 1 个/10L 时，则必须分析 30L 水样时才能保证一定能检测到至少一个虫子。然而当考虑回收率时，则需要分析更多的水样，比如密度为 1 个/10L，回收率为 50%，则需要分析 60L 水才能检测到至少一个虫子。

按照 USEPA 1623 的方法，当分析 10L 水样结果是阴性时，那么事实上数据值是 0。由于在浓度方面没有确定一个明确的临界条件或趋势，对于其他样品点进行有效的风险评估或是比较相对风险是不可能的。那么这样的数据对流域的管理也不能有有效的指导意义。

因此，饮用水源水标准设定为 12 个/10L，假设回收率为 100％的话，实际上并没有必要检测 10L 水，由于两虫分布符合泊松分布，只要保证取 3L 未检出一个隐孢子虫，就能保证在 95％的置信度下原水不超过 12 个/10L。但是，考虑将方法认可的最低回收率 20％作为默认回收率，那么取水样 15L 无法检测出一个虫子就能保证原水不超过 12 个/10L 的污染水平。

以 USEPA 所能接受的水质安全标准每人每年 10^{-5}DALYs 为目标，当采用标准检测方法 EPA1623 时，可以规定我国原水中限值为 3L 不超过 1 个，实际检测则需要再除以回收率，如果回收率在 20％，则检测体积为 15L 不超过 1 个（表 10-4）。

水特殊污染物限值研究进展　　　　　　　　表 10-4

指标	指标特征	成果	备注
隐孢子虫、贾第鞭毛虫	病原微生物	饮用水中检测操作难度大、个体大，水处理工艺能有效去除，宜从原水中控制。采用常规工艺的原水（水源水）建议值 3L 不超过 1 个，实际检测过程中再除以回收率；在回收率 20％条件下，检测体积为 15L 原水不超过 1 个，深度处理工艺正常运行条件下 10L 不超过 220 个	改变监管环节，建立原水标准限值
高氯酸	工业原料	在部分流域内检出率很高，而且部分浓度超过健康基准，设定限值为 24ug/L	主要存在部分地区建议列入《生活饮用水卫生标准》GB 5749—2006 附录 A
全氟辛磺酸盐（PFOS）	化工原料	饮用水标准限值建议为 18ng/L，常规工艺无法去除	建议列入《生活饮用水卫生标准》GB 5749—2006 附录 A 参考指标
全氟辛酸盐（PFOA）	化工原料	饮用水标准限值建议为 109ng/L，常规工艺无法去除	建议列入《生活饮用水卫生标准》GB 5749—2006 附录 A 参考指标
乙草胺	农药	饮用水标准限值建议为 0.07mg/L	建议列入《生活饮用水卫生标准》GB 5749—2006 附录 A 参考指标

10.4　饮用水水质监测标准化技术

10.4.1　技术需求

我国饮用水水质检测方法标准滞后于检测技术的发展、在线监测缺乏技术规范、缺乏应对突发性污染事故的应急监测方法和技术，饮用水水质监测技术体系整体发展滞后，难以有效支撑《生活饮用水卫生标准》GB 5749—2006 的全面实施。为适应标准实施、应急处理、水质督察和运行管理的需要，需完善《生活饮用水卫生标准》GB 5749—2006 水质指标的实验室水质检测方法标准，开发适用于突发性污染事故的应急监测方法和技术，规范水质在线监测设备在饮用水领域的应用。

10.4.2 关键技术内容

10.4.2.1 实验室检测技术

本研究在对我国城市供水行业实验室检测设备配置和所采用的检测方法进行全面调研的基础上，对现行国标《生活饮用水标准检验方法》GB/T 5750—2006 进行了梳理，针对部分水质指标检测成本较高、对国产仪器设备考虑不足，以及缺乏新型仪器配套方法等问题，从样品采集与保存、样品前处理、仪器条件选择与优化、样品检测及质量控制、干扰及消除等方面对水质检测方法进行了研究，完成了 9 种新的标准方法的开发、9 种检测方法的优化和 12 种非标方法的标准化（见表 10-5）。同时，在我国城市 31 个城市 34 家实验室，对新开发的检测方法进行了方法的适用性验证，建立了符合我国行业需求和城市供水水质特点的《城镇供水水质标准检验方法》CJ 141—2018。该标准涵盖 62 项水质指标，其中属于《生活饮用水卫生标准》内 106 项指标的共 52 项、附录 A 中 2 项。结合现行国标，完善了《生活饮用水卫生标准》内 106 项水质指标的标准化检测方法。

本研究编制的《城镇供水水质标准检验方法》CJ 141—2018，实现了饮用水水质实验室检测三项关键技术的突破：

首先，弥补了现行国标方法的缺陷，满足了城市供水水质监测的特殊要求，该项技术突破体现在嗅味、环氧氯丙烷、致嗅物质、七氯、灭草松及微囊藻毒素指标的检测方法中。其中通过对环氧氯丙烷检测方法的改进，克服了现行国标方法的检测限高于国标限值的问题。

其次，通过水质检测设备和检测试剂的国产化，大幅度降低了臭氧、二氧化氯、贾第鞭毛虫和隐孢子虫等指标的检测成本。以"两虫"的检测为例，"两虫"检测是目前国标 106 项中检测费用最高的项目，一般在 5000～6000 元/样，高昂的检测费用限制了两虫检测的普及。开发了膜浓缩/密度梯度分离法，使设备投入从 96 万降至 24 万，降低了 75%，单样检测的材料成本从 2200 元降低至 325 元，材料成本降低了 85%。

第三，通过高通量水质检测方法的开发，提高了挥发性有机物、农药、卤乙酸、氰化物、挥发酚、硫化物和阴离子合成洗涤剂等指标的检测效率。例如，《生活饮用水卫生标准》GB 5749—2006 中敌敌畏、乐果、毒死蜱等 12 种农药，按照现行国标方法进行检测需要 20 个小时，开发的液相色谱－串联质谱发只需要 5 分钟，极大地提高了检测效率；氰化物、挥发酚、硫化物和阴离子合成洗涤剂等指标的流动分析法，实现了手工检测的自动化，使单样的检测时间从 2 小时缩短至 3 分钟。

《城镇供水水质标准检验方法》编制过程中充分考虑了与现行国标《生活饮用水标准

检验方法》GB/T 5750—2006 的衔接和互补,实现了对现行国标方法的补充和完善,并将替代原《城镇供水水质标准检验方法》CJ/T 141～150—2001 行业标准,能够为城市供水行业的水质检测提供全面可行的标准方法。

《城镇供水水质标准检验方法》主要技术内容及创新点　　　　表 10-5

类别	指标项目	方法名称	方法研究要点
新方法开发 (18)	臭氧	KI—DPD 现场比色法	建立了针对国产设备的新方法
	卤乙酸	离子色谱法	简化预处理步骤,提高灵敏度
		液相色谱—串联质谱法	针对新仪器开发的方法,无前处理
	丙烯酰胺	液相色谱—串联质谱法	针对新仪器开发的方法,无前处理
	草甘膦	离子色谱法(氢氧根淋洗液)	提供了基于普遍配置的设备的检测方法,减少了特殊设备的投入
		离子色谱法(碳酸根淋洗液)	
	隐孢子虫、贾第鞭毛虫	滤膜富集—密度梯度分离荧光抗体法	部分设备和材料国产化,极大地降低设备投资和检测成本
	土臭素、2-甲基异莰醇	顶空固相微萃取—气相色谱质谱法	国内无标准,建立无溶剂萃取、定性准确的新方法
	微囊藻毒素	液相色谱—串联质谱法	针对新仪器开发的方法,无前处理
标准方法优化 (15)	二氧化氯	DPD 现场比色法	国产试剂替代进口试剂
	苯系物	吹扫捕集—气相色谱法	扩展前处理方式
	氯苯类	吹扫捕集—气相色谱法	扩展前处理方式
		顶空—气相色谱法	扩展前处理方式
	环氧氯丙烷	液液萃取—气相色谱质谱法	改进前处理方式,降低检测限达到国标要求
	灭草松	固相萃取/液相色谱法	改进前处理方式
	隐孢子虫、贾第鞭毛虫	滤囊富集—密度梯度分离荧光抗体法	利用已有的设备,部分材料国产化,降低检测成本
	七氯	固相萃取—气相色谱质谱法	改进前处理方式
	毒死蜱	固相萃取—气相色谱质谱法	改进前处理方式
非标方法标准化 (29)	氰化物、挥发酚、阴离子合成洗涤剂、硫化物	流动注射分析法	实现了检测的自动化,提高了检测效率
		连续流动分析法	
	挥发性有机物	吹扫捕集—气相色谱质谱法	非标方法标准化
	苯系物	吹扫捕集—气相色谱质谱法	非标方法标准化
	农药类	液相色谱—串联质谱法	针对新仪器开发的方法,无前处理,高通量多组分同时测定

10.4.2.2　水质在线监测技术

本研究针对全国重点城市供水全流程在线仪器配置、安装、维护应用等情况进行了调研。结果表明:城市供水行业使用频率高和应用广泛的在线监测关键指标主要包括 pH、水温、电导率、浊度、余氯、氨氮、UV、叶绿素 a 等；由于缺乏针对城市供水水质特点的行业规范，水厂只能采用自定的企业规范，导致在线数据的规范性和有效性无法满足水质监管的需要。因此，本研究选择 pH、水温、DO、电导率、浊度、余氯、氨氮、UV、叶绿素 a 等 9 类在线监测分析仪在城市供水行业的应用进行规范化研究。

本研究通过大量的现场试验和全国 11 个城市的实地应用验证，对不同原理、不同厂家或型号的浑浊度等 9 类在线监测分析仪，在不同地区和不同水质下的应用情况进行分析。研究内容包括两方面：

首先，对浊度等 9 类在线监测分析仪的重复性、量程漂移、零点漂移、实际水样比对误差等对仪器检测稳定性有较大影响的性能参数进行评价和规范（见表），并对在线监测分析仪的校验方法及数据有效性判别等方面进行规范化研究。以实际水样比对误差为例，运用统计分析原理，根据在线设备测定值与实验室测定值相对误差累积频率为 95% 时的结果来确定本规程规定的实际水样比对误差。

其次，针对城市供水水质特征，通过现场试验，对在线监测值与实验室标准方法检测值之间的比对偏差进行分析，根据比对误差，研究清洗、校验对仪器运行状态的影响，规范水质在线监测分析仪运行时的维护内容和维护周期等（见表 10-6）。

城市供水水质在线分析仪性能参数技术要求　　　　　　　　表 10-6

监测指标	重复性	零点漂移	量程漂移	实际水样比对误差
pH	±0.1	/	±0.1 pH	±0.1 pH
温度	±0.5℃	/	/	±0.1℃
溶解氧	±1.5%	/	±1.5%	±0.3mg/L
氨氮	±5%	±5%	±5%	≤0.5mg/L 时：±0.05 mg/L；>0.5mg/L 时：<10%
浑浊度	±3%	±3%	±5%	超低量程(0～1NTU)：±0.1NTU 中高量程（>1NTU）：<10%
电导率	±1%F.S	±1%	±1%	±1%
余氯	比色法：±5%；电极法：±3%	±2%	±2%	≤0.1 mg/L 时：±0.01 mg/L；>0.1 mg/L 时：<10%。
紫外吸收（UV）	±2%	±2% F.S.	±2% F.S.	±0.2
叶绿素 a	≤5%	±0.1μg/l	量程的±10%	≤10μg/L 时：≤40%；10μg/L<标准方法检测值≤50 μg/L /L 时：≤30%；标准方法检测值>50 μg/L /L 时：≤20%。

城市供水水质在线分析仪运行维护规范要求　　　　　　　　　　　表 10-7

监测指标	仪器维护内容
pH	(1) 实际水样比对试验频率每月不应小于 1 次，应符合本规程中实际水样比对试验的规定。比对实验误差超出±0.1 时应进行校验； (2) 校验频率不应小于每月 1 次，故障检修后应立即进行校验 (3) 每月采用 0.01M 的酸溶液清洗传感器不应小于 2 次
温度	(1) 校验频率不应小于每 3 个月 1 次； (2) 清洗探头的频率不应小于每月 1 次
溶解氧	(1) 校验应包括零点校正和量程校正； (2) 零点校正和量程校正应按现行 HJ/T 99 的规定执行 (3) 校验后应进行实际水样比对试验，并应符合标准中的相关规定
氨氮	(1) 标准样品比对试验频率不应小于每周 1 次，比对试验误差超出本标准规定时应进行校验； (2) 校验频率不应小于每月 1 次，故障检修后应立即进行校验； (3) 检查电极、标准溶液和电极填充液等的频率不应小于每周 1 次； (4) 采用电极法时，电极应每半年更换一次； (5) 采用水杨酸法时，采样单元的过滤膜每周清洗或更换不应小于 1 次，气温超过 20℃时应适当增加频率，每周不应小于 2 次； (6) 清洗频率不应小于每两周 1 次。采用分流监测时，采样管路应加入次氯酸钠抑制微生物的生长
电导率	(1) 实际水样比对试验频率不应小于每月 1 次，比对试验误差超出±1％时应进行校验； (2) 校验频率不应小于每 3 个月 1 次，故障检修后应立即进行校验； (3) 采用 0.01M 稀酸清洗传感器每月不应小于 1 次
浑浊度	(1) 水厂内的浑浊度在线监测仪实际水样比对试验频率每天不应小于 1 次，其他浑浊度在线监测仪实际水样比对试验每周不应小于 1 次，比对试验误差超出规定时应进行校验收； (2) 校验频率不应小于每个月 1 次，故障检修后应立即进行校验； (3) 水源水浑浊度在线监测仪应根据水源水质情况确定清洗周期，水厂内的浑浊度在线监测仪清洗频率不应小于每周 1 次，出厂水和管网水的浑浊度在线监测仪清洗频率不应小于每 2 周 1 次
余氯	(1) 安装于水厂内的余氯在线监测仪，实际水样比对试验频率不应小于每天 1 次；安装于水厂外的余氯在线监测仪，实际水样比对试验频率不应小于每周 1 次。比对实验误差超出本标准规定时应进行校验； (2) 校验频率不应小于每个月 1 次，故障检修后应立即进行校验； (3) 清洗和维护频率不应小于每两周 1 次
紫外（UV）	(1) 实际水样比对试验频率不应小于每月 1 次，应符合本标准中实际水样比对试验的规定，比对试验误差超出±0.2 时应进行校验； (2) 校验不应小于 3 个月 1 次，故障检修后应立即进行校验； (3) 清洗及维护频率不应小于每月 1 次

续表

监测指标	仪器维护内容
叶绿素 a	（1）实际水样比对试验频率不应小于每月 1 次，应符合本规标准中实际水样比对试验的规定，比对试验误差超出本规程的规定时应进行校验； （2）校验频率不应少于 3 个月 1 次，故障检修后应立即进行校验； （3）零点漂移、重复性试验频率不应小于 3 个月 1 次； （4）清洗及维护频率不应小于每月 1 次

根据以上研究，编制了符合我国城市供水水质特点的《城镇供水水质在线监测技术标准》CJJ/T 271—2017。

本研究的技术创新点主要表现在三方面：

首先，建立了从水源到水厂、管网的全流程供水水质在线监测技术标准，弥补了现行水质在线监测技术要求的缺陷，满足了城市供水水质在线监测的特殊要求，从系统的角度规范化了供水水质在线监测系统的应用。

其次，形成了供水水质在线监测仪运行维护规范化操作流程，明确 pH、温度、溶解氧、氨氮、浊度、电导率、余氯、UV、叶绿素 a 等水质指标在线监测仪性能要求、校验方法、实际水样比对误差、运行维护内容和周期等技术要求。

第三，实现供水水质在线监测仪安装验收及数据管理的规范化，从技术上明确供水水质在线监测仪安装验收流程和数据采集标准，保障在线监测仪运行的可靠性以及数据采集的有效性。

10.4.2.3 水质应急监测技术

本研究搜集分析了国内外近 1000 例城市供水水质污染事故案例。从案例分析结果看：我国城市供水水质污染事故的主要环节是水源和管网，水源污染主要原因是工业排污和交通事故；对水质污染事故的进一步分析表明，目前水质污染事故污染物的类型越来越复杂多样，不明污染物发生的频率逐年增加。基于案例研究，提出了包括金属离子、无机非金属离子、农药等有机物、微生物类、藻类及代谢产物等约 200 种城市供水水质污染事故特征污染物清单；建立了包括城市供水应急案例库、应急监测方法库等的《城市供水应急监测方法知识库》。

针对提出的城市供水特征污染物，通过优化检测条件，建立了基于荧光免疫法、酶联免疫法的汞、藻毒素、2,4-D 等 8 项污染物的快速监测方法。通过应急监测方法的研究，将检测时间从国标方法的 1～5 小时缩短至 5～40 分钟之内，并且检测精度够满足饮用水检测的要求（见表 10-8）。以藻毒素为例，通过方法优化，其检测时间可以从国标方法的 6 小时缩短到 10 分钟之内，并且检测限低于标准限值，能够满足应急监测的要求。

在城市供水应急案例分析的基础上，以典型突发水污染事故及净水工艺中常见的污染物为研究对象，本研究选择了包括苯酚、微囊藻毒素等约 40 种具有典型化学结构的城市供水特征污染物的参照物质，建立了紫外、近红外及三维荧光的标准图谱。提取上述基准物质的光谱特征信息，进行主成分分析和聚类分析，据此快速推导出目标污染物的可能结构或所含的特征官能团，为采用色谱质谱等方法对未知目标污染物的结构最终确定提供基础。基于光谱特征的水中污染物快速识别方法主要应用于城市供水水质污染事故时不明污染物的快速筛查。

应急监测方法与国标方法比较　　　　　　　　　　　　　　　　　　　表 10-8

污染物 名称	国标限值 （μg/L）	免疫荧光法		酶联免疫法		国标方法	
		检出限 （μg/L）	检测时间 （min）	检出限 （μg/L）	检测时间 （min）	检出限 （μg/L）	检测时间 （min）
微囊藻毒素-LR	1	0.15	10～15	0.08	40	0.06	300
苯并芘	0.01	2.82	10～15	5	40	0.0014	300
莠去津	2	0.3	10～15	0.54	40	0.5	180
2，4-D	30	3.07	10～15	40	40	0.05	180
硝基苯	17	0.15	10～15	40	40	0.5	180
双酚 A	10	—	—	0.028	40	—	—
汞	1	3.7	10～15	—	—	0.07	5～60
大肠杆菌	不得 检出	—	—	600CFU/100mL （浓缩）	10-15	1CFU/ 100mL	5～60

本研究的技术创新点主要是首次提出我国城市供水应急监测特征污染物清单；编制了《城市供水水质应急监测方法指南》（建议稿）和《城市供水特征污染物监测技术指南》（建议稿）；开发了基于特征向量聚类分析的光谱识别方法，可用于饮用水未知污染物的快速筛查。

10.4.3　技术应用效果

为保障《生活饮用水卫生标准》GB 5749—2006 的实施，本研究从饮用水实验室检测、在线监测和应急监测等三方面，建立了从源头到水龙头、从日常管理到应急的饮用水水质监测方法体系。本研究成果适用于城镇供水及其水源水实验室水质检测、在线监测以及突发水质污染事故时的水质应急监测。研究成果的应用，可为现有的水源水质标准及饮用水水质标准的完善，国家、省、市三级城市供水水质监控网络的构建，城市饮用水水质安全监管和预警技术体系的建立，以及政府监管能力和城市供水应急能力的提升，提供最基础的监测技术平台。

本研究成果的应用包括以下几方面：

（1）成果《城镇供水水质标准检验方法》CJ/T 141—2018，已于 2018 年 6 月 12 日正式发布，2018 年 12 月 1 日实施。标准的实施，可使 106 项全检测的成本节约 20%，检测时间缩短 30%，为《生活饮用水卫生标准》GB 5749—2006 的全面实施提供了检测技术基础，将替代原有的水质检测行业标准。

（2）成果《城镇供水水质在线监测技术标准》CJJ/T 271—2017 已于 2017 年 11 月 28 日正式发布，2018 年 6 月 1 日实施。标准的实施，可为我国城市供水行业从在线监测点的布设、在线监测仪的安装、维护、数据的有效性等方面提出规范化的要求，填补了我国城市供水水质在线监测方法的空白。

（3）在应急监测方面，编制了《城市供水特征污染物监测技术指南》（建议稿）和《城市供水水质应急监测方法指南》（建议稿）。基于案例分析，筛选出约 200 种我国城市供水特征污染物；编制了制定了应急监测流程，对明确的特征污染物提供了应急监测方法指南，对特征污染物不明的事故，提供了未知污染物的快速筛查方法。

10.5　城市供水系统安全评估技术

10.5.1　技术需求

依据《风险管理　原则与实施指南》GB/T 24353—2009，结合《风险管理原则和指导方针》ISO 31000、《风险评估技术》ISO 31010、《风险管理　术语》GB/T 23694—2013、《水安全计划》（WSP）等一系列的标准与规范，针对我国城市供水系统的特点，以运营风险为评估范围，构建形成了"城市供水系统风险评估体系"。

10.5.2　关键技术内容

1. 城市供水系统风险准则的确定与判定

（1）运行风险准则

风险准则是企业用于评价风险重要程度的标准。因此，风险准则需体现企业的风险承受度，应反映企业的价值观、目标和资源。有些风险准则直接或间接反映了法律和法规的要求或其他需要组织遵循的要求。风险准则应与企业的风险评估方针一致，具体的风险准则应根据评估的实际情况尽可能在风险评估过程开始时制定，并持续不断地检查和完善。为了能评价子系统和整个供水系统，企业在制定风险准则时，要以目标体系中的各项运行目标为基础，参考限定运行目标的相关法规，从原水、制水、输配水、二次供水四个子系统出发，围绕水质、水量、水压制定，具体制定过程中要考虑以下因素：

➤ 可能发生的后果的性质、类型及后果的度量；

➤ 可能性的度量；

➤ 风险的度量方法；

➤ 风险等级的确定；

➤ 利益相关者可接受的风险或可容许的风险等级；

➤ 多种风险组合的影响。

对以上因素及其他相关因素的关注，有助于保证组织所采用的风险评估方法适合于组织现状及其面临的风险。以供水行业目标体系为基础，依据支撑目标体系的相关标准如《生活饮用水卫生标准》GB 5749—2006、《地表水环境质量标准》GB 3838—2002 等，法规如《中华人民共和国水法》《城市供水条例》等制定了城市供水系统风险准则，具体内容分为可能性与严重性赋值、风险等级判定标准两部分。

1）可能性与严重性

为了风险等级评价标准，风险因素可能性和严重性采用 1～5 分进行赋值。如表 10-9～表 10-13 所示。可能性 K_1：发生越频繁，可能性值越高；严重性 K_2：危害越大，严重性值越大。

风险准则—可能性　　　　　　表 10-9

K_1 指标值（分）	频　　率
5	1 个月内发生次数在 1 次以上
4	1～3 个月发生次数在 1 次以上
3	3～6 个月发生次数在 1 次以上
2	6 个月～1 年发生次数在 1 次以上
1	1 年以上发生次数在 1 次以上

原水子系统风险准则—严重性　　　　　　表 10-10

K_2 指标值（分）	严重性			
	水质	水量	水压	安全
5	有 1 项及以上经净水工艺处理后仍超标的毒理指标；有一项及以上经净水工艺处理后仍超标的微生物指标	目标取水量减少 30% 以上	目标供应压力减少 30% 以上	1 人以上死亡
4	有 4 项及以上经净水工艺处理后仍超标的感官性状和一般化学指标	目标取水量减少 20%～30%	目标供应压力减少 20%～30%	1 人死亡
3	有 3 项经净水工艺处理后仍超标的感官性状和一般化学指标	目标取水量减少 10%～20%	目标供应压力减少 10%～20%	多人重伤
2	有 2 项经净水工艺处理后仍超标的感官性状和一般化学指标	目标取水量减少 5%～10%	目标供应压力减少 5%～10%	多人轻伤
1	有 1 项经净水工艺处理后仍超标的感官性状和一般化学指标	目标取水量减少 0～5%	目标供应压力减少 0～5%	1 人轻伤

制水子系统风险准则—严重性　　　　　　表 10-11

K_2 指标值（分）	严重性		
	水质	水量	安全
5	常规项目中任一项微生物指标超标	出水量减少 30% 以上	1 人以上死亡
4	常规项目中 4 项及以上感官性状和一般化学指标超标	出水量减少 20%～30%	1 人死亡

续表

K_2 指标 指标值（分）	严重性		
	水质	水量	安全
3	常规项目中3项感官性状和一般化学指标超标	出水量减少10%～20%	多人重伤
2	常规项目中2项感官性状和一般化学指标超标	出水量减少5%～10%	多人轻伤
1	常规项目中1项感官性状和一般化学指标超标	出水量减少0～5%	1人轻伤

输配水子系统风险准则—严重性　　　　　　　　　　　　表 10-12

K_2 指标 指标值（分）	严重性		
	水质	水压	安全
5	管网水7项检验指标中1项及以上微生物指标超标	管网目标压力减少30%以上	1人以上死亡
4	管网水7项检验指标中4项感官和一般化学指标超标	管网目标压力减少20%～30%	1人死亡
3	管网水7项检验指标中3项感官和一般化学指标超标	管网目标压力减少10%～20%	多人重伤
2	管网水7项检验指标中2项感官和一般化学指标超标	管网目标压力减少5%～10%	多人轻伤
1	管网水7项检验指标中1项感官和一般化学指标超标	管网目标压力减少0～5%	1人轻伤

二次供水子系统风险准则—严重性　　　　　　　　　　　表 10-13

K_2 指标 指标值（分）	严重性			
	水质	水量、水压		安全
		用户数	时间	
5	常规项目中任一项微生物指标超标；任1项毒理学指标超标；任1项放射性指标超标；非常规检验项目中任一项微生物指标超标；任一项毒理学指标超标	500户及以上	48h及以上	1人以上死亡
4	常规项目中4项及以上感官性状和一般化学指标超标；非常规项目中2项及以上感官性状和一般化学指标超标	[200～500户)	[24～48h)	1人死亡

K_2 指标 指标值（分）	严重性			
	水质	水量、水压		安全
		用户数	时间	
3	常规项目中 3 项感官性状和一般化学指标超标；非常规项目中 1 项感官性状和一般化学指标超标	[100～200 户)	[12～24h)	多人重伤
2	常规项目中 2 项感官性状和一般化学指标超标	[50～100 户)	[2～12h)	多人轻伤
1	常规项目中 1 项感官性状和一般化学指标超标	[10～50 户)	[1～2h)	1 人轻伤

2）风险等级判定标准

风险等级和可容忍风险等级主要是根据专家和水司工作人员的建议确定的，具体为：风险值 $K = K_1 \times K_2$。风险等级划分见表 10-14。

风险等级划分标准表　　　　　　　　　　　　　　表 10-14

风险值	风险等级	可容忍性
0～5	IV 级风险	可以忽略的风险
6～9	III 级风险	有条件可以容忍的风险
10～14	II 级风险	需要改进的风险
15～25	I 级风险	必须尽快改进的风险

（2）设备风险准则

设备的风险准则制定过程中，要以目标体系中的目标为基础，参考限定目标的相关技术标准，从原水、制水、输配水、二次供水四个子系统出发，围绕机械设备、电气设备、仪表及计算机自动化监控设备制定，具体制定过程中要考虑可能性和危害性的度量、风险等级的确定，主要包括参数的确定和等级评定标准两部分。

1）参数标准的确定

根据供水系统设备的特点，制定了工况条件参数、概率参数、危险参数、时间参数、预防措施参数和补救措施参数 6 个安全参数的赋值标准，如表 10-15 所示。

6 个参数赋值标准表　　　　　　　　　　　　　　表 10-15

参数	参数值	参考标准
工况条件参数 C	1	指设备达到性能要求，且工作环境良好，在服役期 50% 以内，检修后主要性能指标 100% 符合要求
	2	指设备达到性能要求，但相关条件欠缺，服役期 50% 以上，检修后主要性能指标 98% 符合要求
	3	指设备未达到性能要求，服役期 70% 以上，检修后主要性能指标 95% 符合要求

续表

参数	参数值	参考标准
概率参数 S（一年内）	1	指运行故障至今尚未发生
	2	指运行故障至今发生一次
	3	指运行故障至今发生一次以上
危险参数 D	1	指经及时处置，运行未受影响，但设备处于临界状态，消耗增加
	2	指非计划减产
	3	指出厂水不合格并非计划减产
时间参数 T	1	指不影响生产
	2	指非计划减产 15min 以内
	3	指非计划减产 60min 以内
	4	指非计划减产 120min 以内或停产 15min 以内
	5	指非计划减产 120min 以上或停产 15min 以上
预防措施参数 P	1	指已有相关措施，并实施
	2	指已有相关措施，但需完善
	3	指未有措施
补救措施参数 R	1	指在事件发生后可立即采取行动且有充分时间处置
	2	指在事件发生后无法有充分时间进行处置
	3	指无充分的事件处置措施

2）风险值和风险等级判定标准

风险 K 值以故障的可能性（$K_1=CS$）、严重性（$K_2=DT$）及补救措施（$K_3=PR$）等 6 个参数乘积而得 $K=K_1 \cdot K_2 \cdot K_3$，用 K 值划分，分为Ⅰ、Ⅱ、Ⅲ、Ⅳ四级，风险 K 值愈高风险等级愈高。

当 $K \leqslant 4$ 时风险等级为Ⅳ（L_4）；

当 $4<K \leqslant 32$ 时风险等级为Ⅲ（L_3）；

当 $32<K \leqslant 64$ 时风险等级为Ⅱ（L_2）；

当 $K>64$ 时风险等级为Ⅰ（L_1）。

量化的风险等级有以下特点：量化的风险等级反映各种风险发生的可能性及危害性；风险等级尽可能与实际运行情况相符合；风险等级作为实施相应对策紧迫性的提示；风险等级随供水的实际情况改变而上升或下降。

（3）化学品风险准则（表 10-16～表 10-19）

可能性 L　　　　　　　　　　　　　　表 10-16

分数值	事故发生可能性
10	完全被预料到
6	相当可能
3	可能，但不经常

续表

分数值	事故发生可能性
1	完全意外，很少可能
0.5	可能设想，很不可能
0.2	极不可能
0.1	实际上不可能

人员接触频率 E 表 10-17

分数值	人员接触频率
10	连续接触
6	每天工作时间内接触
3	每周一次或偶然接触
2	每月接触一次
1	每年几次接触
0.5	非常罕见的接触

严重性 C 表 10-18

分数值	后果严重性
100	十人以上死亡
40	数人死亡
15	一人死亡
7	严重致残
5	手足伤残
3	有伤残
1	轻伤，需救护

风险等级 D 表 10-19

分数值	后果严重性
≥320	极度危险，不能继续作业
≥160	高度危险，需要立即整改
≥70	显著危险，需要整改
≥20	比较危险，需要注意
<20	稍有危险，可以接受

量化的风险等级有以下特点：量化的风险等级反映各种风险发生的可能性及危害性；风险等级尽可能与实际运行情况相符合；风险等级作为实施相应对策紧迫性的提示；风险等级随供水的实际情况改变而上升或下降。

2. 城市供水系统风险评估方法

（1）风险评估方法根据供水系统运行的风险特点，结合城市供水系统风险评估方法手册，运行风险评估过程中，风险识别采用安全检查表法、现场调查法和头脑风暴法相结合的方法；风险分析采用事故树定性分析法，分析风险列表中的风险因素产生的原因、造成的直接或间接后果，形成风险清单；风险评价采用半定量化风险矩阵，评价风险因素的风险值与风险级别，采用加权平均法计算子系统和全系统的风险等级，取得风险因素评估表和供水系统风险评价表。

（2）依据城市供水系统风险评估体系架构，合理选取了设备风险评估方法，风险识别采用历史数据分析和头脑风暴法相结合的方法，针对设备使用与管理特性，创新性地提出了 LME 风险评价法，该方法是对 LEC 法的改进，属于作业条件危险评价法，采用风险的三种因素（可能性 L、严重性 M、补救措施 E）之积 K 来评价设备风险的大小。K 值越大，风险越高，需要采取措施控制或降低风险，通过 K 值的大小划分设备的风险等级并据此提供风险控制对策。

（3）化学品风险识别采用现场调查法、头脑风暴法相结合的方法，针对化学品使用与管理特征，创新性地提出了模拟分析法，模拟分析、计算化学品液体、气体在大气、水体中扩散的影响程度与蒸腾气体爆炸强度，根据不同化学品特性确定事故影响范围、人身伤害程度，通过作业条件危险性评价法开展风险评价，获得了各类化学品的风险值，提出了风险控制对策。

该体系适用于从源头到水龙头的供水系统全过程运营风险评估。评估目标为：①增强供水企业管理与操作人员风险意识、提高其风险辨别能力，系统了解存在的运营风险；②取得供水系统风险清单、判定系统风险等级，初步提出风险控制措施；③为供水企业制定标准规范、供水规划和工程更新改造计划等管理决策提供科学依据。城市供水风险评估体系由范围、规范性引用文件、术语和定义、供水系统风险评估原则、城市供水系统风险评估过程、供水系统运行风险评估、供水系统设备风险评估、供水系统化学品风险评估和附录等九个部分组成，评估的操作流程为组团建项、特征描述、风险识别、风险分析、风险评价和评估报告等六个方面。

"城市供水系统风险评估体系"，首次规范性地将风险管理引入到供水行业，具有较高的创新性和较强的可操作性，为城市供水企业增强运营风险意识、推进风险管理应用、提高企业管理水平提供了理论指导与技术支撑。风险管理在供水行业的应用，为实现"保障供水安全，提高供水水质，优化供水成本，改善供水服务"的供水行业技术目标提供了有效的管理方法。该体系针对供水行业特点，对标国际标准和国家标准，首次系统性地将风险管理理论与方法引入城市供水行业，为制定供水行业风险管理标准、推动供水行业有效开展风险管理，提供了理论指导与技术支撑，成果具有实用性和大面积推广应用价值。

10.5.3　技术成果应用

在构建"城市供水系统风险评估体系"基础上，编制了《城市供水系统安全管理指南》和《城市供水系统风险评估方法手册》在示范城市推广应用。

2010～2012 年，应用"城市供水系统风险评估体系"，通过组建团队、培训、特征描述、确定风险准则、风险识别、风险分析、风险评价、撰写报告等几个方面的实施流程，分别对上海、深圳、九江、珠海、长春、铜陵和郑州几个城市供水企业从取水、制水、输配水和二次供水等方面开展了供水系统风险评估。在上海市泰和水厂开展了设备风险评估示范应用，在上海市南市水厂开展了化学品风险评估示范应用，提出了示范单位的风险因素，给出了相应的风险控制措施，评估结果基本符合供水企业的实际情况，为企业制定供水规划和更新改造计划等管理决策提供了科学依据，具有实用性。供水企业应用单位一致认为，该体系简单方便、易于理解、可操作性强，具有推广性。

10.6　城市供水水质督察支撑技术

10.6.1　技术需求

城市供水水质督察是各级政府城市供水主管部门加强水质监管的重要手段，是城市供水安全保障体系建设的重要内容。但在近年来水质督察开展过程中发现，在督察实施技术和运行机制方面仍存在许多亟须解决的问题。

为保障城市供水水质督察的科学性和权威性，使督察工作切实发挥有效监督和科学指导的作用，需建立统一的督察技术方法，完善督察技术手段，合理配置督察技术资源，健全督察实施机制，开展供水系统全流程规范化检查技术、水质督察现场快速检测技术、水质督察监测资源优化配置技术研究，形成检查流程规范化、评价方法合理化、现场检测标准化、资源配置最优化、质控考核程序化的水质督察规范化技术，构建适合于我国水质监管工作特点的城市供水水质督察技术体系，实现对供水水质的全流程监管，为各级政府加强城市供水水质监管提供技术支撑。

10.6.2　关键技术内容

10.6.2.1　供水系统全流程规范化检查技术

基于全国 2000 多个市县约 40 万个水质及供水设施运行管理状况调查数据的系统分析和 40 多个典型水厂的现场调研，结合近年来的督察经验总结，根据供水水质在供水系统的动态规律，研究提出了水质检查中的督察样品采集、保存运输、现场检测、质量控制等环节的检查技术要求，确定了供水系统水质安全关键控制点，建立了从水源到龙头的供水系统水质安全管理检查的要素和评定标准，构建了水质督察结果评价方法，编制了"城市供水水质督察技术指南"，统一了城市供水水质督察实施的技术要求，规范了水质督察的技术行为（图 10-9）。

解决的主要技术问题包括：

（1）水质督察采样点布设技术

在对供水水源、出厂水、管网水水质督察重点和水质特征等的分析基础上，系统提出了水质督察中水源水、出厂水和管网水采样点布设的数量和位置。特别针对管网采样点的

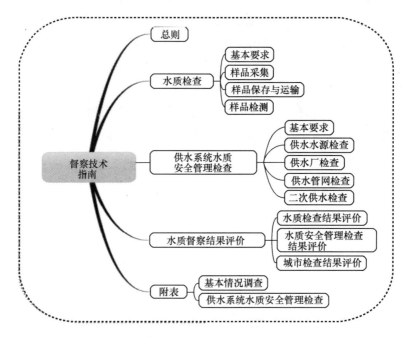

图 10-9 "城市供水水质督察技术指南"框架

布设难题，选取不同规模、不同地形特点、不同管网建设年代的 6 个市县进行布点实验，以现场采集样品的检测结果为依据，分析城市供水管网沿线、供水管网汇水区、不同管龄供水区域、同一供水区域不同管材管网水质的动态变化规律，据此提出水质督察管网点布设的位置、数量以及布点的优先序和所占比例，弥补了现有标准中对管网水采样点的布设无具体规定的不足。

（2）供水水质安全管理检查技术

对我国不同规模、不同净水工艺、不同经济发展水平地区的水厂进行了调研，针对取水、制水、配水等供水生产全流程中的取水设施、预处理设施、混合絮凝设施、沉淀及过滤设施、消毒设施、在线监测设施设备和配水管网、二次供水设施等的水质安全风险进行分析，确定了 18 个供水水质安全管理关键控制点（图 10-10）；依据城市供水行业运行维护及安全管理相关技术规程的要求，以及水质督察的目的、重点，提出了基于关键控制点进行全方位全流程水质安全管理检查的程序、检查要素及评定标准，解决了由于缺乏检查依据无法系统开展水质安全管理检查的问题，扩大了水质督察的覆盖面。

（3）水质督察结果评价方法

建立以水质检查结果和水质安全管理检查结果为评价单元的分层级和分系列督察结果评价方法，对供水水源、供水厂、供水管网、二次供水等的供水水质和水质安全管理检查结果进行分别评价和总体评价，进而对整个城市的水质督察结果进行综合评价，实现对水质督察结果的定量描述，并能对不同供水单位、不同城市的供水水质、水质安全管理状况进行比较（表 10-20）。

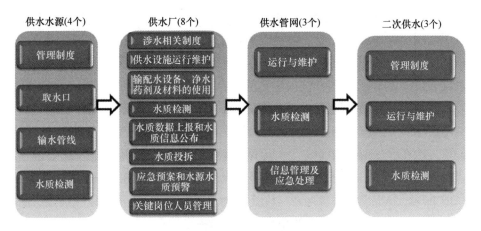

供水水源(4个)　　供水厂(8个)　　供水管网(3个)　　二次供水(3个)

图 10-10　供水系统水质安全管理关键控制点

城市供水水质检查及水质安全管理检查综合评价方法　　　　　表 10-20

管理类别	水质检测评价				水质安全管理检查评价			综合评价③
	样品类型	评分方法	分值	计算公式①	评分方法	分值	计算公式①	
城市供水原水	原水	每个样品出现单一指标超标时，按照指标分类对应的分值扣减；多个指标同时超标时，累计计算，减至0分为止	A	$A=(A_1+A_2\cdots+A_n)/n$	每个供水单位现场检查结果出现不符合标准、规范有关条款的要求时，减 5 分；同时出现多项不符合时，累计计算，减至零分为止	R	$R=(R_1+R_2\cdots+R_n)/n$	城市供水原水总体评价分数 $Z_{原水}=0.6A+0.4R$
公共供水出厂水	出厂水		B	$B=(B_1+B_2\cdots+B_n)/n$		S	$S=(S_1+S_2\cdots+S_n)/n$	公共供水出厂水总体评价分数 $Z_{公共出厂水}=0.6B+0.4S$
公共供水管网水	管网水		C	$C=(C_1+C_2\cdots+C_n)/n$		T	$T=(T_1+T_2\cdots+T_n)/n$	公共供水管网水总体评价分数 $Z_{公共管网水}=0.6C+0.4T$
二次供水	龙头水		D	$D=(D_1+D_2\cdots+D_n)/n$		U	$U=(U_1+U_2\cdots+U_n)/n$	二次供水总体评价分数 $Z_{二次供水}=0.6D+0.4U$
自建设施供水出厂水	出厂水		E	$E=(E_1+E_2\cdots+E_n)/n$		V	$V=(V_1+V_2\cdots+V_n)/n$	自建设施出厂水总体评价分数 $Z_{自建出厂水}=0.6E+0.4V$
自建设施供水管网水	管网水		F	$F=(F_1+F_2\cdots+F_n)/n$		W	$W=(W_1+W_2\cdots+W_n)/n$	自建设施管网水总体评价分数 $Z_{自建管网水}=0.6F+0.4W$
城市供水检查总体评价	—	—	X	$X=(A+B\times 3+C\times 2+D\times 2+E+F)/P_{城市}②$	—	Y	$Y=(R+S+T+U+V+W)/Q_{城市}$	城市总体评价分数 $Z=0.6X+0.4Y$

注：① 评价以 100 分计，各不同类型样品的评分可单独计算。计算时，当未检测某类样品时，该类样品的权重系数为零，不参加计算；②城市供水总体评价水质检查部分按照原水（A）、公共供水出厂水（B）、公共供水管网水（C）、二次供水（D）、自建设施供水出厂水（E）、自建设施管网水（F）权重比为 1:3:2:2:1:1 计算总分数 X，水质评价总权重为 $P_{城市}=A_{权重}+B_{权重}+C_{权重}+D_{权重}+E_{权重}+F_{权重}$；水质安全管理检查部分按照原水（$R$）、公共供水出厂水（$S$）、公共供水管网水（$T$）、二次供水（$U$）、自建设施出厂水（$V$）、自建设施管网水（$W$）权重比为 1:1:1:1:1:1 计算，水质安全管理评价总权重 $Q_{城市}=R_{权重}+S_{权重}+T_{权重}+U_{权重}+V_{权重}+W_{权重}$。③计算城市综合评价、各类供水单位综合评价时，按水质检查总评分、水质安全管理检查总评分为 6:4 的权重比计算。

10.6.2.2　水质督察现场快速检测技术

开发了适用于督察现场快速检测的29种挥发性有机物车载GC—MS检测方法、余氯等7种指标的现场检测标准化规程，弥补了水质督察现场检测操作不规范和有机物难以在现场准确定量检测的不足。

（1）挥发性有机物的现场准确定量分析

针对当前标准方法中现场检测技术不完善的问题，开发了用于水质督察的现场快速检测方法。该方法在保证精度的前提下，以缩短检验时间为目的，采用正交试验确定程序升温程序、载气流速、吹扫时间，解析时间等实验条件，对检测方法进行改进和完善，研究提出样品前处理、分析步骤要求，并与传统实验室方法进行比对实验以验证方法的精密度和准确度，实现了在移动实验室系统集成平台上对挥发性有机物的现场定量检测，解决了督察中由于时效性要求影响挥发性有机物准确定量检测的问题。方法检测29种挥发性有机物的测试时间比实验室方法缩短了近1/3，相对标准偏差为1.2%～11.3%，回收率为80.7%～118.3%，精密度、准确度和灵敏度均能满足城市供水水质督察的要求（图10-11）。

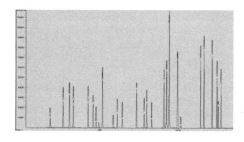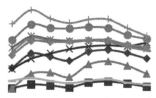

图10-11　现场快速检测方法总离子流图和条件实验

（2）现场检测指标的标准化检测程序

针对水质督察中现场环境条件复杂、检测操作不规范、检测结果不稳定等问题，选择余氯、总氯、二氧化氯、臭氧、氨氮、总大肠菌群和大肠埃希式菌等7项现场检测水质指标，对各指标测定过程中的样品前处理、仪器参数设定、分析步骤、环境影响及干扰消除等操作进行了规范，提出优化检测流程、排除环境干扰的规范化现场检测操作技术流程。

10.6.2.3　水质督察监测资源优化配置技术

优化确定了全国城市供水水质监测机构的布局和能力建设技术要求，解决了监测技术资源分布不均衡和检测能力不足的问题；建立了水质监测机构质控考核技术方法，保障水质督察检测数据的可靠性。

（1）水质督察监测机构优化布局

基于水质标准对供水厂水质检测的频率和指标要求、全国城市供水厂的数量和生产能力等情况以及水质督察的任务量，测算目前城市供水水质检测的总体任务量；基于水质监测机构的能力状况、样品检测时间、样品保存时限要求等，测算单个监测机构的检测承载能力和能力辐射半径，在此基础上确定了全国范围内能够满足全国城镇年度及月度水质检测和水质督察任务检测需求、具备不同能力水平的水质监测机构数量。按照区域均衡布局的原则，在综合考虑检测能力现状、城市经济发展水平、区域水厂数量、地表和地下水厂的构成比例、交通状况等因素的基础上确定了水质监测机构的布局。

（2）水质督察监测机构能力建设要求

在对国内不同技术水平监测机构调研的基础上，结合水质检测标准要求，对具备 106 项、42 项检测能力的监测机构和供水厂化验室提出了具体的建设要求，包括设备配置、人员要求和场地环境等的技术要求（表 10-21）。

具备 106 项检测能力的监测机构主要仪器设备配置表

表 10-21

序号	仪器设备名称		数量（台/套）
1	显微镜（含荧光及微分干涉）		1
2	浊度测定仪		1~2
3	酸度计		1~2
4	紫外可见分光光度计		2~3
5	万分之一/十万分之一电子天平		1~2
6	余氯、二氧化氯、臭氧测定仪		1~2
7	流动注射分析仪		1~2
8	电感耦合等离子体质谱仪/原子吸收分光光度计、原子荧光分光光度计		1/2~3
9	离子色谱仪		1~2
10	低本底 α、β 放射性测定仪		1~2
11	气相色谱仪（含顶空装置/吹扫捕集装置）		2~4
12	气相色谱质谱联用仪（含顶空装置/吹扫捕集装置）		1~2
13	高压液相色谱仪/液相色谱质谱联用仪		2~3
14	实验室辅助设备及配套系统	辅助设备（超声波清洗器、抽滤装置、液固萃取装置、两虫检测前处理装置、菌落计数器、离心机、高压灭菌器、恒温干燥箱、培养箱、水浴锅、电炉、干燥器、冰箱、采样箱等）	若干
		纯水系统	—
		实验用供气系统/气体钢瓶	—
		数据处理系统	—

备注：1.“/”为可选仪器设备；

2. 气相色谱仪至少配备 1 套顶空或吹扫捕集装置，配备的检测器主要包括 ECD、FID、FPD；

3. 液相色谱仪配备的检测器包括 UV、FLD，至少配备 1 套柱后衍生装置。

（3）城市供水水质监测机构质控考核技术流程及考核指标体系

通过研究能力验证组织实施环节、质控考核指标浓度范围与编号规则设置的合理性、质控考核样品配制的均匀性检验和稳定性检验的要求、不同类型的结果评价方法的适用性等，确定基于行业监测机构特点的质控考核标准化流程和由 90 个指标构成的质控考核指标体系，提出了考核样品制备的要求，建立了以内部质控管理与外部质控考核为重点的水质督察监测机构质控考核技术。

10.6.3　技术成果应用

本研究紧密结合城市供水主管部门的水质监管工作，产出的成果在研究期内已分别在国家和地方层面的水质监管工作中多次应用，在为科学制定行业规划政策提供科学依据、促进供水行业水质督察机构能力建设、提升督察工作的社会公信力、维护政府形象和保障饮用水安全等方面起到技术支撑作用。研究成果主要应用在以下工作中：

（1）成果"城市供水水质督察技术指南"，在住建部 2009 年以来的全国城市供水水质督察、江苏省和河北省的全省城市供水水质督察、济南市供水水质督察中得到了应用。2013 年 3 月，住房城乡建设部发布《城镇供水规范化管理考核办法（试行）》（建城〔2013〕48 号），采纳了本指南的主要技术内容，项目组参加了该办法的起草工作。

（2）成果"城市供水水质监测机构发展规划"纳入了住房城乡建设部、国家发展改革委发布的《全国城镇供水设施改造与建设"十二五"规划及 2020 年远景目标》（建城〔2012〕82 号），项目组参加了该规划的编制工作，该规划由国家发改委和住建部于 2012 年 5 月发布。

（3）提出的水质监测机构能力建设要求纳入了《城镇供水与污水处理化验室技术规范》CJJ/T 182—2014 的供水部分，项目组参与了其中城镇供水厂化验室技术规范的编制，目前该规范已发布实施。

（4）成果"城市供水水质监测机构质控考核办法"应用于第十次、第十一次和第十二次全国城市供水水质监测机构质量控制考核工作，参加质控考核的水质实验室累计 500 多个。

（5）水质督察现场快速检测方法在四川庐山震后的应急水质监测中应用，采用该方法在监测车中对应急水源和供水水质进行了有机物的现场检测，为保障应急供水水质安全提供准确的检测数据；"城市供水水质督察现场快速检测技术规程"列入山东省地方标准编制计划。

（6）研究制定的《济南市供排水水质督察管理办法》（济政公字〔2009〕234 号）、《郑州市城市供水水质督察管理办法》（郑城管〔2011〕598 号）、《东莞市水务局城市供水水质管理办法》（东水务〔2012〕2 号）已作为地方规范性文件发布实施，指导当地水质督察工作。

本研究依托课题"城市饮用水水质督察技术体系构建与应用示范"获得 2014 年华夏建设科学技术奖一等奖。

10.7　城市供水绩效评估管理技术

10.7.1　技术需求

回顾我国水务行业的市场化和产业化改革：20 多年来，我们已经在探索中走过了"打破垄断、开放市场、招商引资"和"引入竞争、产权改革、市场准入"两个阶段。目前正逐步向"提高效率、注重监管、强调服务"为目标的第三阶段迈进。随着第三阶段的到来，政府更加注重考核供水企业的运营效率和服务水平，从而使公众在水质、服务和价格上受益；企业特别是具有自主投资能力的供水企业，更加注重生产过程的精细管理，通过采取措施提高工作效率与服务质量，降低成本扩大盈利空间，通过能力和服务提升确立企业在行业中的竞争优势；供水行业协会也需要通过绩效管理的有效手段，发挥自身作用，发现问题和交流经验，进而反映企业诉求、促进行业自律，努力为会员服务。

"工欲善其事，必先利其器"，探索一种有效提高供水行业绩效水平、达到政府和行业监管目的的实用工具尤显迫切。因此，城市供水绩效评估体系研究与示范课题针对政府、行业监管和企业需求，开展了供水行业的基础数据、绩效评估方法、绩效数据采集与校核和绩效管理体系的研究。

10.7.2　关键技术内容

1. 基本原理

结合我国城市供水行业管理特点，借鉴国际绩效管理框架与成功经验，采用统计分析与检验、理论研究和现场数据调研相结合，专家评审与多方论证相呼应的方法，建立了涵盖 6 类评价领域 24 个绩效的绩效指标体系，定义了 49 个指标变量及其数据采集、校核方法，为供水企业的运营管理、政府主管部门的监督管理提供了可量化的管理和考核依据。

2. 关键技术

（1）供水绩效指标的评价与筛选

分析和研究国际上成功应用的绩效指标以及我国的绩效指标；运用绩效指标使用频度分析、专家咨询、问卷调查和统计检验等方法，依据目的性、全面性、精炼性、层次性、可比性、科学性、可测性、独立性等原则评价和筛选了供水绩效指标，构建了我国城市供水绩效指标体系（图 10-12）。

（2）绩效数据的采集和校核方法

根据基础数据的属性或在供水系统中的作用，借鉴 IWA 关于数据类型的定义、划分依据和"国际会计准则"中的可靠性理论，定义了绩效指标数据和数据的准确性及可靠性；以 2005～2009 年中国供水排水协会的 683 组数据为基础，进行数据分类，分析当前数据采集存在的问题和不足，研究其与绩效指标之间的数据关系；现场调研跟踪示范供水

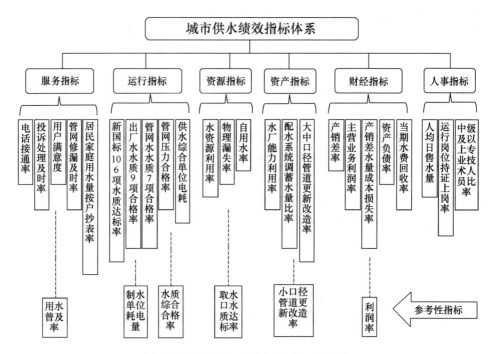

图 10-12　城市供水绩效指标体系框架图

企业数据，设计数据采集系统，确定不同信息采集渠道（如管理信息系统、台账报表、第三方权威机构等），定义了数据采集方法和校核方法，校核了数据的真实性、可验证性和中立性，实现了绩效指标数据与现有自动化或信息系统对接，完成了数据的自动采集和实时传输。

（3）评估方法与评估模型研究

研究目标管理法、关键绩效指标考核法、平衡记分卡法、"3E"评价法、标杆管理法等评估方法和流程，结合经济系统本身的复杂性，确定了以 KPI 绩效考核方法为主的绩效评估模型；研究企业基准值、行业基准值或行业通用的经验值，设定了评估模型基准值（图 10-13）。

（4）供水绩效管理信息平台的研发

基于"云计算"的信息计算平台，采用模块化开发和 B/S（浏览器/服务器）模式，搭建了城市供水绩效信息管理平台，实现了多地绩效评估信息的在线填报和多维度、多侧面的绩效信息结果展示，为其在全国范围内的推广应用奠定基础。

（5）城市供水绩效评估管理体系的研究

从供水企业管理、行业引导和政府监管需求出发，根据统一协调、分级管理，系统开放、数据共享，第三方独立评估与企业自我评估相结合，公平公正、程序规范，公开透明、公众参与以及激励相容等原则编制了《供水绩效评估技术指南》和《供水绩效评估管理办法（讨论稿）》，有助于完善饮用水安全保障管理技术体系（图 10-14）。

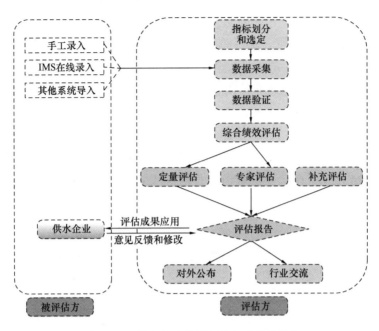

图 10-13　供水企业绩效评估方法及流程图

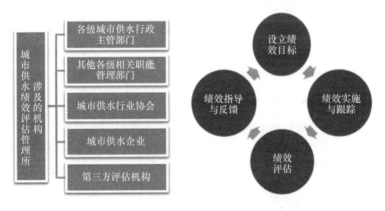

图 10-14　城市供水绩效评估管理体系

（6）技术来源及知识产权概况

技术来源：自主研发。

知识产权：一种城市供水绩效评估管理系统（专利号：2011SR103952）、一种首创绩效管理系统（专利号：2012SR052301）、一种中国城市供水信息统计分析系统（专利号：2012SR052981）。

10.7.3　技术成果应用

在上海市自来水市南有限公司、安庆市自来水公司、成都市自来水有限责任公司、马鞍山首创水务有限责任公司、铜陵首创水务有限责任公司、淮南首创水务有限责任公司等

6家水务企业开展示范应用,这些水务企业具有不同规模、跨流域区域化的典型特点,其所在城市具有明显的经济差异,课题研究成果在提高这些典型水务企业的绩效管理水平(例如:产销差率不同幅度下降,水资源利用更加经济有效,客户满意度得到提高)的同时,也反映出企业运行管理中的不足,这在整个供水行业中发挥了示范效应。

课题成果实施期间,示范企业淮南首创的运行管理绩效水平得到不同程度变化。以2009～2011年的绩效指标变化为例:管网压力合格率由98.5%提高到99.6%;产销差率由43%降低到41%;配水综合单位电耗降低了8%;水池供水能力利用率稳定在70%左右;当期水费回收率稳定在97.6%的良好水平;电话接通率由87%下降到63%。此外,绩效课题的实施还促进了GIS、SCADA、营收系统等信息化系统的实施或升级,强化了企业的信息化建设。

10.8　城市供水系统规划支撑技术

10.8.1　技术需求

(1)目前我国水源污染形势严峻,城市供水系统比较脆弱,突出表现为以下几方面:一是饮用水水源水质恶化、突发性水污染事故频发,供水水质安全面临挑战;二是部分城市供水水源结构单一,供水安全保障能力差;三是供水设施规划建设对于应急供水调控考虑不足,现有城市基础设施不能够完全满足应急调控的要求。因此,需要研究如何在满足系统技术可行、经济合理和安全供给等的多目标下,实现供水系统的优化,以提高整个城市供水系统的安全保障水平(图10-15)。

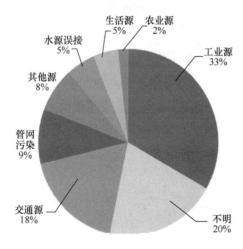

图10-15　突发性水源污染原因构成

(2)随着我国工业化和城镇化进程的快速推进,城市空间布局不协调的问题凸显,工业污染事故和交通事故而引发的水污染事故频发,严重威胁着饮用水安全。因此,需要从规划层面研究城镇空间的合理布局,并完善和建立相应的规划调控技术体系,以科学指导城市建设,但目前对此缺乏必要的科研基础。

(3)伴随着城镇化的快速发展,在一些经济发达、人口密集的城镇群地区,已出现了城乡/区域统筹供水的发展趋势。但是从实现水资源优化配置的城镇群地区、设施高效利用的角度出发,需要深入研究区域统筹水资源利用与保护、重大供排水基础设施的共建共享、应急供水调控等问题,研究基于经济补偿、区域合作和利益合理分配的规划调控技术,目前国内在这方面的研究还比较薄弱。

(4)指导城市供水规划的有关技术规范不完善。目前,我国城市供水工程规划主要依据的《城市给水工程规划规范》GB 50282—2017，该规范是在 1998 版规范基础上局部修编后于 2017 年再版的缺乏对城市供水出现的新形势和新问题全面的深入分析及相应指导，尤其是缺乏对水源水质面临严峻威胁情况下城市供水系统安全保障问题的考虑。另一方面，标准规范也需要根据新型式、新问题进行评估和修订，相关规划规范的修订和完善迫切需要此部分研究成果支持。

"十一五"水专项，针对上述我国城市空间布局不协调、缺乏对应急供水的考虑、缺乏对区域供水的考虑等城市规划中的问题，基于减少和控制城市供水系统突发性水污染事故和为应急供水工程体系提供规划指导的需要，研究以城市空间和产业布局协调、应急供水优化、区域供水协调为重点，提出城市供水系统的规划调控方法，为国家供水主管部门和地方政府组织和科学编制城市供水系统规划提供技术支撑。本部分研究的技术路线如图 10-16 所示。

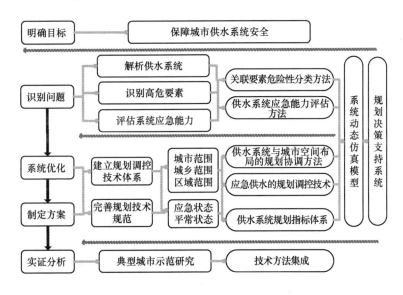

图 10-16　城市供水系统规划支撑技术研究的技术路线

10.8.2　关键技术内容

在识别城市供水系统高危要素的基础上，针对从水源、厂站设施、输配水管网到用户的供水全流程，建立了以空间布局协调、整体优化、区块化调度多级应急调控、区域协同供水为核心的城市供水系统规划调控技术体系，主要由以下部分构成。

1. 城市供水系统高危要素识别及系统应急能力评估方法

从水源、输水、净水、配水到用水的供水系统全流程，运用支撑作用与压力响应分析，建立包括水源、水厂、管网等 30 个规划指标的城市供水安全保障及应急能力评估方法，并基于高危要素规避和应急能力保障的目标，提出了在各层次规划、建设及运营的各环节调控的技术措施（技术路线见图 10-17，表 10-22、表 10-23）。

城市供水系统应急能力评估指标体系　　　　　　　　　　表 10-22

目标	评价因素	应急能力评估指标	评价标准
城市供水系统应急能力评估	水源	应急水源备用率	应急水源最大供水天数/应急处理时间。大于 100%，≥9 分；70%～90%之间，7 分；小于 50%～70%，≤5 分
		应急水源备用天数	特大、大城市：应急备用天数 7～10d，≥9 分；5～7d，7 分；3～5d，≤5 分。 中等城市、小城市：应急备用天数 5～7d，≥9 分；3～5d，7 分；1～3d，≤5 分
		水源结构	水源结构 3 个独立水源及以上，≥9 分；2 个独立水源，7 分；单一水源，≤5 分
		水源地植被覆盖率（%）	大于 85%，≥9 分；65%～85%，7 分；小于 65%，≤5 分
		水源地防洪能力	强防洪能力≥9 分；一般防洪能力，7 分；防洪能力差，≤5 分
		水源突发事件应急预案	有水源突发事件应急预案，且演练情况良好，≥9 分； 有水源突发事件应急预案，但没有进行演练，7 分； 没有水源突发事件应急预案，0 分
	取水	水源地地质条件	稳定区，≥9 分；一般区，7 分；不稳定区，≤5 分
		取水保证率	大于 90%，≥9 分；70%～90%，7 分；小于 70%≤5 分
		取水设施备用情况	备用设施完善，运行状态良好，≥9 分； 备用设施完善，但运行状态一般，7 分； 无备用设施，0 分
		取水设施突发事件应急预案	有取水设施突发事件应急预案，且演练情况良好，9 分； 有取水设施突发事件应急预案，且运行状态一般，7 分； 没有取水设施突发事件应急预案，0 分
	水厂	突发水污染事件应急预案	有突发水污染事件应急预案，且演练情况良好，≥9 分； 有突发水污染事件应急预案，但没有进行演练，7 分； 没有突发水污染事件应急预案，0 分
		水厂所在地地质条件	稳定区，≥9 分；一般区，7 分；不稳定区，≤5
		水处理系统突发事件应急技术	完善，≥9 分；一般，7 分；差，≤5
	输配水	配水管网连通度	大于 90%，≥9 分；80%～90%，7 分；小于 80%，≤5 分
		输水走廊地灾易发性	输水走廊经过区域均为地灾低易发区，≥9 分； 输水走廊经过区域均为地灾易发区，但已采取防地灾措施，7 分； 输水走廊经过区域均为地灾易发区，且没采取任何防地灾措施，≤5 分

续表

目标	评价因素	应急能力评估指标	评价标准
城市供水系统应急能力评估	输配水	管网抢修应急预案	有管网抢修应急预案，且演练情况良好，≥9 分； 有管网抢修应急预案，但没有进行演练，7 分； 没有管网抢修应急预案，0 分
		管网水质污染应急预案	有管网水质污染应急预案，且演练情况良好，≥9 分； 有管网水质污染应急预案，但没有进行演练，7 分； 没有管网水质污染应急预案，0 分；
		管网漏损率	小于 5%，≥9 分；5%～10%，7 分；大于 10%，≤5 分
	储水	储水设施水质保障措施	完善，≥9 分；一般，7 分；差，≤5 分
		储水设施突发事件应急预案	有储水设施突发事件应急预案，且演练情况良好，≥9 分； 有储水设施突发事件应急预案，但没有进行演练，7 分； 没有储水设施突发事件应急预案，0 分
	其他	应急指挥中心	已设置，≥9 分； 没有设置，0 分
		应急处理时间	应急处理时间 1～3d，≥9 分； 应急处理时间 3～5d 之间，7 分； 大于 5d，≤5 分
		人员应急疏散与安置	人员应急疏散与安置场地和措施完善，≥9 分； 人员应急疏散与安置场地和措施一般，7 分； 人员应急疏散与安置场地和措施差，≤5 分

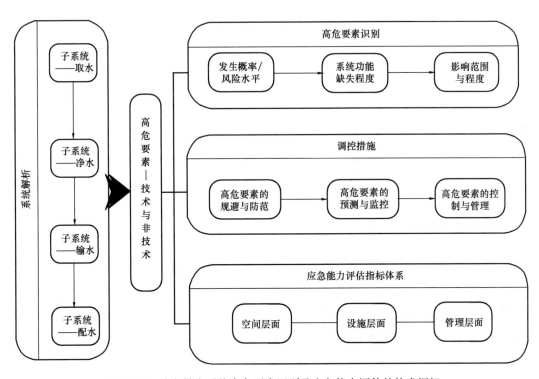

图 10-17　城市供水系统高危要素识别及应急能力评估的技术框架

城市供水系统应急能力保障的规划调控体系　　　　　　表 10-23

—	—	—	规划及运营层次			
—	—	—	总规层面	控规层面	专项规划	运营管理
技术	水源	水文评估	★	★	—	—
		水质评估	★	★	★	★
		水量评估	★	★	★	★
		突发污染	★	★	★	★
	取水	选址	★	★	★	
		防洪	★	★	★	
		水锤	—	—	★	★
		设备故障	—	—	★	★
	净水	工艺评估	★	★	★	
		选址评估	★	★	★	—
		漏氯	—	★	★	★
		设备故障	—	—	—	★
	输配水	管材	★	★	★	★
		布局	★	★	★	—
		二次污染	★	★	★	★
		爆管	—	★	★	★
		应急	★	★	★	
		设备故障	—	—	—	★
非技术	自然	干旱	★	★	★	★
		洪涝	★	★	★	★
		地灾	★	★	★	★
		台风	★	★	★	★
		咸潮	★	★	★	★
		冰凌	★	★	★	★
	社会政治	局部战争	★	—	—	—
		恐怖活动	★	—	—	—
		群体事件	★	—	—	—
	管理	渎职	—	—	—	★
		漏洞				★

2. 基于空间协调、协同供水和多级调度的城市供水规划调控技术

在城镇体系规划和城市总体规划层面，以保障安全供水、优化供水系统和管控污染事故为重点，协调供水系统与城镇体系、产业布局、交通等重大基础设施的空间规划布局，建立供水系统区域共享和城乡统筹的规划模式，形成水源切换、清水互联和用水管控等多级应急供水调度的供水系统多目标情景分析规划方法（图 10-18）。

（1）城市水源与城市空间布局协调的规划技术

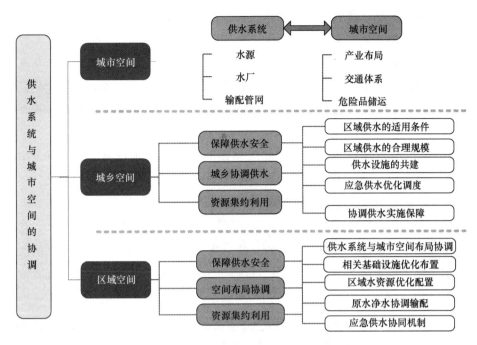

图 10-18　城市供水系统规划调控技术体系框架

基于供水水源安全的目标，分析不同类型城镇供水水源地的历史演变，从城镇空间布局角度确定城镇供水水源地的区位及水源类型（表 10-24）。

不同类型水源地与城市空间的关系分析　　　　　　　　　　　　　表 10-24

水源地类型	案例		水源地与城市空间的关系	水源地周边是否有镇区或工业区	主要矛盾	影响综合评价
	城市	水源地				
河流型	漳州	九龙江	城区紧邻目前正在使用的一水厂水源地，距离一水厂规划搬迁水源地 2~3km	水源地上游有多个镇、金峰工业区	城市沿河、沿江发展，不断靠近水源地，迫使取水口不断向上调整。上游各城镇各自发展，上下游需要协调	严重
湖泊型	无锡	太湖	水源地距离无锡城区 5km	有，若干城镇	涉及周边多县市的发展协调	严重
山区水库型	金华	沙金兰水库	中心城区距离水源地约 15km	无	与城市距离较远，主要受到周边的农村生活和农业面源污染影响	较轻
平原水库型（引黄水库）	东营	梗井水库	水源地被城市用地快速拓展所包围	无	水库实行全封闭式管理，管理成本较高，存在潜在威胁	较严重
地下水型（承压自流水）	塔城	三水厂及喀拉墩水厂水源地	在中心城区内	无	饮用水源地内有养鱼塘、游泳池、畜禽养殖场、住宅等污染源头，保护意识较差	较严重

　　总结国内外的案例，吸取和应用水质—景观/土地利用等理论模型的成果，研究水源涵养区用地规划控制和生态维护措施，提出基于全流域（集水区）的城镇供水水源地规划控制方法：以在城市空间布局方面最大限度地保障城市供水安全；在市域层面和城市规划区，提出基于全流域（集水区）低影响开发建设模式的规划控制技术，主要包括：①基于集水区的禁限区划定；②确定与水源保护相协调的城市发展方向和空间布局；③合理规划各类用地性质和防护控制距离；④科学确定产业发展方向及发展规模；⑤基于环境容量（大气和水环境）限制的产业选择策略；⑥制定差异化的污水排放控制及治理措施等；⑦在控制性规划等层面，对不同地块的建设密度、不透水地面率等的控制要求。

　　（2）供水设施布局与城市布局的空间协调技术

　　整理和分析不同自然地理和水资源条件区的十多个城市供水设施规划案例，总结城市布局和规模与城市供水模式和设施布局的关系，基于保证安全的前提下，提出供水设施的布置与城市布局的空间协调的规划方法，以在城市空间布局方面最大限度地保障城市供水安全（表10-25）。

典型城市的人口规模、供水规模及水源类型　　　　　　　表10-25

城市名称	人口 （万人）	用地 （km²）	所在省份	供水规模 （万 t/d）	水厂个数	水源类型
澄江	5.5	6.7	云南	2.3	2	泉水
北川	7	7.1	四川	3.8	1	浅层地下水＋水库水
密云	35	40	北京	15	3	地下水＋水库水
玉溪	75	75	云南	43	6	水库水
秦皇岛	81	—	河北	80.8	9	地下水＋水库水
榆林	80	96	陕西	29	4	水库水
濮阳	90	103	河南	39	4	河水＋地下水
乌鲁木齐	194	—	新疆	148	12	地下水＋水库水
芜湖	195	195	安徽	150	4	河水
唐山	220	210	河北	75	8	地下水＋水库水
淮安	240	—	江苏	155	4	河水
济南	430	410	山东	215	16	地下水＋水库水
哈尔滨	460	458	黑龙江	221	10	地下水＋水库水＋河水
北京	850	778	北京	243	19	地下水＋水库水

　　基于城市供水安全保障的目标，应综合考虑水源条件/地形/规模与效率/安全/运行成本等各方面因素，并结合城市功能分区及空间布局、用水需求的空间布局等制定与城市发展空间布局协调的供水设施规划布局，典型城市空间布局类型对应的城市供水设施布局模式如表10-26、图10-19～图10-26所示。

　　（3）区域（城乡）协调供水的规划方法

　　基于城乡区域供水的适用条件、合理规模、设施共建、实施机制、运行管理办法及发展趋势等的研究，提出了城镇群（区域）水资源支撑能力的分析方法、水源优化配置的规划方法、应急供水协同机制、供水设施的优化布置和原水净水协调输配等的区域协调供水规划技术，以保障区域供水系统安全。

　　综合考虑区域水源的特点与空间分布、区域各城市水源需求及供水矛盾、区域地形地势的条件等，经技术经济性的综合比选，制定科学、可行的区域供水模式及供水设施布局方案，并提出区域协调的规划保障措施。

　　按照区域供水的不同特征，主要分为区域水源型、区域水厂型、管网联络型及混合型等四种供水模式，混合型则含有以上三种中两种以上的供水模式（图 10-19）。

城市布局形式的主要类型与推荐的城市供水设施布局　　　　表 10-26

城市布局形式的主要类型		推荐的城市供水设施布局
块状布局形式	a 块状	均匀布局
带状布局形式	b 带状	线状布局
环状布局形式	c 环状	对置布局
串联状布局形式	d 串联状	分区联通
组团状布局形式	e 组团状	分区联网
星座状布局形式	f 星座状	星状联网

同理，制定城乡供水布局方案，其模式如图 10-20 所示。城区辐射供水模式：适用于中心城区周边区域，其特点是中心城区水厂对周边辐射供水，中心城区管网与周边地区管网联成一片；村镇联合供水模式：适用于离城区较远的乡镇密集区域，相邻的若干乡镇形成的联网供水。

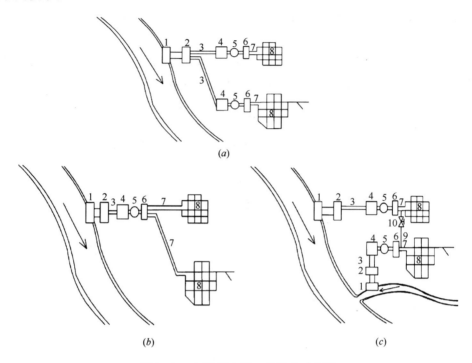

图 10-19　区域供水的三种模式示意图

（a）区域水源型；（b）区域水厂型；（c）管网联络型

1—取水构筑物；2——级泵站；3—原水输水管；4—水处理单元；5—清水池；

6—二级泵站；7—输水管网；8—配水管网；9—事故联络管；10—阀门

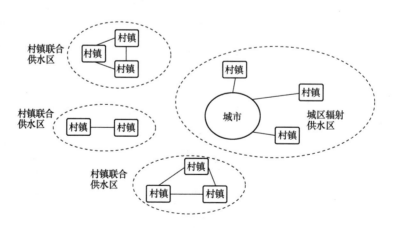

图 10-20　城乡供水一体化模式图

结合突发水污染事故条件下城市应急供水系统的共性需求，总结归纳出的城市应急供水规划方法，完善城市供水相关规划，引导城市供水系统的合理建设和有序发展，保障城市供水安全（图 10-21）。

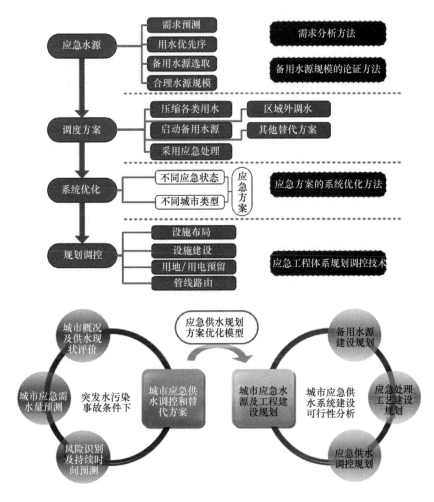

图 10-21　城市应急供水规划

3. 城市供水系统规划方案的综合评估方法

立足供水系统全流程及其生命全周期，建立包括管网节点压力、流速、水龄、供水设施建设投资、供水系统运行费用、供水系统应急能力等 13 个指标的城市供水系统规划方案的综合评估方法，形成"城市供水系统动态仿真模型及规划决策支持系统"，为城市供水系统规划提供了应用工具。

10.8.3　技术成果应用

按照不同地域、不同问题和代表性原则，根据不同城市特点选择大中小不同规模的城市作为研究的案例城市。分别在济南市、郑州市、东莞市及北京密云新城等地开展了规划示范研究。针对这些地区的地形地貌特征，基本情况及水源、供水系统的特征，应用不同的规划调控方法及集成技术，对供水系统规划方案进行了优化，取得了较好的综合效益。

济南市是山东省的省会城市，具有东西狭长南北由平原到山地丘陵的地貌特征。现有供水主要依赖于引黄水，地形高差大、供水管网能耗高，局部地区供水应急能力薄弱，规划城市沿河向东西两侧发展，新增南水北调水源，供水格局需要重新调整与优化。课题研究提出了多水源优化配置和分区、分质（优质地下泉水和地表水）供水的布局，以解决"保泉"和东部地区现状水源不足的问题；结合城市的带状组团式布局，提出了区块化环网的供水系统布局，通过分区分层的水量水压控制，有效降低城市供水系统的能耗，同时提高整个供水系统的安全性。课题成果在 2008 年开始实施应用后，在 2010 年济南市南部山区三个山区水库全部干涸的情况下，基于多级调度通过供水规划调控模型提出了应急供水的优化方案，保障了南部高地势用水区的供水水量和压力需求，据 2012 年以来的逐年跟踪统计，供水系统能耗下降 10%。

郑州市是中原地区内陆省会城市。属于多水源城市，现有供水管网缺乏系统性规划，地势高差较大，管网受铁路分割，供水缺乏压力管理能耗较高、爆管事故频发。2008 年开始采用课题研究成果供水系统多级调度方法，建立了规划决策模型，提出了南水北调通水后多水源条件下供水系统布局优化方案；验证了多水源条件下城市供水系统分区分压供水的必要性，提出了优化泵站布局的方案，显著改善了西南片区供水管网压力，明显降低了爆管频率。

东莞市是改革开放后快速崛起的工业城市，水厂众多，水源单一，水源污染风险大，供水系统应急能力薄弱。课题组对东莞市的供水应急能力进行了系统评估，预测了不同风险下的应急需水量，基于多级调度建立了莲花山水库等库群与东江水源联合调度的模式，以及咸潮入侵水源、江库各水源污染情景下的应急供水调度方案，为地方应急备用水源规划建设提供了技术支撑。

密云新城是北京市重要的水源地密云水库所在的地区，为保北京市的水源安全，新城的供水采用地下水水源，城市供水供需矛盾突出，部分用水区域压力不足，课题组针对密云新城发展速度快，水源供需矛盾突出、管网压力不足的问题，在供水系统规划方案中运用综合评估技术方法，构建了地下水源，地表水源和再生水并重的多水源供水系统，并提出分区分质供水方案，在水厂扩建和管网分区建设的过程中逐步实施，促进了该地区再生水利用效率，通过监测调度平台系统的建设实施，有效解决了管网压力不足问题，提高了管网的运行效率。

第 11 章　突发污染应急保障技术

11.1　饮用水中污染物的快速筛查及应急监测方法

11.1.1　技术需求

近年来，随着工业化和城镇化进程的快速推进，我国突发性水污染事件频发，严重威胁城市供水的安全。供水水源中污染物的快速识别与检测，是有效应对突发污染事故、保障城市供水安全的前提。由于常规的实验室检测方法样品前处理复杂、分析时间长，难以满足现场、快速等应急监测的要求，迫切需要针对供水行业的特点开发污染物筛查方法及适合现场的应急检测方法。

11.1.2　关键技术内容

1. 饮用水中污染物的快速筛查方法

（1）基本原理

基于突发性水污染事件的调查与统计，识别城市供水行业典型污染物清单，构建由城市供水应急案例库、应急监测方法库、现场快速监测设备库及监测机构和能力库等构成的城市供水水质应急监测方法支持平台，并建立两个层次的污染物筛查方法，包括基于标准方法的基础筛查方法及基于光谱技术的扩展筛查方法。基础筛查方法针对典型污染物建立从样品的采集与运输到污染物检测设备与方法的推荐路径，目的是提高筛查效率。扩展筛查技术基于紫外—可见、近红外及三维荧光光谱与结构、官能团、构型、非均质性、分子内与分子间的动力学特征的相关性，利用数学模型建立对污染物进行快速定性的筛查方法。

（2）关键技术

通过构建检索、统计与分析平台，建立了涵盖 900 多例城市供水应急案例，涵盖 180 种特征污染物的监测方法库，包含 340 种现场快速检测设备的设备库及城市供水水质监测网 42 家国家站与 139 家地方站的监测机构能力库，在基础筛查方法梳理的基础上，建立了包括突发性水质污染事故的信息收集、现场快速检测、水样采集及运输、化学污染物的应急监测方法、微生物的应急监测方法等内容的应急监测方法指南。基于三维荧光、紫外和近红外光谱的快速筛查方法，构建了针对特征污染物的基准物质参照系，实现了水中未知污染物的种类和结构特征的快速确认。

1) 城市供水应急案例库及方法库系统

在搜集整理 900 余件城市供水应急案例的基础上，建立了城市供水应急案例库、应急监测方法库、现场快速监测设备库及监测机构能力库，并开发了城市供水水质应急监测方法支持平台。平台 490 个检测方法涵盖卫生、建设、环保、农业等多个行业，及美国 EPA 方法以及出入境检验检疫、食品安全等相关研究机构的推荐方法。系统基于城市供水应急监测的流程，构建了符合城市供水水质检测技术特点的主题词表，可实现应急案例检索，并具有数据库的自动扩展功能，可为应急监测方案的生成和检索提供借鉴，为解决供水行业突发污染事故时应急对象来源复杂多样、时效性要求高、缺乏应对方法的难题提供了有效的技术支持。

2) 污染物筛查方法

课题建立了两个层次的污染物筛查方法，包括基于标准方法的基础筛查方法及基于光谱技术的扩展筛查方法。基础筛查方法通过优化标准方法实现尽量少的步骤覆盖尽可能多的特征污染物的监测分析。基础筛查方法包含 8 种方法，涵盖 239 种污染物。基于光谱技术的扩展筛查方法建立了 159 种城市供水特征污染物清单及 100 种物质的特征光谱库，基于三维荧光、紫外和近红外光谱的快速筛查方法，开发了基于主成分分析和聚类分析的光谱识别技术，构建了针对特征污染物的基准物质参照系，实现了水中未知污染物的种类和结构特征的快速确认。

课题编制了《城市供水水质应急监测方法指南（草案）》，并申报专利一项。

2. 饮用水中污染物的现场快速检测方法

（1）基本原理

传统检测方法如气相色谱法（GC）、高效液相色谱法（HPLC）等方法能够实现定量测定，灵敏度和检测限值都很高，但都需要复杂的预处理和昂贵的设备，且操作过程繁杂（萃取、还原、衍生化和纯化）、耗时长，需要专门的技术人员进行操作，难以满足应急监测现场和快速的要求。基于抗原和抗体特征性反应的免疫分析凭借其灵敏度高、特异性好、检测速度快、检测成本较低等优势已被广泛应用于生物、化学、医学、环境科学等学科的分析检测中。课题选择应用最广的是以固相载体吸附抗原/抗体为基础的酶联免疫分析技术，以及近年来随着计算机技术和传感器技术的发展，将免疫检测技术与传感器技术相结合的免疫生物传感器技术，通过检测条件优化，建立适合应急监测的现场快速检测方法。

（2）关键技术

针对免疫分析的四个关键环节和决定性因素，即样品前处理、抗原/抗体的固相化、封闭效果及信号放大及检测系统，课题从城市供水特征污染物中选择农药类的 2,4-D 和莠去津、生物毒素类的微囊藻毒素-LR、化工原料类的硝基苯、致癌物类的苯并芘、类激素类物质双酚 A 和 Hg 等 7 种物质，基于酶联免疫及免疫荧光检测技术展开研究，旨在为水中污染物的检测提供建立在免疫分析技术基础上的准确、经济、简便的快速分析方法。优化后的方法能满足应急监测的需求，简化了检测步骤，缩短了检测时间。

主要指标见表 11-1、表 11-2。

基于酶联免疫试剂盒（ELISA）的现场检测方法主要指标 表 11-1

污染物名称	设备与原理	国标限值	检出限值		检测时间	
			国标方法	快速方法	国标方法	快速方法
微囊藻毒素-LR	酶联免疫试剂盒（ELISA）	1μg/L	0.06μg/L	0.08μg/L	5h	40min
苯并芘		0.01μg/L	0.07ng/L	5μg/L	5h	40min
2,4-D		30μg/L	0.05μg/L	4μg/L	3h	40min
硝基苯		17μg/L	0.5μg/L	0.15μg/L	3h	40min
阿特拉津（莠去津）		2μg/L	0.5μg/L	0.54μg/L	3h	40min
双酚A		10μg/L	—	0.028mg/L		40min

基于免疫荧光检测技术的检测方法主要指标 表 11-2

污染物名称	设备与原理	国标限值	检出限值		检测时间	
			国标方法	快速方法	国标方法	快速方法
微囊藻毒素-LR	多通道平面波导型荧光免疫分析仪（免疫生物传感器）	1μg/L	0.06μg/L	0.15μg/L	5h	10~15min
苯并芘		0.01μg/L	0.07ng/L	2.82μg/L	5h	10~15min
2,4-D		30μg/L	0.05μg/L	3.07μg/L	3h	10~15min
硝基苯		17μg/L	0.5μg/L	0.04μg/L	3h	10~15min
阿特拉津（莠去津）		2μg/L	0.5μg/L	0.3μg/L	3h	10~15min
Hg		1μg/L	0.07~1mg/L	0.4mg/L	5min~1h	10~15min

11.1.3 技术成果应用

2013 年 4 月 20 日，四川省雅安市芦山县发生了 7.0 级地震，受住建部委派，中国城市规划设计研究院组织课题组成员赴灾区开展城镇供水应急抢险救援，在现场利用车载 GC-MS 对挥发性有机物的筛查方法进行了应用，以保证应急供水的水质安全。

11.2 水源突发污染的饮用水应急保障技术

11.2.1 技术需求

近年来，我国多座城市的供水水源遭受突发性污染事故，对供水安全造成威胁，影响极其严重。为提高城市供水的安全性，极需开展相关研究，为提高全国供水行业和相关城市的应急供水能力提供技术支撑。

饮用水相关水质标准涉及 100 多项污染物指标，根据其性质可以分为有机物、金属和类金属、其他无机物、挥发性污染物和病原微生物等几类。不同种类的污染物有不同的基本性质，包括极性、溶解度、氧化还原电位、挥发性等。针对不同污染物的基本性质，结合自来水厂的实施条件，建立针对性的饮用水应急净化处理技术。

针对自来水厂应急处理时需要准确、可靠的应急工艺参数和操作细则的问题，为了更好地指导自来水厂的应急实践，课题组开发了"移动式应急处理导试水厂"，配置在各应急处理技术研究和测试平台。

建立中试规模的移动式导试平台，可模拟自来水厂的各种常用工艺，通过投加污染物质和应急处理药剂，检验自来水厂的应急处理效果。

11.2.2 关键技术内容

1. 自来水厂净化关键技术及工程化

研究开发了适合城市供水行业的应急处理技术体系，对饮用水相关标准和其他可能涉及的 100 多种有毒有害污染物，逐一确定工艺条件和参数，形成应对突发性水源污染事故的六类城市供水应急处理关键技术，包括：应对可吸附有机污染物的活性炭应急吸附技术、应对金属/类金属污染物的化学沉淀技术、应对还原性/氧化性污染物的化学氧化/还原技术、应对微生物污染的强化消毒技术、应对挥发性污染物的曝气吹脱技术、应对藻类暴发的应急综合处理技术。这些技术充分考虑了技术经济可行性，处理效果显著；能与现有水厂常规处理工艺相结合；便于建设，能够快速实施，易于操作；费用成本适宜，技术经济合理。

（1）应对可吸附污染物的应急吸附技术

可以有效应对 66 种污染物，包括 26 种芳香族化合物、20 种农药、3 种卤代烃、9 种人工合成有机物、3 种藻类特征污染物、5 种多环芳烃。粉末活性炭的投加量应急时一般为 10～40mg/L，一般不超过 80mg/L。活性炭吸附时间最低为 30min。

（2）应对金属和类金属污染物的化学沉淀技术

可以有效应对铬、镉、汞、铅、铊、锑、钡、银、铍、钒、钛、铜、锰、镍、锌、钴、砷、硒等重金属和类金属类污染物，具体可分为弱碱性化学沉淀法、铁盐沉淀法、硫化物沉淀法、磷酸盐沉淀法等。

（3）化学氧化/还原技术

化学氧化/还原技术，可有效应对金属锰、铬，无机离子硫化物、氰化物、氨氮、亚硝酸盐，有机物微囊藻毒素、甲硫醇、乙硫醇、甲硫醚、二甲二硫、二甲三硫、水合肼，以及消毒副产物氯化氰。与化学沉淀法组合，还可有效应对砷、铊、锑 3 种金属和类金属。

（4）应对挥发性污染物的曝气吹脱技术

采用曝气吹脱法应对三氯甲烷、一溴二氯甲烷、二溴一氯甲烷、四氯化碳、三溴甲烷、氯乙烯、二氯甲烷、1,1 二氯乙烯、1,2 二氯乙烯、三氯乙烯、四氯乙烯、1,1,1 三氯乙烷、1,1,2 三氯乙烷、1,2 二氯乙烷、三氯甲烷总量等 15 种短链氯代烃及部分消毒副产物。

（5）应对微生物污染的强化消毒技术

可有效应对细菌总数、总大肠菌群、耐热大肠菌群、粪型链球菌群、肠球菌、产气荚膜梭状芽孢杆菌、隐孢子虫、蓝氏贾第鞭毛虫等 8 种微生物指标。

（6）应对藻类暴发引起水质恶化的综合应急处理技术

针对污染物种类，组合使用粉末活性炭吸附、预氧化技术组合技术及强化常规工艺，可有效应对因藻类暴发而释放的土臭素、二甲基异冰片、环柠檬醛等藻类代谢类致臭物质和甲硫醇、甲硫醚、二甲二硫、二甲三硫等藻类腐败恶臭物质。

拥有多项发明专利：一种饮用水突发挥发性卤代烷烃类有机物污染时的曝气吹脱法（20100523355.0）、一种去除饮用水源水中铊污染的方法（201110231127.3）、一种铊污染原水应急处理系统（201120020187.3）。

2. 太湖藻类暴发突发事件应急处理工程技术

近年来，湖泊、水库水富营养化比较严重，导致水体藻类频繁暴发。水体中大量存在的藻类是湖泊、水库水水质突发污染的重要诱因，对城市供水安全构成严重威胁。

为提高城市供水的安全性，亟须开展相关研究，为提高全国供水行业和相关城市的应急供水能力提供技术支撑。无锡市自来水公司以典型湖泊水源——太湖水为研究对象，结合多年来的除藻研究，总结出藻类应急处理技术及其代谢产物的应急处理方案。

常用的藻类应急处理措施主要有：预氧化、不同氧化剂组合、多级氧化、投加粉末活性炭、氧化剂与粉末活性炭组合、强化混凝等。一般应根据藻类暴发种类、数量、突发性水污染的特点，来选择相应的处理对策，从而有效保证饮用水的安全。

研究开发了适合城市供水行业的藻类应急处理技术体系，确定工艺条件和参数，形成应对藻类暴发的应急综合处理技术。这些技术充分考虑了技术经济可行性，处理效果显著；能与现有水厂常规处理工艺相结合；便于建设，能够快速实施，易于操作；费用成本适宜，技术经济合理。

（1）针对高藻水的处理技术

1）预氧化除藻

对液氯、二氧化氯、高锰酸钾、臭氧氧化去除藻类的技术进行了研究，获得了相应的应急技术数据。液氯对藻类的去除率在 30％～50％之间；预氯化和粉末活性炭联用工艺以提高对藻类去除效果，藻类去除率平均为 84.4％；二氧化氯对藻类去除率在 50％～64％之间；高锰酸钾预氧化对藻类的去除率可达到 85％以上，高锰酸钾预氧化后与粉末活性炭联用除藻效果能使去除率提高到 99％；预臭氧除藻对藻类平均去除率为 22.2％，臭氧加液氯组合氧化对藻类的平均去除率为 60.5％，优于单独使用液氯和臭氧的效果；采用水源厂臭氧、液氯、高锰酸钾等预氧化，净水厂沉淀前加氯，滤前加氯，水库加氯等经多级氧化技术，出厂水的藻类去除率在 99.8％以上（表 11-3）。

预氧化除藻的处理剂、投加浓度及对应去除率 　　　　　　　　　表 11-3

处理剂	投加浓度	藻类去除率
液氯	1～4mg/L	30％～50％
二氧化氯	1～5mg/L	50％～70％

续表

处理剂	投加浓度	藻类去除率
高锰酸钾	1～4mg/L	>80%
臭氧	0.8～1.0mg/L左右	20%左右
粉炭	粉炭20～30mg/L	>40%
臭氧+液氯	臭氧1.0mg/L、液氯1.5～2.5mg/L	>50%
液氯+粉炭	液氯1～4mg/L、粉炭20～30mg/L	>70%
高锰酸钾+粉炭	高锰酸钾2～3mg/L、粉炭20mg/L	>90%

2）粉末活性炭除藻

对粉末活性炭去除藻类的技术进行了研究，获得了相应的应急技术数据。粉末活性炭在一定的藻类浓度下具有吸附架桥助凝作用，当原水藻类在1500万个/L左右时，投加粉末活性炭20～30mg/L，平均去除率为63.4%。

3）强化混凝除藻

对强化混凝除藻技术进行了研究，提交了相应的应急技术数据。藻类数量与浊度的变化趋势具有相关性，通过控制混凝反应降低水的浊度，可以有效控制藻类的数量。强化混凝后沉淀水的浊度明显降低，极大地减轻了滤池的压力，出厂水浊度和藻类可明显降低。

（2）针对藻类引起的其他污染物的处理技术

1）针对藻类代谢产物藻毒素的应急处理技术

对氧化法、活性炭吸附法、臭氧活性炭组合工艺去除藻毒素进行了研究，提交了相应的应急技术数据。原水预加氯对藻毒素有双面影响。一方面可破坏并杀死藻细胞，使藻体内的藻毒素大量释放，增加溶解性藻毒素的含量；另一方面液氯可氧化降解溶解性藻毒素。因此，预氧化法可与常规的混凝、沉淀、过滤、消毒相结合去除藻毒素。对预氯化与常规工艺结合对藻毒素去除进行了研究。其中，各工艺段藻毒素的去除情况如下：混凝沉淀对总藻毒素去除率最高为35.1%，最低为13.0%，对溶解性藻毒素去除率不足5%。砂滤对溶解性藻毒素和总藻毒素均有良好的去除效果，平均达到30%。砂滤出水经加氯后，进入水库，在氯气的强氧化作用下，溶解性藻毒素得到有效去除，最高可达到68.1%。活性炭由于其巨大的比表面积，可有效地吸附水中藻毒素，去除率达到92.0%以上。臭氧氧化对藻毒素的降解很有效，再辅以活性炭吸附过滤，常规处理工艺加臭氧活性炭工艺组合可以去除90%以上的藻毒素。

2）针对藻类代谢致臭物质2-甲基异莰醇和土臭素的应急处理技术

对传统混凝工艺、活性炭吸附、活性炭吸附联合深度处理工艺去除2-甲基异莰醇和土臭素进行了研究，提交了相应的应急技术数据。传统混凝工艺对2-甲基异莰醇和土臭素的去除率仅能达到50%左右。活性炭吸附对2-甲基异莰醇的去除率在56.5%～71.3%，平均去除率为62.9%；土臭素去除率为56.8%～77.9%，平均去除率为67.8%。在原水臭味物质2-甲基异莰醇、土臭素超标10倍的情况下，采取原水投加粉末活性炭20～

30mg/L，联合深度处理工艺，去除率能达到 90% 以上。

应对藻类暴发的应急处理技术研究表明，通过预氧化技术、多级氧化技术、粉末活性炭技术、强化混凝沉淀和后续处理工艺优化组合，可有效应对高藻水中藻类及其代谢产物的处理要求，确保水厂出水水质安全。

（3）自来水厂应急处理设施的标准化设计

针对近年来各城市自来水厂缺少应急加药处理设施的情况，总结水厂在应急加药处理工程建设方面的经验和不足。重点解决应急投药设施建设的设计标准问题，做到技术经济合理、节能、环保、安全，重点研究应急加药处理系统如何与现况水厂工艺有机结合的问题，解决应急投加工程既可应对突发性水污染事故，又可处理季节性水源水质恶化的问题。

对应急处理技术实施过程中所需要的各个环节进行梳理，提供标准化的设计方案和典型图。

主要研究各类应急处理设施的设计方案与工程实施关键技术，包括：应急处理工程的系统组成、用地指标、设备装置、构筑物等方面关键的技术环节，编写《应对水源突发污染的水厂应急处理设施设计指南》，指南中工程系统设计的最终成果将体现为不同规模水厂的应急加药系统标准化工程设计。

针对应急处理工艺的实施，完成了以下重点工作：

1）应急处理系统构成与标准化设计（应对等级与设防标准、系统构成等）。

2）应急处理单体工程的标准化设计，包括粉末活性炭药剂投加系统、酸碱投加系统、高锰酸钾投加系统、二氧化氯投加系统等。

3）应急处理辅助设施的典型设计（电气、自控等）。

4）针对不同规模（大、中、小型水厂，40 万、20 万、10 万、5 万、1 万 m³/d）和不同等级（全自动、半自动、手动）的标准化设计。

（4）应急供水关键设备

1）移动式应急处理导试水厂

将预处理、混凝、沉淀、砂滤、臭氧氧化、活性炭滤池、消毒等水厂工艺单元集成到两个标准集装箱内，来模拟自来水厂的预处理、常规和深度处理工艺；同时配置粉末炭、高锰酸钾、酸、碱、次氯酸钠等多种应急药剂和模拟污染物投加系统，来模拟水源突发污染事故，检验应急处理效果，提供相关应急工艺参数。

该装置能模拟自来水厂现有绝大部分净水工艺，主体工艺净水能力为 1m³/h，满足中试规模要求。该装置包括多种应急处理药剂投加系统；具有移动式、自动化、在线监控、快速部署的特点。该装置可作为水专项应急课题的中试试验装置、突发污染事故和灾害的水厂导试装置、水厂生产工艺改进的试验系统来使用，并可用作服务小区、村镇的临时供水设施（图 11-1、图 11-2）。

"移动式应急处理导试水厂"是本课题开发的具有自主知识产权的应急关键设备，已经获得发明专利授权（ZL201110297800.0）。据课题组所知，目前国内外尚没有类似的产

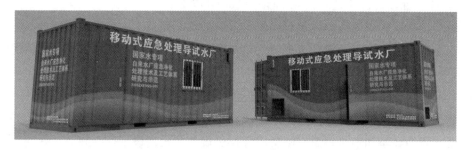

图 11-1　移动式应急处理导试水厂外观图

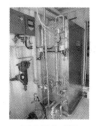 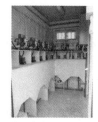 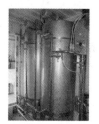

原水进水系统　　　　配水与应急药剂投加系统　　　　预氧化

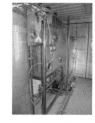 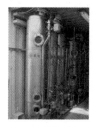 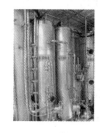 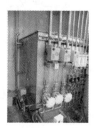

混凝沉淀　　　　砂滤　　　　臭氧活性炭　　　　消毒接触池

图 11-2　移动式应急处理导试水厂内部设备图

品，该产品将大大提高突发事件条件下，自来水厂应急工艺调整的可靠性和可操作性，填补了以往应急供水工作中缺乏中试验证的空白。

2）应急供水关键设备——移动式应急药剂投加系统

针对国内外现有净水药剂投加系统存在设备简单、自动化程度低、可移动性差、功能单一等不足，通过系统集成、结构改进、工艺优化，开发了具有可移动、多种功能、高度集成、全自动控制的移动式应急药剂投加系统。

建立移动式、自动化的应急药剂投加系统，可投加粉末活性炭、高锰酸钾、酸、碱、次氯酸钠等多种常用应急处理药剂，并且可以在不同城市、不同水厂之间快速部署，机动、灵活地解决中小水厂的应急能力不足的问题，提高突发污染事故小概率情况下应急能力建设的技术经济可行性。

该系统针对中小型水厂的实际应急生产需要，将粉末活性炭、高锰酸钾和混凝剂等粉质药剂投加设备，以及酸、碱、次氯酸钠等液体药剂投加设备等分别集成于集装箱内，可根据需要快速运输部署，在 24 小时内实现应急药剂投加。

移动式粉质溶解投加装置主要包括：投料站、真空上料系统、搅拌罐、液位计、螺杆泵、PLC 控制系统、配电系统、投药管道、给水管道、标准集装箱等（图 11-3）。粉末活性炭最大投加量为 20～40mg/L，投加浓度为 5%～10%，加药点为 1～2 个。高锰酸钾最大投加量为 1～3mg/L，投加浓度为 2%～5%，加药点为 1～2 个。

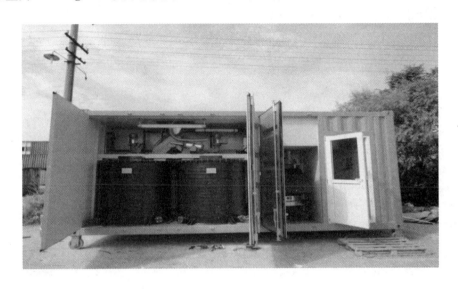

图 11-3　移动式粉质药剂投加系统

移动式酸碱投加系统组成主要包括：酸投加系统：酸储药罐、计量泵、超声波液位计、pH 计、PLC 控制系统等。碱投加系统：碱储药罐、计量泵、超声波液位计、PLC 控制系统等。氢氧化钠和浓硫酸投加量均为 20mg/L，加药点各 2 个。单套可服务 5 万～10 万 m^3/d 的水厂（图 11-4）。

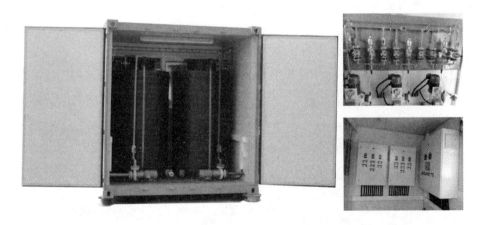

图 11-4　移动式液体药剂投加系统
（左：液体药剂储罐；右：投加设备和自控仪表）

"移动式应急药剂投加系统"是本课题开发的具有自主知识产权的应急关键设备。据课题组所知，目前国内外尚没有类似的产品，已经获得发明专利授权（ZL201110155210.4）。

该产品可满足多水厂的城市经济、合理部署应急处理能力的需求，具有更好的技术经济可行性。

11.2.3　技术成果应用

1. 自来水厂净化关键技术及工程化

基于上述成果，课题参加单位在北京、广州、天津、成都、济南、无锡等城市建设了6座大型应急处理示范工程，保障供水能力达715万 m^3/d（图11-5）。

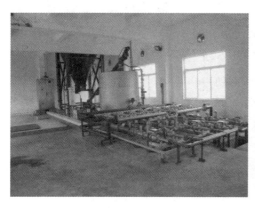
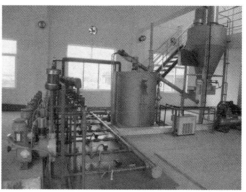

图11-5　成都应急处理示范工程（140万 m^3/d，左：粉末炭投加系统；右：高锰酸钾投加系统）

在"十一五"课题研究期间，课题组参与了以下突发性水源污染事件的应急处理工作，发挥了重要作用，包括：2010年1月陕西渭南柴油泄漏事件、2010年4月成都水源地化工垃圾污染事件、2010年10月广东北江铊污染事件、2011年6月浙江建德苯酚泄漏事件、2011年6月浙江苕溪臭味事件、2011年7月湖南广东武江锑污染事件、2012年2月广西龙江镉污染事件等。

2. 太湖藻类暴发突发事件应急处理工程技术

应急投加"高锰酸钾和粉末活性炭组合工艺"应对太湖藻类及其臭味物质技术在100万t/d规模的南泉水源厂示范工程中应用。图11-6所示为高锰酸钾和粉末活性炭投加装置。

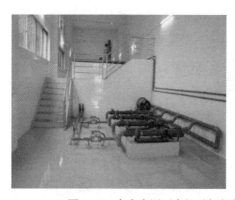
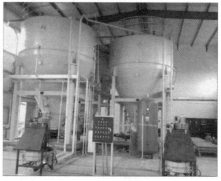

图11-6　南泉水源厂高锰酸钾投加计量泵和粉末活性炭投加装置

3. 自来水厂应急处理设施的标准化设计

全面、系统地对应急加药处理系统进行了总结。2014 年已申报行业标准——《水厂应急加药处理工程技术规程》。该规程重点解决城市水厂应对水源污染事故的应急加药处理工程的设计、施工、质量检验和运行管理，保证工程质量，保障饮用水安全。

在课题研究阶段对 30 多个重点城市的水厂应急处理能力建设提供了很好的技术支持，得到课题评审专家的一致肯定。之后一直在推进行业标准的编制工作。这些应急处理系统的设计已经成为北京市政院新建扩建水厂设计的重要组成部分。

4. 应急供水关键设备

移动式应急处理导试水厂已经加工了十余套，在北京、上海、天津、广州、深圳、无锡、济南、成都、哈尔滨、苏州等城市的自来水公司得到应用，为各自来水公司的应急处理、工艺改造提供了重要的技术保障。

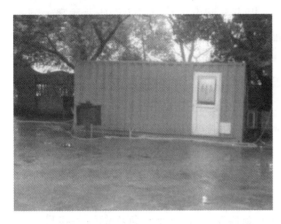

图 11-7　在柳州市柳东水厂投入应急处理的
移动式液体药剂投加系统

"移动式粉质药剂投加系统"在 2011 年 10 月至 2013 年 9 月间一直在北京市城子水厂运行。2013 年 1～3 月期间，在该水厂应对季节性水源臭味问题时投加粉末活性炭，发挥了重要作用。

在 2012 年广西龙江河镉污染事故中，应柳州市人民政府、柳州威立雅水务有限公司请求，课题组从北京紧急调运了一套"移动式液体药剂投加系统"进行支援，在 24 小时内安装到柳州市柳东水厂并投入应用，有力地解决了该水厂应急能力不足且无法快速建立的难题，支持了龙江河镉污染事故的应急处置工作（图 11-7）。

11.3　城市供水应急预案研究与示范

近年来，随着国家经济的快速发展，水环境的持续污染以及各种自然灾害的频繁发生，使得城市供水突发事件不断发生，给城市居民的生产生活带来了比较严重的影响。尤其是松花江和北江水污染事件的发生，造成了重大国际影响和城市居民的心理恐慌，中央和各级政府以及相关企业都十分重视供水的应急工作，但是，在编制供水应急预案的过程中，缺乏统一规范要求和有效的应对措施及应急处理技术，因此，在饮用水管理技术体系研究中，设立了"城市供水应急预案研究与示范"课题，研究了国内外大量的城市政府及企业应急预案形成了《城市供水突发应急预案编制指南》。

11.3.1 应急预案的编制依据

依据《中华人民共和国突发事件应对法》、《中华人民共和国水法》、《城市供水系统重大事故应急预案》(住房和城乡建设部) 等法律法规及我国城市供水突发事件的现状，制定了《城市供水突发应急预案编制指南》，并以此为依据，编制形成了《城市政府供水突发事件总体应急预案范本》和《城市供水企业突发事件总体应急预案范本》，为全国各地的城市供水突发事件应急预案和城市供水企业突发事件应急预案提供了技术支持。

11.3.2 关键成果内容

该课题研究了国内外不同城市的供水应急预案，提出了城市供水突发事件分类分级原则，城市供水应急组织体系及运行机制等方面的管理原则；借鉴城市应急管理体系研究成果，以及国内外应急预案的成果和实践经验，提出了城市供水突发事件应急预案编制指南框架，包括：总则、应急组织体系、运行机制、应急保障、监督原则、附则等；应急预案的编制流程是："成立预案领导小组和编制组——进行调研及资料收集——风险评估——编制预案——演练检验——修改完善"。提出了科学的应急响应流程；建立了应急信息管理系统平台，该平台包括水污染后处理的技术路线、应急技术库、专家库、案例库、污染物处理数据库、设备物资数据库、法律法规库等。从技术角度，水质污染处理处置全面系统、信息共享，管理角度，应急响应辅助决策，应急资源完整整合，从应用角度，数据库系统管理，功能通用、信息共享；在应急物资储备上，对供水企业进行分类，结合水源类型，提出了供水企业应急物资储备量要求，通过各种途径，收集各类物资及设备厂家及供应商数千家，形成《应急物资供应厂家名录》及城市供水企业应急物资储备指导手册》；提出并检验了以《城市供水突发事件应急演练评估指标体系》为核心的演练评估方法，依据国家应急演练相关法律法规，结合应急工作实际需求和应急预案以及应急演练，形成应急演练的后评估报告。

其中风险源的排查和评估尤为重要，包括存在的危险因素，确定风险源，分析可能发生的事故类型及后果，并指出可能产生的次生、衍生事故，评估事故的危害程度和影响范围，提出风险防控措施。

11.3.3 技术成果应用

根据该课题的应用成果——《城市供水突发应急预案编制指南》北京、无锡两个示范城市供水企业修订了本单位应急预案。

为检验应急预案的可操作性以及突发事件过程中各部门之间的协调联动性，北京、无锡两个示范城市组织开展了供水突发事件应急演练。其中：北京市政府针对南水北调即将进京的供水形势，组织政府各有关部门以及北京市自来水集团，开展了南水北调河北段水源突发水污染应急演练；无锡市政府针对"江湖并举、南北对供"的供水格局及太湖水源面临嗅味、藻类、有机物污染等问题，组织各相关部门以及无锡市自来水总公司，开展了南泉水源突发嗅味污染应急演练。

　　在《城市供水突发事件应急预案编制指南》编写过程中，多次邀请哈尔滨、沈阳、上海、无锡、武汉、汕头等供水企业专家进行研讨，也进一步规范了这些企业的应急预案。与此同时，按照《城市供水应急预案编制指南》的要求，也对北京、无锡市供水突发事件应急预案提出了修改建议。应急信息管理系统平台软件，也分发给以上企业进行试运行，取得了各有关单位的好评。

　　中国城镇供排水协会于 2016 年 11 月，印制发行了《城市供水突发事件应急预案编制指南》，以期各地政府以及供水企业能够以此作为范本，预先对危险源进行排查，编制出切实可行的应急预案，防治"未病"，预先消除风险源，并对可能的风险预先制定应急处理方案，并进行演练。一旦发生突发事件，能够有效进行处理和应对，最大程度的使突发事件对城市运行和居民生活的影响降到最低。

第12章 饮用水水质监控预警技术集成与平台建设

12.1 三级水质监控网络构建技术

12.1.1 技术需求

目前，我国已建设两级网三级站和地方的部分水质监测网，在一些城市陆续开发了水质管理信息系统或水质远传遥测系统，针对目前迫切需要整合资源、规范建设等问题，研究建立水质监控网络构建技术体系，包括：在国家、省、市三个层面分别实现监测资源平台化的技术体系，形成统一的水质管理信息化系统、数据及传输标准，促进水质监测数据标准化、信息共享和集约建设，实现信息的互联互通和资源共享，进一步扩大水质监控信息化管理的效果。

12.1.2 关键技术内容

1. 在线监测信息采集与传输关键技术

提出了城市供水水质在线监测点位置选择、不同水源类型在线监测点建设的基本项目和增加项目的选择、城市供水水质在线监测设备选型、数采仪技术性能要求等；制定了城市供水水质在线监测站点编码规则、在线监测设备编码规则、数采仪编码规则等，在此基础上，消化吸收国内相关行业的数采仪通信协议，形成城市供水水质在线监测设备数采仪通信协议，支持对具有反控功能的在线监测设备实施远程加密监测控制。

在线监测信息采集与传输技术研究的城市供水水质在线监测站点编码规则、在线监测设备编码规则、数采仪编码规则等，给在线监测站点、设备、数采仪赋予了"身份证"，做到全生命周期的监管。

通过在线监测信息采集与传输技术研究，研发国家三级网络在线监测数据通信管理平台 V1.0、城市供水水质在线监测信息管理平台 V1.0、水质监测站点空间信息采集系统 V1.0、供水水质在线便携监测设备信息共享平台 V1.0 等 4 个应用软件，并集成城市供水水质在线监测信息采集与传输系统。该系统既可以使用制定的城市供水水质在线监测设备数采仪通信协议，采集数据直接存入城市供水水质监控中心平台数据库；也可以使用环境保护部门现行的数采仪通信协议，使在线实时数据进入集成商建立的在线监测信息管理数据库后按城市供水水质在线监测的系列编码规则存入城市供水水质监控中心平台数据库。

在线监测信息采集与传输系统支持两种企业自建（包括环保部门建设）的在线监测站点信息共享模式：一种为后台服务器端的数据传输，另一种为增加数采仪。

在线监测信息采集与传输系统的实时数据分级传输有两种模式：一种为通过城市级（或省级）监控中心的主服务器端控制，实现单点多发，向上一级的监控中心辅服务器端发送；另一种是由城市级监控中心关系型数据库向上一级的监控中心的实时数据库连接发送。

企业用户可根据权限，共享信息平台中的相关信息。

2. 实验室检测数据可定制自动导出导入技术

已有国家网监测站城市供水水质数据上报网的运行经验表明制约国家中心站接收更多信息的瓶颈是，各国家站在上报数据时尚需手工输入数据。

国家网 41 个监测站以及示范地城市供水水质监测站的调查资料表明：①城市供水水质监测站实验室信息管理系统（LIMS）使用不普及，有的正在建设，有的计划建设；②在实验室日常工作中，Excel 报表管理使用普遍，通常各类水质报告均有自定义的模板。

鉴于上述调查结果，研发了城市供水水质数据上报系统 V2.0，编制《城镇供水管理信息系统技术标准　第 3 部分：数据交换格式与传输要求》（在编），集成实验室检测数据可定制自动导出与导入系统，不仅支持 LIMS 的数据导入，还增加了 Excel 模板导入方式，以最大限度地提高城市供水水质实验室检测数据采集效率、减少出错率、减少人工重复输入工作量，提高了国家站数据上报时效。

定义的 LIMS 数据传输接口，解决了基于 JAVA 和 PowerBuilder 语言开发的 LIMS 实验室检测数据与国家级数据中心的数据流接口程序的开发难点。实现了典型的 LIMS 实验室检测数据在监测站端选择样品检测报告直接上报国家站数据中心。

根据常用的水质分析报告，依据《地下水质量标准》GB/T 14848—2017、《地表水环境质量标准》GB 3838—2002、《生活饮用水卫生标准》GB 5749—2006，与网上数据上报模板对应，将 Excel 数据上报模板分为：地下水水质分析数据上报模板、地表水水质分析数据上报模板（常规项）、地表水水质分析数据上报模板（非常规项）、出厂水、管网水水质分析数据上报模板（常规项）、出厂水、管网水水质分析数据上报模板（非常规项）。在 5 种模板中，指标的排序依据标准中的顺序。可利用 Excel 自带工具 offset 函数来实现统计报告横、竖排版的水质报表数据与模板导入的联动。

所有导入后数据，均可在上报系统中浏览和按权限维护。

3. 应急监测数据采集与传输技术

2005 年 11 月松花江水污染事件后，为及时掌握突发水污染事件对城市供水水质的影响程度，实现应急监控和检测，部分重点城市供水企业开始着手建设供水水质应急监测设备，如购置并组建车载流动实验室等。但仍然面临一个问题：应急监测数据如何快速上报？

最初的研究思路是，将便携设备检测数据实时通过网络直接上传到指定信息系统。围绕这一思路，收集并分析了 32 种常见的便携设备，总结其数据输出接口以 RS232 为主，达 41%，其次为人工读数，占 34%，计算机专业软件为 19%，USB1.1 接口为 6%。

结合收集的部分国家站便携设备清单，产生了三种可能的应急（移动）检测数据采集与传输系统比选方案：通用便携设备数据采集转换软件模式、数采仪模式、WEB 人工输入模式，经过进一步分析，得出由于各水质检测站便携设备配置具有不确定性，通用的数据转换接收或数采仪模式均受制于通信接口（串口有不同类型的数据格式，每台仪器都得进行针对性开发），类似于一个大型的移动 LIMS 系统，从投入与产出比较，以及考虑到广谱性和实用性，较佳的方法是 WEB 上报。

为此，采用 . NET 和 SQL Server 2005 关系型数据库开发了应急检测数据采集与传输系统。系统设计应急监测数据由供水企业（水司）负责上报，上报内容包括基础信息和实时的动态水质检测信息，支持检测项目为生活饮用水卫生标准和地表水环境质量标准之外的其他污染物指标的数据上报，允许采用其他标准进行超标评价。城市及上级部门可按权限查看。

通过应急监测数据采集与传输技术研究，完成了应急监测数据采集与传输系统开发。系统的功能模块以"水质事故快报"的模块形式应用于国家级和三个示范地的"城市供水水质监测预警系统技术平台"，同时嵌入到全国城市供水管理信息系统 V2.0。

4. 三级水质监控中心网络通信平台构建技术

近年来，国内的部分省、市，流域建立了城市供水水质信息管理系统，为当地政府主管部门实施监管提供了信息化工具，同时，服务于供水企业生产。但缺乏一个完整的网络体系，各地的监测网还没有与国家网实现信息传递，信息共享的水平比较低，信息资源利用效率低。

三级水质监控中心网络通信平台的研究从三级网络框架的顶层设计入手，建立国家、省、市统一用户体系，统一全国水司、水厂的编码规则，支持各级政府按权限实施监管；建立城市供水管理信息系统管理指标体系、建立城市供水水质指标编码等关键编码，为各类接口的开发提供支撑；建立了多信源城市供水水质监控网络框架，提出了网络发展模式：先建立全国城市供水水质监控平台（中心），实现对全国城市包括县城的供水水质监控，为各级政府提供按权限的数据查询，随着各省、市预警系统的建设，逐步建设具有软硬件设施的省、市实体监控中心，发展三级监控网络。

三级水质监控中心网络通信平台建立了三级水质监控中心数据库系统，包括利用 SQL Server 2005 关系型数据库建立的全国城市供水管理信息系统数据库、城市供水水质监测站点空间信息采集系统数据库、城市供水水质在线/便携监测设备信息共享平台数据库；利用 Oracle Berkeley Db 作为平台实时数据库，建立了国家城市供水水质在线监测数据通信管理平台数据库和城市供水水质在线监测信息管理平台数据库。

完成了组网模式研究，省市级监控中心可以根据不同网络条件，在本级系统采用政务外网组网与建立专线相结合，也可以借助公网；与上级系统的链接可以采用 vpn 组网，也可以是数据加密后利用公网组网。

研究了数据传输的相关数据交换接口。对于数据上报（非实时）网，采用 Web Service 分别建立了下级同构系统与异构系统的数据接入上级系统的接口；对于在线监测（实时）数据，采用在每个示范地 SQL Server 机器上安装一个定时上报控制程序，并在控制程序中通过 JDBC 引擎将 SQL Server 中存储的数据读取到计算机内存中，在数据读取到内存后，程序即刻主动发送至国家级数据中心的数据接收器，存入实时数据库系统。

为保证数据安全，三级水质监控网络构建中，在系统的用户登录，采用 MD5 算法进行认证；数据采集传输仪与数据中心之间的数据传输，需对数据采集传输仪通过 MD5 算法进行身份认证；采用 RSA-1024 位的数据加密方式，完成示范地山东、杭州、东莞的上报数据与国家级数据中心的数据传输；在线监测数采仪通信协议中采用了 AES 数据加密技术。

结合示范地的示范应用，编制了《城镇供水管理信息系统技术标准　第 1 部分：基础信息分类与编码规则》（在编）、《城镇供水管理信息系统技术标准　第 2 部分：供水水质指标编码》（在编）、《城市供水水质监控网络的建设发展规划》（建议稿）、《城市供水水质监控网络构建技术和运维指南》（建议稿）。

针对从实验检测点和在线监测点采集的原始水质数据，是离散的数据记录，不成系统，不相关联，难以分析，也难以在监管和预警中发挥作用的问题，进行了基于 GIS 的水质信息空间分析技术的研究。

通过对实验检测点、在线监测点、流域、行政区划、水厂、管网等水质相关要素的空间特性分析和合理分层，运用地理信息系统中的叠置、缓冲、拓扑等多种空间分析工具，获得水质相关要素的空间关联，并构建水质数据空间关联数据集；在空间关联数据集的基础上提供一系列水质空间分析功能（如基于地理位置的时序对比、基于流域的叠置对比、基于生产流程的拓扑对比等），为水质数据交互参照、数据可靠性甄别、水质异常发现提供有力支撑。实现供水系统从源头到水龙头全流程水质信息网络化采集，城市供水实验室检测、在线监测、移动应急监测和其他共享数据等异构系统和异构数据的信息整合，国家/省/市水质信息网络化分级传输和应急状态下越级及时传输（图 12-1）。

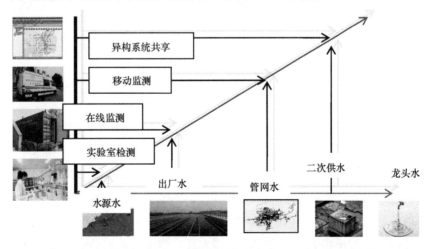

图 12-1　供水系统从源头到水龙头全流程水质信息网络化采集示意图

国家、省、市三级水质信息管理系统及可视化平台采用面向服务的架构进行开发，整合各类信息，提供多种可视化表达方式，提供多维数据分析手段，展示水质信息、分析水质变化趋势、提供应急处置信息化支持。

面向市级主管部门和供水企业服务的市级平台主要是针对城市的水质监测、日常管理等业务，对各项具体业务提供技术支撑。面向省级主管部门的省级平台，侧重于对各个市级平台信息的归纳汇总，为全省的城市宏观监管、效能考核提供决策支持。面向国家级主管部门的国家级平台，功能框架和布局与省级平台类似，但更侧重于对各个省级平台信息的归纳汇总。

12.1.3　技术成果应用

研发的关键技术及城市供水水质数据上报系统 V2.0、国家三级网络在线监测数据通信管理平台 V1.0、城市供水水质在线监测信息管理平台 V1.0、水质监测站点空间信息采集系统 V1.0、供水水质在线便携监测设备信息共享平台 V1.0 等五项应用软件，已集成到"城市供水水质监测预警系统技术平台"并在住建部城市供水水质监测中心、山东省/济南市、杭州市、东莞市的示范建设中得到应用。山东省通过"城市供水水质监测预警系统技术平台"，整合了城市供水、城市排水和城市防汛等涉及供水安全的设施基础信息、数字化地图、水质、水压、水量、水位等信息的共享。杭州市通过"城市供水水质监测预警系统技术平台"，建立了城市供水、环境保护、水利等部门系统有关水源水质和供水水质的信息共享。东莞市通过"城市供水水质监测预警系统技术平台"，建立了城市水务与环境保护部门系统共享东江水源水质监测信息的部门合作机制，建立了政府与供水企业之间水质在线监测设施共建、企业维护、信息共享的政企协作机制。

以生物预警技术为核心的智能化水质安全监测预警系统已在上海、广州、唐山等数十个不同水源地使用，是 2010 年世博会、2011 年亚运会等重大活动中水质安全保障的首选设备，目前市场占有率位居国内首位，成为水质监测领域可与国际品牌竞争的为数不多的国产设备之一。

12.2　水质信息管理系统及可视化技术

12.2.1　技术需求

全国县城以上城镇的供水厂就多达约 4500 个，供水水质信息庞大，不但是供水安全监管的基础信息，而且对于行业决策、行业规划、标准研究、技术发展等潜在应用价值极高。针对目前信息源高度分散，"信息孤岛"现象及"有数据无信息"等突出问题，研究确定与水质数据多级管理相适应的数据库构建方式，建成可扩展的国家级城市供水水质信息数据库，研发国家级、示范地省级和示范地城市的水质信息管理系统及可视化平台并建立关键性标准规范，实现水质数据管理的有序化、数据展示的直观化和数据分析的智能化，为建设"城市供水水质监测预警系统技术平台"提供技术支撑。

12.2.2 关键技术内容

1. 水质信息管理系统及可视化平台构建模式

通过构建模式分析，完成了大、中、小不同规模城市的水质信息管理系统及可视化平台的构建模式，并针对小城市无力建设水质信息系统的情况，提出了构建水质信息管理大平台的模式，为平台在国内的进一步推广和应用进行了有益的探索。建立国家级或者区域级的统一平台，小城市通过网络登入系统进行数据上报和检索，使经济欠发达的城市在不建立自有平台的情况下，也能够接入覆盖全国的水质信息管理系统及可视化平台（表 12-1）。

城市供水水质信息管理系统及可视化平台构建模式　　　　表 12-1

城市类别	数据收集	数据存储	数据共享	功能建设	硬件及网络
大城市或经济发达城市	采用在线自动监测手段与实验室检测结合进行水质监测与数据收集	磁盘阵列存储，历史信息专存于磁带库	共享自来水公司、水厂、水质监测中心、测绘、水文、环保、气象等相关部门数据	在线监测、统计分析、应急处理、日常管理、资源库、系统管理等	配置数据接收、数据上报与查询 Web 服务器、数据库服务器、WEB 应用、GIS 应用等服务器、存储设备、网络环境、及客户端 PC 机
中等城市	少量自动水质监测设备，结合人工采样监测并输入水质信息管理系统	服务器配置大容量硬盘，采用服务器本机存储的方法存储水质数据	共享水司、水厂、水质监测中心、测绘、水文、环保、气象等相关部门数据	在线监测、统计分析、应急处理、日常管理、资源库、系统管理等	一次规划，分步推进，逐步增加服务器、存储设备、网络设备、客户机等硬件设备
小城市或经济欠发达城市	人工采集	可无数据库，水质数据直接存储于上级系统数据库中	完成自身水质信息的上报，并可共享到授权的信息	数据上报、检索、统计	不必专门建设相应的服务器、存储设备和网络设备，只需设置客户机
无力承担平台建设成本的小城市	建立国家级或者区域级的统一平台，小城市通过网络登入系统进行数据上报和检索，使经济欠发达的城市在不建立自有平台的情况下，也能够接入覆盖全国的水质信息管理系统及可视化平台				

2. 基于时空关系模型的水质数据存储技术

针对实验检测与在线监测水质数据采集频率不一致，空间位置相分离，两类数据形成信息孤岛，不能满足水质监测管理业务对两类数据的整合使用的需求，进行了基于时空关系模型的水质数据存储技术的研究。

研究了不同类型的水质数据样本，按照水样类别、数据来源、检测标准和水质数据集等进行分类，提取各类样本共性，确定水质数据结构与约束关系，构建水质数据模型。

通过将实验室检测数据与在线监测数据的时间特征按照时间节点、时间频率等进行划分，空间特征按照空间坐标、地域、流域等进行划分，梳理两类水质数据时间、空间上的对应关系，建立低频实验室检测数据与高频在线监测数据的时间相关性，以及实验室采样点与在线监测点的空间相关性，构建了水质数据时空关系模型，表达水质数据自身的时空特性、实验室检测数据与在线监测数据之间的时空相关性（图 12-2、图 12-3）。研究了海量数据分区储存方案（图 12-4），建立数据分区索引检索策略，实现了水质数据时空关系的数据库存储。

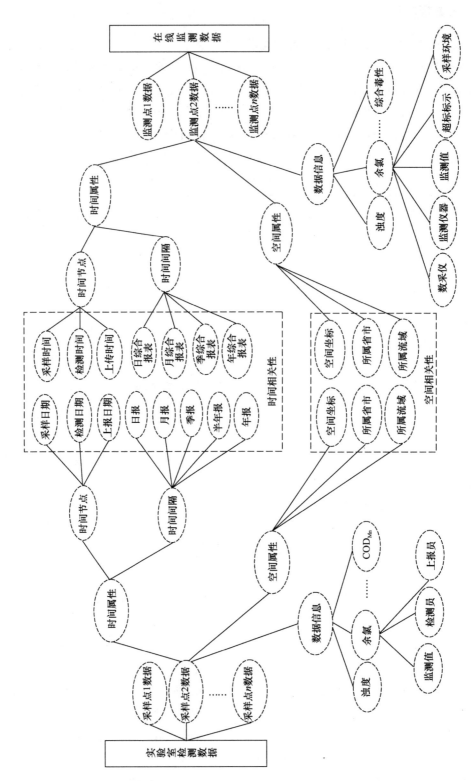

图 12-2 对时间序列数据建立空间对应关系

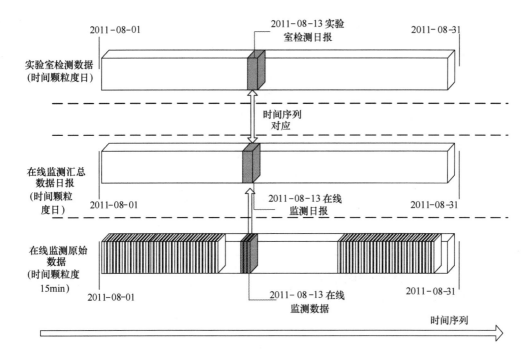

图 12-3　在空间关系基础上建立时间关系映射

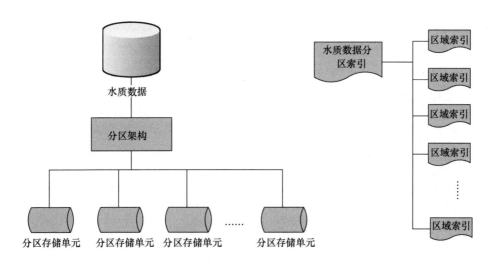

图 12-4　时空数据按时间字段物理分区存储

3. 基于数据融合的辅助决策支持技术

针对实验室检测和在线监测水质数据缺乏可靠性检测手段，两类水质数据孤立零散，导致水质数据监测业务信息检索和统计困难的问题，进行了基于数据融合的辅助决策支持技术研究。

对在线监测与实验室检测数据通过邻近空间特征进行比对，捕捉数据的异常波动及异常值，基于数据规则甄别数据的准确性，完成数据校核（图 12-5）。

按供水生产流程（原水、出厂水、管网水），将不同采样频率、不同采样点、不同检

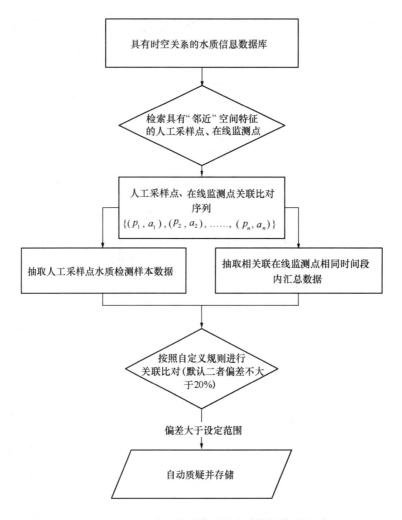

图 12-5 基于时空关系模型的水质数据关联比对

测方式中的孤立水质数据建立关联性，实现取水、输水、配送各环节的追踪分析（图 12-6）；按时间序列，分析同一监测点不同时段的关联性指标变化情况、同一时间段不同监测点水质数据指标变化情况，找出水质数据的变化规律和水质异常信息；按国家、省、市不同管理层级的监管要求，将在线监测数据、实验室检测数据、空间数据、水质相关数据逐级抽取、汇总。

实现了面向生产流程、时间序列和管理层级等三类水质数据的信息检索和统计，并采用模糊检索、水质统计报表定制、水质信息可视化、大屏幕展现等技术手段，从不同视角和维度分析展示水质数据现状及变化规律，为水质信息日常监管辅助决策、应急处置辅助决策提供支持。

4. 基于加权计算的水质综合分析评价技术

针对当前贯通国家、省、市三级的城市供水水质管理效能的统一综合评价体系尚未形成，不利于政府部门有效监管水质管理状况的问题，进行了基于加权计算的水质综合分析

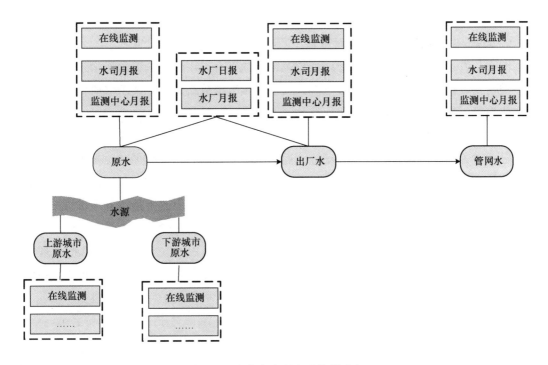

图 12-6　生产全流程水质数据融合

评价技术的研究。

首先重点研究了在线监测水质综合合格率的加权计算方法。通过分析山东省及济南市（引黄水）、东莞市（东江）、杭州市（钱塘江）等示范地水质特点，对在线监测涉及的各项水质指标，按照原水、出厂水和管网水的不同类别赋予不同的权重，得到综合评分。

在此基础上，设计了完整的城市供水水质管理效能综合评价体系，并给出了加权计算模型。通过调研不同城市水质信息管理情况，选定水质上报情况、实验室水质合格率、在线监测水质合格率、水质事故情况等四个指标，作为城市供水水质管理效能评价因子。根据大、中、小等不同类型城市水质管理能力的差异，为各评价因子赋予相应的权重，并基于加权计算的方法，得到城市供水水质管理效能评价分值，从而实现对城市供水水质管理效能的综合评价。

5. 基于 GIS 的水质信息空间分析技术

针对从实验检测点和在线监测点采集的原始水质数据，是离散的数据记录，不成系统，不相关联，难以分析，也难以在监管和预警中发挥作用的问题，进行了基于 GIS 的水质信息空间分析技术的研究。

通过对实验检测点、在线监测点、流域、行政区划、水厂、管网等水质相关要素的空间特性进行分析和合理分层，运用地理信息系统中的叠置、缓冲、拓扑等多种空间分析工具，获得水质相关要素的空间关联，并构建水质数据空间关联数据集；在空间关联数据集的基础上提供一系列水质空间分析功能（如基于地理位置的时序对比、基于流域的叠置对比、基于生产流程的拓扑对比等），为水质数据交互参照、数据可靠性甄别、水质异常发现提供有力支撑。

6. 国家/省/市三级水质信息管理系统及可视化平台

国家、省、市三级水质信息管理系统及可视化平台采用面向服务的架构进行开发，整合各类信息，提供多种可视化表达方式，提供多维数据分析手段，展示水质信息、分析水质变化趋势、提供应急处置信息化支持。

面向市级主管部门和供水企业服务的市级平台主要是针对城市的水质监测、日常管理等业务，对各项具体业务提供技术支撑。面向省级主管部门的省级平台，侧重于对各个市级平台信息的归纳汇总，为全省的城市宏观监管、效能考核提供决策支持。面向国家级主管部门的国家级平台，功能框架和布局与省级平台类似，但更侧重于对各个省级平台信息的归纳汇总。

结合应用示范建设，研发了城市供水管理信息系统 V2.0、供水水质信息管理系统——城市级 V1.0、供水水质信息管理系统——省级 V 1.0 等三项应用软件并实现系统集成，研究编制了《城镇供水管理信息系统　第 4 部分：可视化平台结构和数据要求》。

12.2.3　技术成果应用

研发的关键技术及城市供水管理信息系统 V2.0、供水水质信息管理系统——城市级 V1.0、供水水质信息管理系统——省级 V 1.0 等三项应用软件，已集成到"城市供水水质监测预警系统技术平台"并在住建部城市供水水质监测中心、山东省/济南市、杭州市、东莞市的示范建设中得到应用。

12.3　水质监测预警系统技术平台建设

12.3.1　技术需求

针对我国饮用水水质数据"信息孤岛"现象普遍、信息管理方式落后、缺乏水质预警技术等问题，项目以三级水质监测网络构建、水质信息管理系统及可视化、水质安全评价及预警等三项关键技术为核心，集成污染物快速筛选及应急监测技术、督察的现场快速检测技术、水厂应急净水关键技术、应急净水材料设备储备信息、城市供水应急案例库等信息支持资源，以及水质监测网络、数据处理中心、专业技术队伍等平台实体和现代 IT 技术、物联网技术等应用技术，构建了国家/省/市三级"城市供水水质监测预警系统技术平台"。

平台目前已经具备如下 6 项基本功能：①供水系统从源头到龙头全流程水质信息网络化采集；②城市供水水质在线监测、实验室检测、移动应急检测等多信源异构水质数据整合；③城市—省—国家三级水质信息网络化分级传输与信息管理；④对藻类、COD_{Mn}、氨氮、石油类、综合毒性、锰、氰化物、氯化物（咸潮）、余氯、浑浊度等 23 项水质指标（参数）的预警报警；⑤针对突发性污染的 900 多个应急案例、应急净化技术、应急监测方法等资源支持；⑥水质报表生成、水质专题分析等城镇供水水质管理日常支持等功能。从总体上，平台可以覆盖全国城镇，能够支撑从中央到地方各级政府的城镇供水水质安全日常监管和应急处理工作，并可为行业专项规划、行业技术发展等提供专题决策信息。

12.3.2　平台结构与功能

1. 平台顶层设计

全国城镇供水水质监测预警系统技术平台，按照国家、省、市三级构建，自下而上分级传输水质信息及供水基础信息，自上而下提供公共信息资源支持。根据应急等工作需要，可以实现信息越级扁平化传输。

平台基本功能包括：基础信息采集、信息管理、水质预警、应急处理、水质督察、决策支持等，应用功能按照模块化设计和集成，并应在开发环境、数据库等方面保障功能可扩展（图 12-7）。

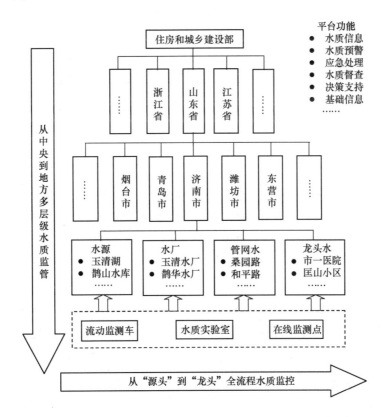

图 12-7　"城市供水水质监测预警系统技术平台"功能设计示意图

平台集成技术路线：以满足供水安全管理业务功能为导向，重点进行平台构建技术集成，并集成监测技术、管理技术、IT 技术、物联网技术等应用技术（图 12-8。）

2. 平台技术集成

平台以集成项目的三级水质监测网络构建、水质信息管理系统及可视化、水质安全评价及预警等三项关键技术为主，同时集成了水厂应急净化、供水系统规划调控、水质督察

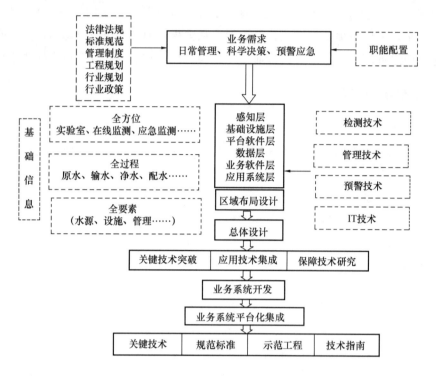

图 12-8　平台技术集成逻辑图

等部分关键技术，并集成应用了现代 IT 技术、物联网技术和管理科学。

（1）三级水质监测网络构建技术集成。集成在线监测信息采集与传输技术、实验室检测数据可定制自动导出导入技术、应急监测数据采集与传输技术、三级水质监控中心网络通信平台构建技术，实现供水系统从源头到龙头全流程水质信息网络化采集，城市供水实验室检测、在线监测、移动应急监测和其他共享数据等异构系统和异构数据的信息整合，国家/省/市水质信息网络化分级传输和应急状态下越级及时传输，并通过身份进行认证和数据加密为数据安全提供了技术保障。

（2）水质信息管理系统及可视化技术集成。集成基于时空关系模型的水质数据存储技术、基于数据融合的辅助决策支持技术、基于 GIS 的水质信息空间分析技术，形成可扩展的供水水质数据库和可视化分析展示平台，为逐步扩充平台的业务功能、实现数据共享、支持水质管理业务和进一步提取信息价值等提供了技术保障。

（3）水质安全评价及预警技术集成。集成饮用水全流程水质安全评价及预警关键技术、突发性水质污染事故模拟服务系统和饮用水水质在线监测预警装备，采用数学模型、应急预案、在线监测等多种技术途径，实现典型渐变性和突发性原水水质污染预警技术，支持水质污染事故仿真模拟。目前，具备藻类、COD_{Mn}、氨氮、石油类、综合毒性、锰、氰化物、氯化物（咸潮）、余氯、浑浊度等 23 项水质指标（参数）的预警报警功能，随着时空数据积累和在线监测技术发展，在技术上具有对约 80 项水质指标的预警报警功能的可行性。

（4）其他技术相关集成。平台集成了包括国内外900多个突发性污染事故案例的"案例库"，其中含有应急监测、应急处理等相关支持信息；污染物快速筛查技术、应急监测方法、应急净化处理技术、应急物资储备等应急资源支持信息；水质督察业务、应急处理过程支持等功能，可对全国和地方的城市供水水质督察工作提供业务支撑。其中，污染物快速筛查技术可实现对40多种污染物的快速筛查，应急监测方法可对30种污染物在40min内完成应急监测。

3. 平台建设运行支撑体系

（1）水质信息采集传输网络。平台依托水质实验室、水质在线监测设备、移动式水质监测设备、数字采集仪、网络数据处理装置系统、互联网、信息专线，集成了实验室检测数据、水质在线监测数据、移动监测数据和其他共享数据，并实现了国家、省、市分级安全传输。

（2）数据处理中心和可视化平台。依托示范应用平台，在住建部城市供水水质监测中心、山东省、济南市、东莞市分别示范建设了国家、省、市三级城市供水水质数据处理中心和可视化平台，支持了城市供水行业主管部门水质安全管理日常工作和城市供水预警管理。

（3）应用软件。水管理信息系统V2.0、城市供水水质上报系统V2.0、国家城市供水水质在线监测数据通信管理平台V1.0等水质信息采集与传输应用软件6项。城市供水水质信息管理应用软件2项。藻类水华智能预警模型软件V1.0、渐变性水源水质预测系统V1.0、城市饮用水水质预警系统V1.0等水质预警应用软件17项。在线综合毒性仪GR8800MC运动控制软件-Ver1.02、在线综合毒性仪GR8800LC光子采集-Ver1.02等水质检测设备智能化应用软件3项。

（4）标准规范。《城镇供水水质标准检验方法》CJ/T 141—2018、《城市供水水质在线监测技术标准》CJJ/T 271—2017等有关供水水质监测的行业标准2部。《城镇供水管理信息系统　第1部分：基础信息分类与编码规则》、《城镇供水管理信息系统　第2部分：供水水质指标编码》等有关城市供水水质信息化管理的行业技术标准4部。

（5）技术指南。《城市供水水质督察技术指南》、《城市供水水质监控网络构建和运维技术指南》、《城市饮用水水质安全评价技术指南》、《城市供水应急监测方法指南》、《城市供水系统应急净水技术导则》、《城市供水特征污染物监测技术指南》等有关水质监管、监测网络构建、水质预警、应急监测、应急处理的技术指南6部。

12.4 技 术 成 果 应 用

12.4.1 国家级平台

在住建部城市供水水质监测中心建成国家级城市供水水质监测预警系统技术平台，实现了对国家城市供水水质监测网国家站所在41个城市供水水质信息的远程上报和信息化管理，成为住建部实施全国城市供水水质督察、35 个重点城市（直辖市、计划单列市、省会城市）的水质公报和相关水质管理工作的技术平台。

12.4.2 省、市级应用示范平台

（1）山东省/济南市"城市供水水质监测预警系统技术平台"，除对饮用水 pH 值、温度、电导率、总磷、总氮实施日常监控外，还实现了对浑浊度、氨氮、高锰酸盐指数、溶解氧、总有机碳、生物毒性、综合毒性、石油类、绿藻、蓝藻、硅藻、隐藻、叶绿素 a 等 13 种水质指标（参数）的预警。

（2）杭州市"城市供水水质监测预警系统技术平台"，除对饮用水 pH 值、温度、电导率、总磷、总氮实施日常监控外，还实现了对浑浊度、氨氮、高锰酸盐指数、溶解氧、总有机碳、生物毒性、综合毒性、石油类、绿藻、蓝藻、硅藻、隐藻、叶绿素 a、UV_{254}、氟化物、铅、铁、锰、铬（六价）、镉等 20 种水质指标（参数）的预警。

（3）东莞市"城市供水水质监测预警系统技术平台"，除对饮用水 pH 值、温度、电导率、总磷、总氮实施日常监控外，还实现了对浑浊度、氨氮、高锰酸盐指数、溶解氧、总有机碳、生物毒性、综合毒性、石油类、绿藻、蓝藻、硅藻、隐藻、叶绿素 a、UV_{254}、氟化物、铅、铁、锰、铬（六价）、镉、铜、锌、咸潮（氯化物）等 23 种水质指标（参数）的预警。

此外，与平台建设相关的"三级水质监测网络构建技术"在江苏省推广应用，实现了全省城市供水企业实验室水质检测数据即时上报。

第四篇 饮用水安全保障材料与设备产业化

第13章 水质监测材料与设备

13.1 供水水质检测用标准物质

13.1.1 研发背景

针对《生活饮用水卫生标准》GB 5749—2006 中非常规的 64 项水质指标的检测需求和国内现有水质检测用标准物质品种不全、组分单一等问题，亟须从特殊有机污染物入手，突破标准样品合成、提纯、配制、定值和稳定等关键技术，重点解决微囊藻毒素-LR、土臭素、2-甲基异莰醇、氯乙烯等核心物质的合成、提纯的关键难题。

13.1.2 关键技术及产品性能

1. 2-甲基异莰醇的合成制备技术

通过有机合成的方法人工合成了 2-甲基异莰醇，使用新型的碘甲基格氏试剂的方法，用 D-樟脑为原料，创新性地采用一锅法制备格氏试剂和产物 2-甲基异莰醇的工艺路线，攻克了以往所用的试剂制备难、危险大、产率底、成本高的难题。2-甲基异莰醇的纯化方法采用了新颖的硅胶柱色谱纯化，其中硅胶柱色谱采用二氯甲烷/石油醚 1∶1～50 梯度洗脱的方法，经过对试验条件的反复摸索、优化，研发出了产业化合成 2-甲基异莰醇的最优化反应条件和纯化方法（图 13-1）。累计投入了 2kg 主要原料 D-樟脑，通过用乙醚制备的甲基格氏试剂与 D-樟脑反应的方法，经过多个批次的反应，最终成功制备了 6g 纯度大于 99％的 2-甲基异莰醇。

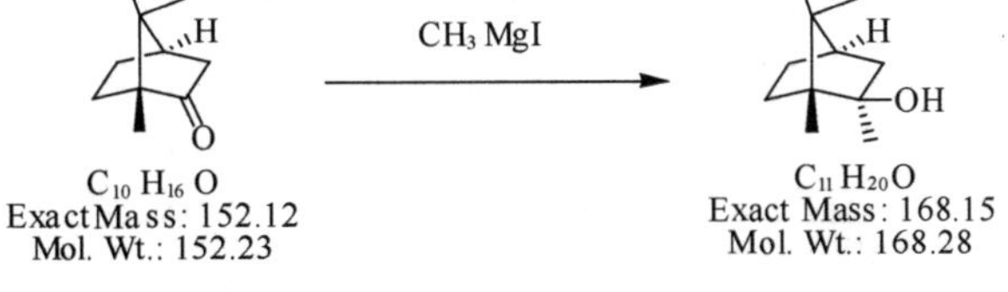

$C_{10}H_{16}O$
ExactMass: 152.12
Mol. Wt.: 152.23

CH_3MgI

$C_{11}H_{20}O$
Exact Mass: 168.15
Mol. Wt.: 168.28

图 13-1 2-甲基异莰醇的合成制备技术路线图

2. 土臭素的合成制备技术（图 13-2）

从 2-甲基环己酮 1′为起始原料出发，首先与（R)-α-苯乙胺作氨化反应生成 2 -甲基

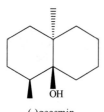

(-)geosmin

图 13-2　土臭素的
结构图

环己亚胺 2′，亚胺 2′ 与戊烯酮发生取代反应生成戊基酮取代的亚胺 3′，在酸性条件下将亚胺 3′ 的苯乙基脱去生成环己酮衍生物 4′，碱性条件下分子内关环生成化合物 α，β 不饱和环己酮衍生物 5′。化合物 5′ 经还原、保护、环氧化、去保护、脱羟基等反应生成最终的目标化合物 11——土臭素（图 13-3）。

通过对反应条件反复优化，提高了关键步骤产率，尤其是最后一步反应的产率提高更是一个重点突破。同时选择了（R)-α-苯乙胺作为手性合成的试剂用于手性的控制，提高了手性纯度。利用该技术已经合成获得了原料，通过多次常规色谱柱分离并结合手性色谱柱分离等方法进行纯化，最终获得了满足标准物质研制需求的土臭素纯品（纯度大于 99％）。该合成技术在国内是首次进行。

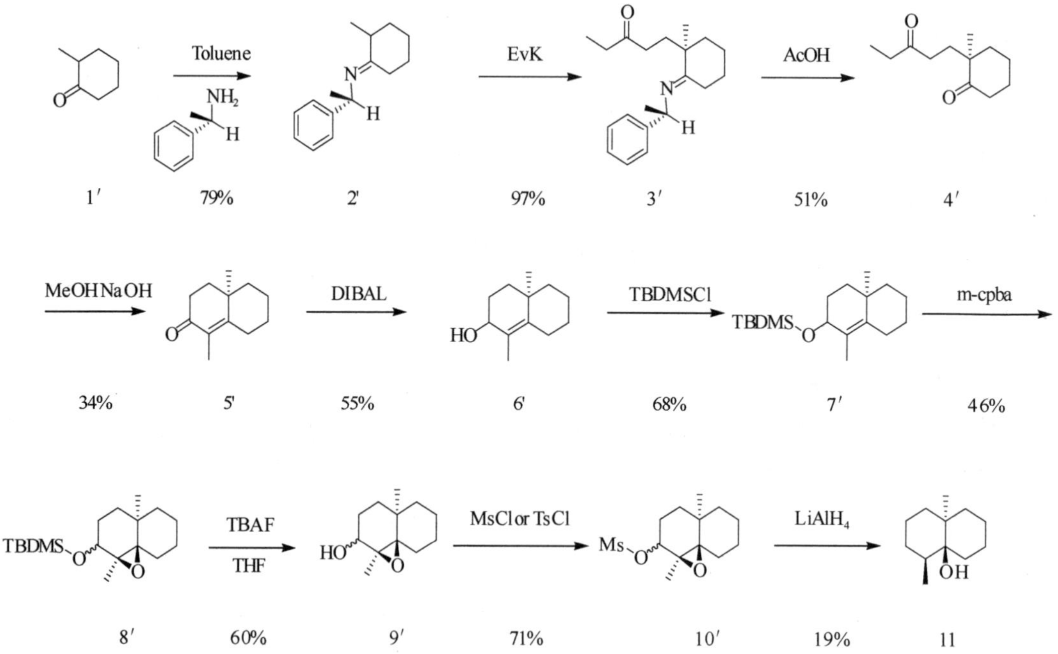

图 13-3　土臭素（Geosmin）合成路线及各步骤平均收率

3. 研发的主要产品

共研发了 21 种（58 个特征量）饮用水水质检测标准样品，见表 13-1。

饮用水水质检测标准样品简表　　　　　　　　　　　表 13-1

序号	标准物质名称	组分数
1	土臭素溶液标准物质	1 种
2	二甲基异莰醇溶液标准物质	1 种
3	土臭素和二甲基异莰醇混合溶液	2 种
4	二氯乙酸纯度标准物质	1 种
5	三氯乙酸纯度标准物质	1 种

续表

序号	标准物质名称	组分数
6	二氯乙酸和三氯乙酸混合溶液	2 种
7	氯乙烯溶液标准物质	1 种
8	草甘膦纯度标准物质	1 种
9	灭草松纯度标准物质	1 种
10	呋喃丹纯度标准物质	1 种
11	环氧氯丙烷纯度标准物质	1 种
12	环氧氯丙烷溶液标准物质	1 种
13	甲醇中 8 种有机氯混合溶液	8 种
14	异辛烷中 8 种有机氯混合溶液	8 种
15	三卤甲烷混合溶液标准物质	4 种
16	卤代烃混合溶液标准物质	5 种
17	卤代烃混合溶液标准物质	2 种
18	六种酚系物混合溶液标准物质	6 种
19	三种酚系物混合溶液标准物质	3 种
20	七种苯系物混合溶液标准物质	7 种
21	微囊藻毒素-LR 溶液标准物质	1 种

13.1.3　推广应用情况

将研制的四个系列、八种混合溶液、43 个特性量的溶液标准物质发放给国家和地方城市供水水质监测网中的 10 个重点城市监测站（北京站、西安站、济南站、重庆站、哈尔滨站、深圳站、无锡站、厦门站、郑州站、武汉站）进行试用，各实验室分别采用不同的分析方法进行测试，其结果据知大多数都在预期的不确定度范围内，证明了课题研制的 8 个系列的混合溶液标准物质适用于水质检测，满足国标的要求。协助卫生部及中国 CDC 组织完成了"中国 CDC 系统地市及以上检测实验室饮用水考核"，提供溯源技术与考核样品，其中包括本课题研制的三个系列的有机物混合溶液——有机氯混合溶液、苯系物和卤代烃混合溶液，共涉及 7 个组分，2 个浓度水平，共有 32 家实验室参加，最后经过结果统计分析可知，32 家测量结果的平均值和中位值与样品的标准参考值基本一致，证明了所提供样品的可靠性。

13.2　台式和在线颗粒物计数仪

13.2.1　基本原理

颗粒物计数仪是城市供水系统过程监控、制水工艺优化、"两虫"风险控制的重要监测设备，在供水及相关行业中具有广阔的应用前景。采用激光光束垂直入射被检测的液体，由于颗粒物通过时会阻挡光束，产生光强的变化及电脉冲信号，通过测量光强度大小及脉冲信号的多少达到检测颗粒物粒径和数量的目的。

13.2.2 关键技术及产品性能

1. 颗粒检测装置的低耦光机设计技术

由于国内加工水平低，无法满足原设计的要求，加工的成品率低。本设计的特点在于通过低耦光机设计，增加调试自由度，使加工成品率由30％提高至85％以上（图13-4）。

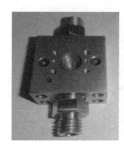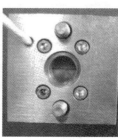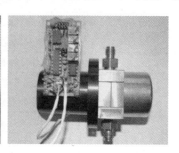

图13-4 狭缝整体实物图

2. 高信噪比信号放大技术

系统由于合理的 PCB 布局，并且采用纹波极小电源供电以及高性能静噪滤波器，极大地降低了系统的噪声水平。在信号处理上采用了 Butterworth 滤波、输出钳位等技术，系统在提高增益的同时，依然能保证信号的稳定性。最终使得系统的信噪比超过了 3：1。高信噪比能大大提高采样 $1.5\mu m$ 颗粒对应的颗粒信号的准确性和系统计数的稳定性。其中，$1.5\mu m$ 计数率由60％增加至98％，$2\mu m$ 计数率由98％增加至99.9％。

3. 研发的主要产品

经过引进、消化、吸收，自主研发出在线颗粒物分析仪，性能特点：大屏幕显示全部颗粒物数据和流量；采用特殊堰管装置，稳定流量；外置激光传感器，便于清洁维护；丰富的通信资源：RS232/RS485，ModBus 通信协议 4～20mA 通信；全封闭密闭结构设计，有效防潮；分辨率达 $2\mu m$ 以下；八通道可编程粒径范围（图13-5）。

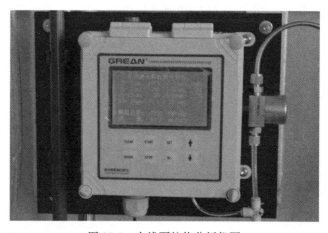

图13-5 在线颗粒物分析仪图

台式颗粒物分析仪采用与在线颗粒物分析仪相类似的架构，性能特点：大屏幕显示全部颗粒物数据和流量；采用无刷电机精密控制流量，噪声干扰小，系统工作稳定；水路、电路完全隔开，有效增强仪器使用寿命；4200mAh 容量锂电池辅助供电，便于野外长时间连续工作；分辨率达 $2\mu m$ 以下；八通道可编程粒径范围（图 13-6）。

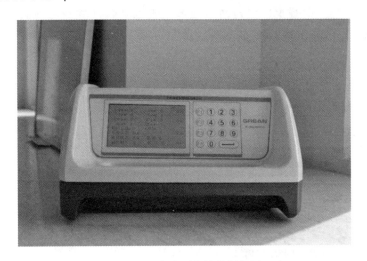

图 13-6　台式颗粒物分析仪图

2012 年，颗粒计数仪被科技部、环保部、商务部、国家质检总局四部委联合评为国家重点新产品（图 13-7）。

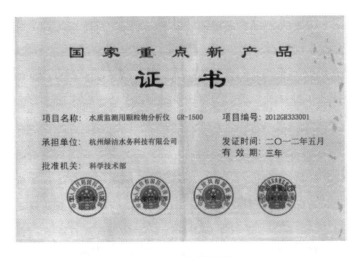

图 13-7　产品证书

13.2.3　推广应用情况

本产品自 2010 年研发成功后已有 300 多台在采用各种水处理工艺的水厂及不同行业的水处理单位使用，如深度处理工艺的杭州南星水厂、绍兴宋六陵水厂、北京九水厂，膜处理工艺的东营水厂，传统工艺的萧山三水厂、富阳水厂以及东莞六水厂，石化行业、市政管网二次供水行业、大专院校科研机构等。

杭州南星水厂通过监测颗粒物的粒径和数量指标，进行了延长滤池反冲洗时间的工艺优化试验。测试结果显示：在保证对滤池的使用效率没有影响的前提下，可将原来每48h进行一次反冲洗的时间延长至56h，这样一年可以减少25次反冲洗，能节约大量电力和反冲洗用水、试剂等。东营水厂通过监测滤池出水颗粒物的变化能及时发现膜组件的穿透、拉丝等故障。

13.3　基于发光菌的生物毒性监测设备

13.3.1　基本原理

本技术采用ISO 11348的标准方法，通过检测发光菌（费希尔弧菌）和被测水样反应时的发光强度变化实现对被测水样的毒性监测。水样毒性的强弱，可以通过光线变弱的程度与无毒对照空白实验的比较来表征。

13.3.2　关键技术及产品性能

基于发光菌的生物毒性监测设备研发的关键技术包括低温恒温和磁力搅拌模块的实现、取样机械臂设计及自动化检测模块的实现、发光细菌活性控制的研究及光子计数技术的实现，以及数据采集、分析、传输和后台实时在线监测系统的开发及综合毒性计算和预警算法的实现。

研发的主要产品：

设备由采水单元、检测单元、数据分析单元、显示单元、通信单元等几部分组成。采水单元主要是采集水样和空白标样，检测单元主要是发光菌与水样、标样反应并收集光信号转换成的电信号，数据分析单元主要是进行数据整理并分析、比对，显示单元主要是显示检测结果、技术参数和操作界面，通信单元主要是将检测数据上传到监测中心(图13-8)。

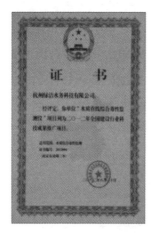
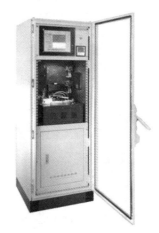

图13-8　基于发光菌的生物毒性监测设备

13.3.3 推广应用情况

在线综合毒性监测仪在地表水、自来水厂水源取水口等地已有 50 多台的实际应用，如国家和地方城市供水水质监测网中心站（济南、成都、东莞等地）、浙江省地表水水质自动监测站（富阳渔山站、湖州新塘港站、嘉兴王江泾站等），通过连续不间断监测水质生物毒性指标达到日常水质监管和饮用水水源安全预警的目的。

该设备由浙江省环境保护科学设计研究院在湖州新塘港水质自动监测站试用，两年多的数据对比和硬件测试表明，毒性指标测试可以在 5～30min 内完成，能保证对水质毒性变化进行快速、连续的表征，仪器工作正常，稳定性好，反应灵敏，是性能良好、经济适用的水质应急监测与早期预警系统。

13.4 智能化多参数水质在线监测设备

13.4.1 基本原理

基于小体积湿法化学分析在线检测技术、无汞电化学分析技术和多参数智能解析技术等，开发出集成水质常规理化分析模块、特征污染因子分析模块和生物在线分析模块的智能化多参数水质在线监测平台。其中，常规理化分析涉及水质常规综合参数（pH 值、电导率、浊度、溶解氧和温度）和常规污染因子（COD、氨氮），主要反映水质内源性变化及受污染的程度；特征污染因子分析涵盖重金属（铅、镉、铜、锌、汞、砷等）、挥发酚、氰化物、藻类、特殊有机物等 10 余种监测因子，用于监测水质污染的主要问题来源；生物在线分析可以实现水质综合毒性评估，在水质安全预警中起到关键性作用。

13.4.2 关键技术及产品性能

1. 小体积湿法化学分析在线检测技术

小体积湿法化学分析在线检测平台由双向精确定量泵、储液环、微通道多流路选择阀和反应检测单元构成，其中储液环的一端与定量泵连通，另外一端与微通道多流路选择阀的公共通道连通，微通道多流路选择阀的其余通道分别与待分析样品、化学试剂、空气、检测室以及废液通道连通。该平台以微通道多流路选择阀作为试剂和样品流路的切换控制器件，以双向精确定量泵作为样品和试剂的输送和定量器件，同时结合紫外/可见光纤光谱等检测技术，可以满足水质在线分析的需要。该平台集成化程度高、检测准确（误差 ±3%）、重复性好（误差 ±2%），并且试剂用量少（一次分析只消耗 5mL 试剂，相当于常规设备的 1/10～1/5），维护周期长（图 13-9）。

2. 无汞电化学分析技术

采用环境友好的 Bi 膜电极代替传统的汞膜电极，结合同位镀膜技术，保证了检测模

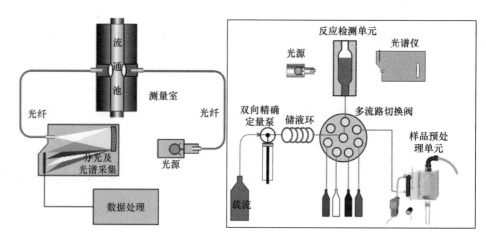

图 13-9 分析平台示意图

块具有与汞膜电极技术相当的灵敏度而无汞二次污染风险。此外，检测模块引入电极在线清洗技术、电极"钝化"自检测和电极"自活化"等技术，有效克服了水样中有机物对电极的污染，提高了电极稳定性，延长了电极响应的稳定性，在水源水检测应用中电极维护周期延长至一个月以上。

3. 以生物毒性为基础的水质多参数智能解析技术

以污染物响应指纹数据库、污染物的生物行为变化规律以及剂量—反应时间关系为基础，结合水质特征污染参数在线监测信息，构建了智能化多参数水质在线监测系统，实现了水质多参数综合评估。通过综合污染信息的获取和分析，既可掌握典型污染物的浓度信息，又可判断污染物的综合效应，还可以结合综合响应信息初步捕获和判别未知污染物信息，实现了生物监测技术与理化监测技术的综合应用。

4. 智能化多参数水质在线监测系统构建技术

由水质安全在线生物预警模块和水质在线多参数理化分析模块构成，其中多参数理化分析包括水质常规综合参数（pH 值、电导率、浊度、溶解氧和温度）和特征污染物参数（铅、镉、铜、锌、汞、砷、挥发酚、氰化物、氨氮、亚硝酸盐、藻类）。水质特征污染参数用于在线监测已识别的、发生频率高、毒性大的典型污染物；在线生物预警模块首先用于识别水体的综合毒性水平，解决了以往多种低浓度污染物的协同效应毒性不能识别的问题，并进行污染事件毒性程度的报警提示。同时，在线生物预警与常规水质综合参数构成一个智能监测模块，依据内置的污染物指纹搜索数据库，实现饮用水主要污染物的智能化识别和解析（图 13-10）。

研发的主要产品：

研制了化学需氧量/氨氮/氰化物/挥发酚/硝酸盐氮等光度监测模块、铅镉/铅镉铜锌/汞/砷等重金属电化学监测模块、有机磷和氨基甲酸酯类的农残监测模块、藻类荧光监测模块等和 11 种水质在线检测模块，优化了常规五参数在线监测模块以及生物在线预警模块等，开发了水质在线监控预警信息系统，成功实现了智能化多参数水质在线监测系统的

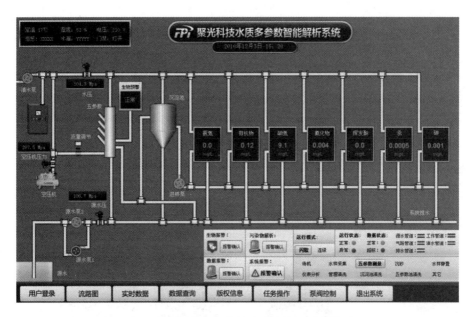

图 13-10　智能化多参数水质在线监测系统图

集成与应用。该系统可同时在线测量 17 种以上的污染物质或污染指标，如五参数、COD、氨氮、氰化物、挥发酚、硝酸盐氮、重金属（铅、镉、铜、锌、汞、砷）、农药、藻类、生物毒性等，实现了多种理化参数和生物综合毒性预警，可有效进行饮用水水质综合判断和预警报警，并判断污染物种类和预测影响范围，为我国饮用水安全保障提供了先进的技术支撑（图 13-11、表 13-2）。

智能化水质多参数在线监测系统配置表　　　　　　　　　　　　表 13-2

仪器名称	仪表类型	仪表型号	监测原理	配置方式
pH 值在线分析模块	常规五参数 （理化因子）	—	电极法	必配
电导率在线分析模块		—	电极法	
溶解氧在线分析模块		—	膜电极法	
浊度/悬浮物在线分析模块		—	红外光透射与散射法	
温度在线监测模块		—	—	
生物毒性早期预警系统	综合毒性参数 （生物因子）	BEWs	鱼法	选配
有机物在线分析模块	特征污染参数 （理化因子）	SWA-2000（UV-COD）	紫外全谱法	
硝酸盐氮在线分析模块		SWA-2000（NO_3-N）	紫外全谱法	
氨氮在线分析模块		NH_3-N-2000	水杨酸比色法	
挥发酚在线分析模块		SIA-2000（VPC）	4-氨基安替比林法	
氰化物在线分析模块		SIA-2000（CN）	异烟酸—巴比妥酸法	
金属离子在线分析模块		HMA-2000-重金属	阳极溶出法	
藻类在线分析模块		—	荧光法	
有机磷农药在线分析模块		—	质谱法	

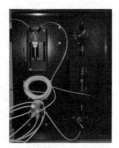 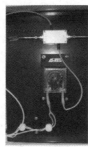 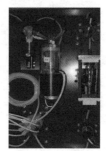

COD、硝酸盐氮检测模块　　　氨氮、氰化物、挥　　　铅/镉、铅/镉/铜/锌、
　　　　　　　　　　　　　　发酚检测模块　　　　　汞、砷检测模块

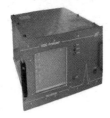 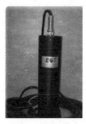 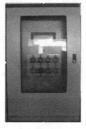 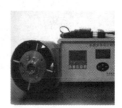

农残检测模块　　　藻类荧光检测模块　　　生物在线预警模块　　　常规五参数在线分析模块

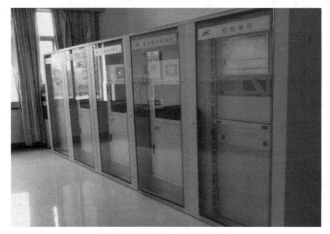

智能化多参数水质在线监测系统

图 13-11　研制模块及系统实物图

13.4.3 推广应用情况

2010 年，项目研制的智能化多参数水质在线监测系统在天津经济技术开发区东区自来水厂取水口对水源水质进行在线监测示范应用。该系统主要对自来水厂入水水质进行监控，测量的参数包括综合五参数、氨氮、总磷、总氮、总有机碳、高锰酸盐指数、生物毒性预警、叶绿素 a（藻类）等。整个系统安装、调试完成后一直稳定运行，实现了水质实时在线监测和水质污染情况的有效识别，持续运行至今。

13.5　免化学试剂在线水质检测设备

13.5.1　基本原理

研发微型小功率紫外光源的脉冲调制技术、酪氨酸酶修饰金刚石薄膜电极传感技术等，集成式免试剂、易维护的在线水质监测仪器及水质监测预警系统，避免了有毒有害化学试剂存在的二次污染风险。

13.5.2　关键技术及产品性能

1. 微型小功率紫外光源的脉冲调制技术

通过微型小功率紫外光源脉冲调制技术进行设计，研制了脉冲高压模块，主要由脉冲高压氙灯及驱动氙灯工作的高压电源组成，采用微型小功率紫外光源脉冲调制技术，保证了光源稳定性与寿命（光源稳定时间 3 个月，寿命 10 年）。高压电源的设计满足高压氙灯的工作需要，产生 1000V 的高压，稳定性好，能够输出频率为 100Hz 的高压方波。

2. 酪氨酸酶修饰金刚石薄膜电极传感技术

使用硼掺杂金刚石薄膜作为电极基底有利于保持酪氨酸活性、降低背景电流，从而得到较高的信噪比和较长的电极寿命；采用共价键结合固定法使酪氨酸酶分子在电极表面实现大量及稳定的固定；在酚类修饰电极的制备过程中，加入纳米粒子，放大电信号，提高导电性。

3. 研发的主要产品

免化学试剂在线水质检测系统的构成单元为紫外吸收（UV）在线分析仪、硝酸盐氮在线分析仪、紫外可见扫描式多参数在线分析仪、浊度在线分析仪、叶绿素在线原位分析仪、水中油在线原位分析仪、水质挥发酚自动监测仪、水质氰化物自动监测仪、水质挥发性有机物自动监测仪、藻活性在线分析仪（图 13-12～图 13-14）。其中，紫外吸收（UV）在线分析仪、硝酸盐氮在线分析仪、紫外可见扫描式多参数在线分析仪、浊度在线分析仪以紫外吸收光谱特性响应水中有机污染物、无机污染物；水中油在线原位分析仪、水质挥发酚自动监测仪以激发光谱与发射光谱特性响应水中的叶绿素和石油类污染物；水质挥发酚自

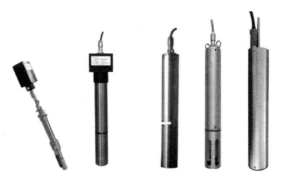

图 13-12　紫外—可见在线分析仪、紫外吸收（UV）在线分析仪、叶绿素在线分析仪、硝酸盐氮在线分析仪、水中油在线分析仪

动监测仪以酪氨酸酶修饰的金刚石电极响应水中的挥发酚类污染物；水质氰化物自动监测仪以氰离子选择电极响应水中氰化物污染物；水质挥发性有机物自动监测仪以挥发性有机

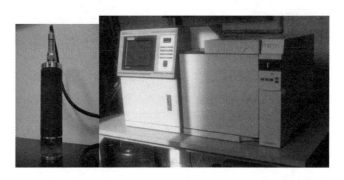

图 13-13 藻活性在线分析仪、水质挥发性有机物（VOC）在线分析仪

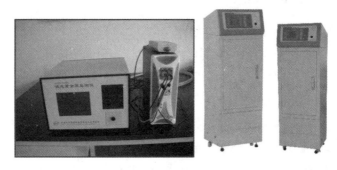

图 13-14 重金属自动监测仪、挥发酚自动监测仪、氰化物自动监测仪

物膜萃取后色谱分析水中的挥发性有机物；藻活性在线分析仪以藻类不同生长阶段的荧光光谱特性响应藻浓度。

13.5.3 推广应用情况

2009 年 8 月，浮标式水质自动监测系统在石家庄市岗南水库示范基地正式安装运行。此系统包括课题研究成果浮标式水质自动监测系统及其搭载的免化学试剂原位在线传感器（课题研究成果：紫外吸收、硝氮、紫外可见扫描、叶绿素、水中油；集成传感器：常规五参数）、数据采集及预警软件，实现了水源地 TOC、COD_{Mn}、叶绿素等污染参数的在线自动监测。

第14章 供水关键材料与设备

14.1 玻璃介质大型臭氧发生器

14.1.1 研发背景

随着环保问题日益突出，经济的可持续发展要求我国严格控制各种环境污染物的减排，同时为了保护人民大众的身体健康，对水和空气质量的要求也日益严格。无论是自来水的深度处理，还是各种工业污水处理的达标排放，都离不开臭氧氧化这种高级氧化技术。臭氧是目前治理环境污染不可或缺的物质，因此臭氧发生器在水处理工程中成为必不可少的设备。特别是我国人口众多，水需求量大，污水排放量亦大。对水处理的需求每天已超出 1.6 亿 t，几十万吨处理量的自来水厂和污水厂比比皆是，因此，对大型臭氧发生器（每小时几十千克至几百千克）的需求量日益增加。

14.1.2 关键技术及产品性能

臭氧发生器是用于制取臭氧的设备装置。现常用电晕放电法制取臭氧，即使用一定频率的高压电流制造高压电晕电场，让干燥的含氧气体流过介质阻挡放电区，使电场内或电场周围的氧分子发生电化学反应，从而制造臭氧。

研究并优化电晕放电法臭氧发生技术，设计合适的臭氧发生单元结构及管式放电电极介质阻挡放电参数，实现大功率变频谐振电源与臭氧发生器的参数配合。在此基础上对臭氧发生器进行整体设计、实验室和现场测试，试制生产臭氧能力为氧气源 20、50、60kg/h 和空气源 30kg/h 的国产化大型臭氧发生器；并在饮用水工程上进行应用，完成产业化生产和应用，形成规模化的设备生产制造体系。

关键技术问题及难点：

(1) 研究设计合适的放电电极结构和介质。

现有放电管主要存在以下技术问题：

1) 放电管使用寿命短，故障率高；

2) 放电管电气绝缘强度低，导热性、散热性差；

3) 放电管介质材料介电常数低，损耗高。

因此，我司致力于研究一种散热效果好、制造成本低并且易于安装、更换的放电单元。而选择合适的放电介质材料及厚度和合理、新颖的放电结构，是本项目研究的关键技术问题。该技术方案应拥有完全自主知识产权，避免与国际同类产品发生专利技术纠纷。

（2）研究设备的整体结构设计，使设备运行稳定、可靠。

现有大型臭氧发生器自动化程度低。设备的控制、检测、监测、保护水平低下，运行安全、可靠性低。因此，本项目设备设计面临气量、气压、施加的功率、气体温度、冷却水量等匹配问题。研究 PLC 自控系统程序，进行短路保护、冷却水过温保护、变压器过温保护、机柜开关保护等各项联锁保护功能。

（3）大功率变频谐振电源与臭氧发生器的参数配合。

现有的国内大型臭氧发生器目前使用的为中低频放电技术（800～1000Hz），产臭氧效率低、耗电大。因此，项目研究的臭氧发生器设备电源应采用先进的高频技术，研究大功率变频谐振电源与臭氧发生器参数配合，使单位面积电极可以产生更多臭氧，提升臭氧发生器的工作效率，从而使臭氧发生器达到更高的臭氧浓度及更少的电耗。

技术创新点：

项目的研究开发中采用许多新的思想和新的技术，使我国臭氧发生器生产制造水平整体上一个台阶，与国外设备技术水平接近或相当。其主要的创新之处有：

（1）设备放电管细小化，使相同体积的设备放电管的表面积增大，从而达到设备小型化的目的，同时提高放电管的散热效果。

（2）均匀、狭窄的放电间隙，降低了放电电压，提高了放电效率，使臭氧产生浓度得以提高，同时提高了设备运行的可靠性。

（3）内电极的特色设计，有利于放电管的小型化，也有利于设备的稳定工作。

（4）绝缘介质材料采用石英玻璃，有利于生产加工、运行稳定和提高效率。

（5）通过模块化设计，大大提高设备生产、安装及维修效率，同时提高设备可靠性。

（6）提高设备的工作频率，使臭氧发生器工作在高频率上。较高的工作频率一方面有利于设备的小型化，同时也提高了臭氧产生效率和提高臭氧产生浓度。

（7）自主开发稳定、可靠的自动控制系统，在远程轻松、便捷的操作下，保证臭氧发生器安全、稳定和可靠地工作。

14.1.3　产品性能

玻璃介质的大型臭氧发生器在设计工艺上突破性地采用了可叠加组合的蜂窝模块积木式设计，创新性地解决了臭氧发生器大型化设计的关键技术难题。经第三方检测认定及专家现场观测，臭氧发生器可生产氧气源 1～170kg 和空气源 1～85kg 设备，运行浓度 10%、每千克臭氧产量电耗低于 7.6kWh 的性能指标，设备运行稳定、可靠。通过专家组鉴定结论：这是目前世界最先进、最大型、并可批量投产的臭氧发生器之一。这标志着中国成为继德国、瑞士之后第三个能够生产 130kg（65kg 空气源）以上大型臭氧发生器的国家。

产品与国内外现有设备相比具有高效率、低能耗、体积小、寿命长、运行稳定可靠、价格低等显著优点，完全可替代进口产品。公司已经具备了大型高效臭氧发生器研制的核心技术能力和产品能力，从发展的趋势上看，具有赶超国际先进制造商的潜力。国内外臭

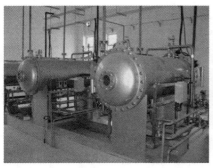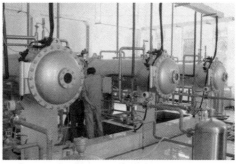

图 14-1　部分型号的玻璃介质大型臭氧发生器

氧发生器的设备性能参数及经济指标比较如表 14-1 所示。

目前国内外同类产品比较指标　　　　　表 14-1

生产厂家	WEDECO	OZOINA	国内制造商	新大陆
设备型号	SMO-110	CFV-170	F-G-2-120KG	NLO-130K
技术指标				
额定臭氧浓度（%）	10	11	8	11
额定耗电量（kWh/kg，O_3）	8.6	9	6.8	6.2
耗氧气量（m³/kg，O_3）	7	7	10	7
冷却水量（m³/kg，O_3）	1.6	1.6	2.0	1.6
经济指标				
设备价格（万元）	2500	3400	1400	1000
运行费用（万元/a）	1427	2253	1763	1468
使用年限（a）	15	10	7	15

14.1.4　推广应用情况

见表 14-2。

应用情况　　　　　表 14-2

序号	工程名称	工程责任单位	地点	应用产品名称	产品应用规模/数量	供货时间（×年×月）
1	江苏盐城阜宁水厂自来水深度处理工程	阜宁自来水公司	江苏盐城	玻璃放电管大型臭氧发生器	处理量 5万 t/d（2×5kg/h，氧气源）	2010.9
2	大庆东城水厂自来水深度处理工程	哈尔滨工业大学软件工程有限公司	黑龙江大庆	玻璃放电管大型臭氧发生器	处理量 12万 t/d（3×8kg/h，富氧源）	2011.7
3	泗洪集泰自来水有限公司自来水深度处理工程	泗洪集泰自来水有限公司	江苏泗洪	玻璃放电管大型臭氧发生器	处理量 4万 t/d（2×6kg/h，氧气源）	2012.8

续表

序号	工程名称	工程责任单位	地点	应用产品名称	产品应用规模/数量	供货时间（×年×月）
4	兴化自来水厂第二水厂自来水深度处理工程	兴化自来水总公司	江苏兴化	玻璃放电管大型臭氧发生器	处理量5万 t/d（2×5kg/h，氧气源）	2012.8
5	兰溪水厂自来水深度处理工程	黑龙江水利第一工程处	浙江兰溪	玻璃放电管大型臭氧发生器	处理量3万 t/d（2×4.2kg/h，空气源）	2012.10
6	山西晋中天湖水厂自来水深度处理工程	北京碧水源股份有限公司	山西晋中	玻璃放电管大型臭氧发生器	处理量3万 t/d（2×4kg/h，空气源）	2013.8
7	北京市南水北调市内配套工程郭公庄水厂（一期）工程——净配水厂自来水深度处理工程	北京市政建设集团有限责任公司	北京郭公庄	玻璃放电管大型臭氧发生器	处理量50万 t/d（1×11kg/h，2×6kg/h，氧气源）	2014.4
8	兴化自来水公司缸顾水厂自来水深度处理工程	兴化自来水总公司	江苏兴化	玻璃放电管大型臭氧发生器	处理量3万 t/d（2×3kg/h，氧气源）	2012.12
9	江苏建湖上冈水厂自来水深度处理工程	宜兴市英皇水处理设备有限公司	江苏建湖	玻璃放电管大型臭氧发生器	处理量3万 t/d（1×3kg/h，氧气源）	2011.4
10	淮安市淮沭河自来水有限公司自来水深度处理工程	淮安市淮沭河自来水有限公司	江苏淮安	玻璃放电管大型臭氧发生器	处理量3万 t/d（1×3kg/h，氧气源）	2014.5
11	福州市东南水厂深度处理工程	福州市自来水总公司	福建福州	玻璃放电管大型臭氧发生器	处理量15万 t/d（3×10kg/h，氧气源）	2011.12
12	沈阳市西部污水处理厂污水处理工程	国电东北环保产业集团有限公司	辽宁沈阳	玻璃放电管大型臭氧发生器	处理量25万 t/d（4×22kg/h，氧气源）	2014.5
13	内蒙古临河东城污水厂二期项目污水处理工程	北京绿昊源环保工程有限公司	内蒙古临河	玻璃放电管大型臭氧发生器	处理量10万 t/d（3×15kg/h，空气源）	2014.4
14	濮阳市第二污水处理厂污水处理工程	北京朗新明环保科技有限公司	河南濮阳	玻璃放电管大型臭氧发生器	处理量5万 t/d（1×20kg/h，氧气源）	2012.10

续表

序号	工程名称	工程责任单位	地点	应用产品名称	产品应用规模/数量	供货时间（×年×月）
15	山东东营污水厂污水处理工程	山东东药药业股份有限公司	山东东营	玻璃放电管大型臭氧发生器	处理量 5 万 t/d（3×20kg/h，氧气源）	2013.4
16	南通市经济开发区中水回用示范工程	山东久吾高科技股份有限公司	南通	玻璃放电管大型臭氧发生器	处理量 10 万 t/d（3×30kg/h，氧气源）	2014.1
17	中石化茂名分公司催化裂化装置烟气除尘脱硫脱硝设施项目	中石化茂名分公司	广东茂名	玻璃放电管大型臭氧发生器	烟气处理（2×70kg/h，氧气源）	2013.6

广泛应用于饮用水的深度净化处理、污水再生利用、工业氧化、造纸漂白、食品和空间灭菌等领域。可降低环境污染，保障人类生活健康，促进社会可持续发展，提升我国相关产品市场竞争力，市场前景广阔，具有显著的经济、社会和环境效益。

14.2　非玻璃介质大型臭氧发生器

14.2.1　研发背景

我国传统水处理工艺采用沉淀、过滤、加氯消毒等方法，对农药残留、有机污染物、病毒和"两虫"无明显作用，并且容易生成被称为"癌症之父"的三氯甲烷和其他的"三致"物质。采用大型臭氧发生器系统进行"臭氧＋活性炭"深度处理，是解决目前水污染形势严峻、出水水质指标提高的最有效工艺之一。臭氧在饮用水处理中的作用为：

（1）分解生物难降解的有机和无机污染物，如苯、酚及其衍生物，氰化物、硫化物、锰、铁和腐殖酸，杀虫剂、除草剂等。

（2）杀灭抗氯性"两虫"、细菌、病毒、藻类；脱色、除臭、降低浊度。

（3）分解内分泌干扰物，避免卤代烃、氯胺等致癌物质的产生。

（4）提高水中 DO（溶解氧）浓度，将分子有机物降解为小分子，提高后续 BAC 对 COD 和氨氮的降解效率和持久性。

项目立项之前，饮用水行业所采用的大型臭氧发生器大多被国外厂家垄断，国外设备存在价格昂贵、维修成本高、技术服务不到位等诸多问题；而国产臭氧发生器缺乏核心器件关键技术，特别是缺少具有自主知识产权的核心技术产品；臭氧发生器系列产品及系统配套产品国产化水平低，没有形成成套化系统设备；国产臭氧发生器产品尚未形成规模化生产和产业化应用，饮用水深度处理长期被国外臭氧技术垄断。因此，需要大力支持国产大型臭氧发生器的发展，扶持国内较有实力的臭氧发生器厂家进行技术创新，赶超国际先进水平，以提高饮用水领域国产设备配套率，发展民族产业，保证国家饮用水的安全。

14.2.2 关键技术及产品性能

臭氧是三个氧原子构成的氧分子，分子式为 O_3，其中一个氧原子与另外两个氧原子以单键的形式相连接。臭氧被誉为"绿色化学品"，属强氧化剂，它具有杀菌、脱色、氧化、除臭四大功能及无残留、无二次污染等优点，是环保型绿色工业原料之一。

目前，工业应用臭氧发生器大都采用介质阻挡放电（Dielectric Barrier Discharge，简称 DBD），是在被介电体阻隔的电极和放电空间施加升高的交流电压，产生的气体放电现象。在放电空间部分氧气转化为臭氧，同时在电极上产生了大量的热能。

臭氧发生器包括臭氧发生室、臭氧电源系统、控制系统三部分，臭氧发生室是由多组臭氧发生单元组成的装置，臭氧发生单元是产生臭氧的基本部件，由放电管与被其分隔的电极和放电空间组成，多组臭氧发生单元并联，按蜂窝状排列。电源系统是将输入的工频交流电源转化为中频高压交流电源的装置，主要包括整流电路、逆变电路、电抗器、升压变压器以及控制装置等。整流逆变电路将工频交流电源转换成放电所要求的中频交流电源，经过高压变压器升压后输送到臭氧发生室，使臭氧发生室内形成高压电场。臭氧发生器采用 PLC 来实现全自动控制，并可进行本地/远程操作。臭氧发生器采用水冷却，通过满足质量要求的足量的冷却水有效地带走放电时放出的热量。臭氧发生器设置有流量、压力、温度等检测及调整用的仪表阀门等，可实现臭氧化气流量、压力等的调节。

突破的关键技术：

（1）臭氧放电管胚体采用低碳铁素体材料，有效降低加工变形程度；改进介质釉料配方，加入改性纳米材料和高硼硅玻璃成分，提高介质层导热性和致密性；根据新型胚体材料和釉料特点，改进烧结工艺，提高放电管成品的精度。大幅提升了非玻璃介质臭氧放电管的性能。

（2）采用放电管串接的臭氧发生单元专利技术，通过在连接杆上设置抱轴连接片，使得臭氧发生单元中的每个放电管的金属管胚体都可与连接杆直接进行可靠电连接，有效杜绝了放电管之间的虚连接，降低了连接电阻，大幅提高了放电效率。

（3）自主研发了容性负载臭氧发生器专用大功率中频逆变电源，并通过对逆变谐振电路参数的良好匹配调节和设计优化，提高了臭氧发生器的效率和稳定性。

（4）自主研发了大型臭氧发生器电源控制与监测单元，硬件采用大规模数字逻辑电路和高速微处理器的双核结构，软件开发了电源控制类 IP 核和基于嵌入式实时操作系统的电源监测与控制程序，保障了臭氧系统可靠运行。

（5）自主研制了容性负载专用高压变压器，根据变压器与发生室负载之间的谐振特性，优化了性能参数，采用新型绕组结构，提高了变压器的稳定性和散热性能（表 14-3、表 14-4）。

专利情况　　　　　　　　　　　　　　　　　　　　　　　表 14-3

序号	专利号/申请号	专利名称	申请日期	专利类型	专利状态	申请单位
1	201210372902.9	放电体串接的臭氧发生单元及臭氧发生器	2012.9.29	发明	已授权	青岛国林实业股份有限公司
2	201110368007.5	一种对氧气进行回收利用的方法及系统	2011.11.18	发明	已授权	
3	201110360565.7	一种双介质臭氧发生单元及臭氧发生器	2011.11.15	发明	已授权	
4	201310609125.×	用于大型工程类设备的智能控制器系统	2013.11.27	发明	已受理	中国海洋大学
5	201310529723.6	后臭氧空气喷射器投加设备	2013.10.31	发明	已受理	北京市市政工程设计研究总院有限公司
6	201320730583.4	臭氧发生器用电源及臭氧发生器	2013.11.19	实用新型	已授权	青岛国林实业股份有限公司
7	201220507233.7	臭氧发生器用控制器及臭氧发生器	2012.9.29	实用新型	已授权	
8	201220507234.0	臭氧发生器用移相整流电源控制装置及臭氧发生器	2012.9.29	实用新型	已授权	
9	201220559358.4	臭氧发生器用直流斩波电源控制装置及臭氧发生器	2012.10.30	实用新型	已授权	
10	201120494451.7	变压器用绕组及变压器	2011.12.2	实用新型	已授权	

软件著作权情况　　　　　　　　　　　　　　　　　　　　表 14-4

序号	登记号	名称	登记时间
1	2014SR016492	国林智能功率电源控制单元软件 V1.0	2014.2.12
2	2013SR003706	国林移相整流电源控制单元软件 V1.0	2013.1.11
3	2013SR000096	国林直流斩波电源控制单元软件 V1.0	2013.1.4

形成了氧气源 20～80kg/h 大型臭氧发生器，臭氧浓度 180mg/L，臭氧电耗≤10kWh/kg。

其中，气源 80kg/h 大型臭氧发生器产品设计指标为：

Ⅰ氧气源，额定臭氧产量 100kg/h，臭氧浓度 150mg/L，臭氧功耗≤8kWh/kg；

Ⅱ氧气源，臭氧产量 80kg/h，臭氧浓度 180mg/L，臭氧功耗≤10kWh/kg。

该样机经青岛市产品质量监督检验所检验，设备指标如下：

Ⅰ氧气源，臭氧产量 107.92kg/h，臭氧浓度 152.0mg/L，臭氧功耗 7.48kWh/kg；

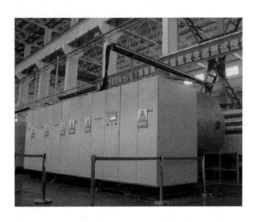

图 14-2 氧气源 80kg/h 臭氧发生器

Ⅱ氧气源，臭氧产量 81.12kg/h，臭氧浓度 182.3mg/L，臭氧功耗 9.96kWh/kg。

该样机经住建部科技成果评估，已达到国际先进水平，填补了我国非玻璃介质大型臭氧发生器制造的空白，具有推广应用价值（图 14-2）。

14.2.3　推广应用情况

大型臭氧发生器系列产品建立了 9 项 10 万 t 以上的饮用水应用工程，其中 8 项已投入运行，具体如下（表 14-5）：

10 万 t 以上饮用水应用工程　　　　　　　　　　　　　　　表 14-5

序号	工程名称	责任单位	产品类型	应用数量	投入运行时间
1	昆山市自来水集团有限公司第四水厂，30 万 t/d	昆山市自来水集团有限公司	CF-G-2-20kg	2 台	2011.4
2	济南鹊华水厂工艺改造工程，20 万 t/d	济南泓泉制水有限公司	CF-G-2-13kg	2 台	2011.11
3	松江小昆山水厂（一期）工程，20 万 t/d	上海市松江自来水公司	CF-G-2-17.5kg	2 台	2012.2
4	建湖城南地面水厂深度处理改造工程，10 万 t/d	建湖县自来水公司	CF-G-2-5kg	3 台	2013.4
5	临城水厂 4 万 t/d 改建和 8 万 t/d 扩建工程，12 万 t/d	舟山市自来水有限公司	CF-G-2-8kg	2 台	2013.4
6	东台市南苑水厂技改扩建及深度处理工程，20 万 t/d	东台市自来水有限公司	CF-G-2-5kg	2 台	2013.10
7	苏州吴中区新水厂深度处理工程，20 万 t/d	苏州吴中供水有限公司	CF-G-2-8.4kg	2 台	2014.1
8	松江一水厂改造项目，20 万 t/d	上海市松江自来水公司	CF-G-2-10kg	1 台	2014.6
9	岛北水厂自来水深度处理工程，10 万 t/d	舟山市自来水有限公司	CF-G-2-8kg	2 台	现场调试中

（1）昆山市自来水集团有限公司第四水厂，属于昆山市自来水集团，日处理水量 30 万 t，制水工艺采用预 O_3＋常规处理＋O_3-BAC 工艺，臭氧最大需求量为 40kg/h。整套臭氧系统包含 2 套氧气源 20kg/h 臭氧发生器，配置氮气补加及仪表风系统 1 套、预臭氧投加系统、后臭氧投加系统、臭氧尾气处理系统、内循环冷却水系统、控制系统及监测仪表、仪器等（图 14-3）。

（2）济南鹊华水厂，属于济南泓泉制水有限公司，日处理水量 20 万 t。水厂改造在原处理工艺基础上加入"臭氧生物活性炭"深度处理技术，沉淀出水进入臭氧接触池，在其中实现臭氧氧化，改变水中有机物性质，使有机物更容易被活性炭吸附降解。在臭氧接触池进水管道上投加过氧化氢，通过臭氧/过氧化氢催化氧化产生羟基自由基，利用羟基自由基氧化的非选择性，降低了溴酸盐的生成量。总臭氧需求量为 26kg/h，整套臭氧系统包含 2 套氧气源 13kg/h 臭氧发生器，配置氮气补加及仪表风系统 1 套、投加系统、内循环冷却水系统、尾气处理系统、配电柜、自控系统及监测仪表、仪器等（图 14-4）。

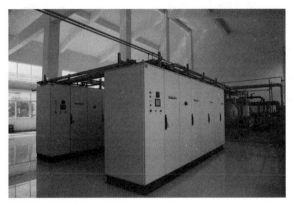

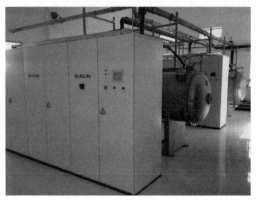

图 14-3　昆山市自来水集团有限公司
　　　　　第四水厂设备现场

图 14-4　济南鹊华水厂设备现场

（3）松江小昆山水厂，属于上海市松江自来水公司，日处理水量 20 万 t，投加臭氧分为预臭氧（接触）和后臭氧（接触）两部分，总臭氧需求量为 35kg/h，整套臭氧系统包含 2 套氧气源 17.5kg/h 臭氧发生器，配置氮气投加及补加空气系统、臭氧投加系统、尾气破坏器、检测仪器、自动控制系统、闭路循环水冷却系统、臭氧设备间以及投加部分的连接材料及电缆、桥架等（图 14-5）。

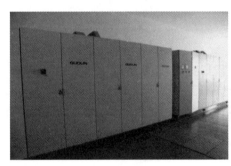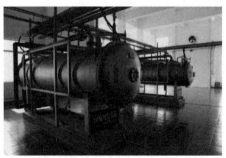

图 14-5　松江小昆山水厂设备现场

14.3　饮用水处理用 PVC 膜组件及装备

14.3.1　研发背景

水和我们的生活息息相关，安全、优质的饮用水是居民安康、社会稳定的重要保障。随着社会的高速发展，我国各地饮用水水源遭到了不同程度的污染，水质情况不容乐观。

与此同时，国家最新的生活饮用水卫生标准于 2012 年 7 月开始正式实施，新标准将饮用水原有的 35 项检测指标提高至 106 项。在这样的背景下，许多仍在使用传统的混凝、沉淀、过滤消毒工艺的水厂面临巨大的挑战，尤其是浊度和微生物等规定更是难以达标。

超滤技术作为新一代饮用水处理工艺，能够高效地去除传统工艺难以处理的颗粒物、细菌、病毒、藻类等污染物，具有广阔的应用前景。然而，超滤技术的核心——超滤膜组件及成套化设备一直被国外大公司所掌控，应用中存在价格高昂、频繁化学清洗、使用成本高等问题，致使超滤膜技术在我国并未得到市场的普遍认可和大规模的应用。本课题从新型膜材料和设备研发、超滤膜装备产业化及基地建设、超滤膜前预处理与膜污染控制、超滤膜检测及评估方法等多方面进行研究，致力于研发并推广"高性能、低成本"的超滤膜组件及设备、推动超滤膜在饮用水中的产业化发展。

14.3.2　关键技术及产品性能

1. 浸入式 PVC 超滤膜组件及设备设计

为有效地降低底部的积泥和膜断丝现象的发生，本课题研发的浸入式 PVC 超滤膜组件采用了一端封闭并呈自由状散开的设计方式，提高了膜组件的抗污染性能；为有效控制该类型膜组件的污染和最大化降低其运行能耗，开发了曝气效率远高于现有产品的气体导流装置和新型微孔曝气装置，在曝气状态下，导流管对部分气体进行分流，一部分气体直接对膜丝进行擦洗，另一部分气体则通过导流管顺利向上扩散到更上层进行曝气，使得曝气擦洗更均匀；为使曝气气泡能与全部膜丝有效接触，经研究确定膜组件的填充率为 45%；为避免膜丝长度和直径的比值影响水在膜丝内的流态和膜丝纵向的通量分配，通过水力学模拟得出了 PVC 膜丝的最佳长度为 1.0～2.0m。课题组以此为据设计出了 LJ2A-1000、LJ2A-1500 和 LJ2A-2000 共三个类型的膜组件。

2. 浸入式 PVC 超滤膜组件及设备设计

结合新型 PVC 超滤膜的特性，开展优化设计，以模块化、自动化设计为理念，以各个系列压力式超滤膜组件为核心构件，形成了 LH3-0650-V、LH3-1060-V 和 LH3-1080-V 三个系列标准化、成套化的 PVC 一体化超滤设备。该设备通过增加或减少膜组件的数量可适应不同的供水规模要求。

3. PVC 超滤膜组件及设备产业化生产技术

包含标准化膜元件生产线，一体化、成套化超滤膜设备制造生产线，超滤膜设备自控系统设计及安装测试生产线的大型 PVC 超滤膜的产业化基地。

为了保证超滤膜组件及设备的生产质量和使用的稳定性，制定了四个企业标准，分别为：

立升牌压力壳体式中空纤维超滤膜组件（企业标准：Q/320507 YDV01　2014）；

立升牌浸入（没）式中空纤维超滤膜组件（企业标准：Q/320507 YDV02　2014）；

立升牌浸入（没）式中空纤维超滤膜装置（企业标准：Q/320507 YDV03　2014）；

立升牌一体化压力式中空纤维超滤膜装置（企业标准：Q/320507 YDV04　2014）。

同时，引进日本企业的优秀质量控制和管理方式，组建严格的 9S 生产质量控制与管理体系，对膜材料性能以及膜组件结构的合理性、安全性建立相应的评价体系。

4. 超滤膜前处理及膜污染控制技术研究

基于水源水质条件，以提高超滤组合工艺的净水效能和膜污染控制为目标，研究并提出了高锰酸钾预氧化、粉末活性炭回流和再絮凝前处理技术。基于超滤膜污染控制技术研究，提出了反冲洗优化控制方法，有效延缓了超滤膜污染；以不可逆阻力的清除为控制标准，优化了超滤膜化学清洗方式，同时避免了化学清洗对超滤膜的损伤，将化学清洗周期延长至 10～12 个月，有效延长了超滤膜寿命。

5. 超滤膜性能评价指标体系和推荐性检测方法

研究详细调研了我国超滤膜净水技术的工程应用现状，分析了超滤膜性能指标检测方法的必要性和适用性。通过实验分析和总结调研结果，形成了超滤膜性能评价指标体系和推荐性检测方法，对改善我国超滤膜性能评价指标检测现状和稳定国产超滤膜产品质量具有积极意义。

6. 膜工艺系统运行过程中故障诊断的指标体系

建立一套可以自动采集、筛选、存储和分析相关数据的信息化系统，实现自动判断膜组件使用状态，实现自动识别可能存在的故障和风险并提出警告和报警，保证膜组件安全、正常运行，确保出水水质稳定、达标。对比国际同类技术，该控制软件的技术、经济指标均达到同等水平。形成《自来水超滤膜系统 PLC 控制软件》2013SR139929。

14.3.3　产品性能

1. 浸没式超滤膜组件及设备

本课题研发出适用于大型市政水厂的 LGJ2A-V1000、LGJ2A-V1500 和 LGJ2A-V2000 三个系列的超滤膜组件及设备（图 14-6），国产化率达到 95% 以上，其膜丝长度分别为 1060、1540 和 2015mm。大量水厂实际运行数据显示，膜组件稳定运行膜通量在 25L/(m² · h) 以上时，运行压力为 0.02～0.05MPa。

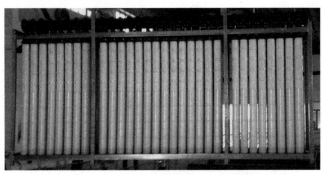

图 14-6　浸没式超滤膜组

超滤膜组采用了模块化设计，可根据不同处理规模需求设置若干不锈钢框架结构，每个系列膜组的宽度都为 800mm，其长度根据不同的膜组件数量而变化。其中，膜组件的安装间距为 145mm，便于膜组件的安装、拆卸和维修。

此外，为了提高膜组结构的紧凑性，降低膜组生产制造成本，本产品的曝气系统利用了膜架上的不锈钢管路，直接和底部的曝气系统相连接，实现了整个系统的一体化，方便了膜组和曝气系统的安装检修。

2. 标准化、系列化、成套化超滤设备

设备包含膜组件、增压系统、预过滤系统、反洗系统、自控系统、仪器仪表等。根据膜组件数量的不同，处理规模从 $50\sim1000m^3/d$ 不等。超滤膜设备中安装有 PLC 系统和远程监控系统，实现整个设备自动化运行，做到无人值守。一体化 PVC 超滤膜设备能够有效保障微生物、浊度等水质的安全性，且供水规模灵活、能够自动化运行、运行维护成本低，符合我国农村饮水分散、用水量小、运行维护管理水平低以及经济水平有限的特点，适用于我国农村给水工艺改造和小型供水点的新建，为课题研究完成农村供水点建设提供了保障（图 14-7）。

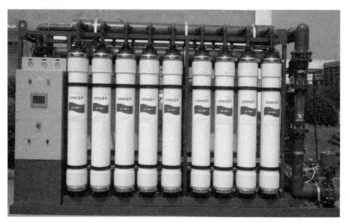

图 14-7 标准化、系列化、成套化超滤设备

14.3.4 推广应用情况

1. 浸没式超滤膜组件及设备

课题组重大成果——PVC 超滤膜组件在国内众多老水厂改造、新水厂投建中大规模应用。课题期间的推广工程包括目前北京最大的超滤水厂——北京第三水厂 309 分厂，上海首个十万吨级的超滤水厂——上海青浦第三水厂，我国西北地区首个大型超滤水厂——乌鲁木齐红雁池水厂以及再次采用超滤技术的东营南郊水厂二期扩建工程。此外，还建成了广东肇庆大旺水厂、福建华侨水厂等一批在所在区域有重要示范意义的中型水厂，课题实施期 PVC 超滤膜在市政水厂的应用规模高达 48.5 万 t/d（表 14-6）。

课题研究成果在城镇供水行业中的应用情况　　　　　　　　表 14-6

序号	工程名称	应用产品名称	处理规模 (m³/d)
1	乌鲁木齐红雁池水厂给水改造工程	LGJ2A-V2000	10 万

续表

序号	工程名称	应用产品名称	处理规模 （m³/d）
2	广州肇庆大旺水厂给水改造工程	LGJ2A-V2000	2 万
3	上海青浦自来水公司第三水厂	LGJ2A-V2000	10 万
4	北京第三水厂	LGJ2A-V2000	8 万
5	东营南郊水厂二期扩建工程	LGJ2A-V2000	10 万
6	沧州东水厂提标改造一期工程	LGJ2A-V2000	5 万
7	福建华侨大学泉州校区水厂	LH3-1060-V	1 万
8	澄迈县地面水厂给水改造工程	LH3-1060-V	2.5 万

2. 在农村供水改造工程中的应用

采用标准化、系列化、成套化的 PVC 超滤膜设备，已在海南省 16 个市县的 56 个乡镇完成 200 余个村镇供水点的改造（部分应用案例见表 14-7），总处理规模达 10 万 m³/d，受益人口达 60.2 万，有效解决了海南省各村镇饮用水中菌落总数和总大肠菌群等微生物指标以及铁锰普遍超标的现象，保障了各村镇村民和师生的饮用水安全（图 14-8、图 14-9）。

研究成果在农村给水改造中的部分应用案例　　　　　表 14-7

序号	工程名称	应用产品 名称	处理规模 （m³/d）	投入运行时间
1	九曲江中学给水改造工程	LH3-1060-V	300	2012 年
2	东英镇波浪村依古村给水改造工程	LH3-1060-V	260	2012 年
3	乒乓岭队给水改造工程	LH3-0650-V	90	2012 年
4	上大潭给水改造工程	LH3-0650-V	90	2013 年
5	木棉给水改造工程	LH3-0650-V	90	2013 年
6	下田村给水改造工程	LH3-0650-V	90	2013 年
7	博罗给水改造工程	LH3-1060-V	300	2013 年
8	溪南村给水改造工程	LH3-1060-V	200	2013 年
9	昌球给水改造工程	LH3-0650-V	90	2013 年
10	太平加潭给水改造工程	LH3-1060-V	120	2013 年
……	……	……	……	……

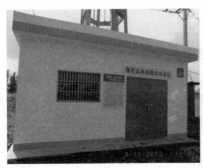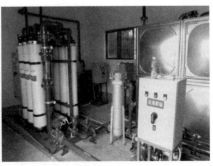

图 14-8　临高县波浪村给水改造工程

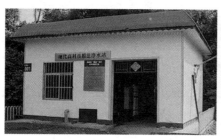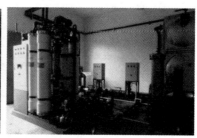

图 14-9　澄迈县北排山给水改造工程

14.4　饮用水处理用 PVDF 膜组件及装备

14.4.1　研发背景

膜分离技术是当今用于饮用水深度净化，保障水质安全的重要新技术。本课题以市政饮用水处理为背景，研究高性能聚偏氟乙烯（PVDF）中空纤维超滤膜及其膜组件，被列为国家"十二五"水体污染控制与治理科技重大专项课题之一，技术名称为"饮用水处理用 PVDF 膜组件及装备产业化"（编号 2011ZX07410-002）。

针对目前超滤膜存在的易污染、价格较高的问题，开发低污染、低成本适于饮用水处理的中空纤维膜材料制备关键技术；针对城镇和农村地区对超滤膜装备的不同需求，开发出适用于不同地区的系列化和成套化超滤膜装备；通过在天津市及全国其他省市较大尺度上建立生产试验依托工程，最后形成不同地区的饮用水深度处理技术系统，为全国缺水及水源受污染地区提供水质保障的技术路线及示范工程样板。

基于上述目标要求，在对全国范围内水质和饮用水处理技术现状进行细致调研后，课题组围绕"饮用水净化新型膜材料研发—高效膜组件的研制—系列化膜装备的升级改造—安全技术保障体系的建立"开展研究工作。

（1）基于多相体系微分相机制中空纤维超滤膜制备关键技术开发；完善中空纤维超滤膜纺丝复配添加剂技术，优化膜结构，提高膜的抗污染能力，降低膜成本，实现饮用水处理用膜的产业化生产。

（2）完成新型饮用水处理用压力式膜组件及组器优化及集成装备化研究；完成低耗饮用水处理用浸没式膜组件及组器优化及集成装备化研究。

（3）完善中空纤维超滤膜制备产业化关键装备和监控体系建设，建立基于饮用水处理用中空纤维超滤膜材料、膜组件检测评价体系及指标体系；建立相关检测平台。

（4）安全饮用水膜法处理自动化运行控制平台和软件支持系统的开发。

（5）建立 6 个万 t 级膜法饮用水处理应用示范工程，为大规模工业推广提供设计依据。

14.4.2　关键技术及产品性能

本课题研发了三种制膜工艺:

(1) 开发了具有自主知识产权的基于多相体系微分相机制的溶液相转化中空纤维超滤膜制备技术。目前,已实现了膜孔径的精密控制(公称孔径低于 $0.05\mu m$)和规模化生产。

完善了纺丝复配添加剂技术,优化了膜结构。充分利用分散相的分散及黏度调节作用、界面润湿作用和非溶剂的分相及黏度调节作用,使各类添加剂的致孔机理有机配合、协同作用,实现纺丝液适宜的分散性和稳定性,有效控制纺丝液与凝固液的双扩散过程和相转移成膜机理,纺制出性能稳定、水通量高、分离性能优异的 PVDF 中空纤维超滤膜。

实现标准化控制。精确掌握成膜体系基质相与各种其他组分的物性,通过工艺与设备相结合的方法实现原料配置与添加过程的精确控制与优化;提升改造溶液纺丝制膜设备自动控制系统,实现了膜丝生产的自动化,进一步提升了膜丝性能的稳定性;完善溶液纺丝制膜在线监控体系建设,实现监控过程与膜丝连续化生产的同步,从而建立良好的生产预警机制。

(2) 发明了一种浸没沉淀相转化(NIPS,简称湿法)新工艺,采用新的复配网络结构稀释剂和高孔隙率成孔剂,解决了传统工艺所固有的"难以调节控制形成均匀的不同尺寸孔径"的难题。通过调整成膜高聚物体系的微相分离状态,来调控膜的微孔结构,从而使制备的中空纤维膜具备均匀分布的网络结构,同时具有高孔隙率。

(3) 课题突破了传统热法制膜的工艺模式,提出采用新的水溶性混合稀释剂制膜体系,使热法成膜的工艺发生了根本变革,简化了制膜工艺,节能环保,大幅降低成本。采用水溶性混合稀释剂,可用水来萃取膜中的水溶性稀释剂,既节省了价格昂贵的有机萃取剂,又省去了回收萃取剂的成本,简化了制膜工艺,减轻了工人的劳动,既节能又环保。针对国产商品膜强度差、易断丝、寿命短的问题,采用当今国际前沿的热致相分离法(TIPS 法,简称热法)制备 PVDF 中空纤维膜。

以上均突破了制膜的关键技术,产品具有强度高、韧性好、抗污染、通量大、长寿命、高孔隙率等优点,性能指标达到国际先进水平。

课题已申请专利 34 项(表 14-8),参与制定国家标准 2 项(表 14-9),申请软件著作权 8 项(表 14-10)。

专利情况　　　　　　　　　　　　　　　　　　　　　　　　表 14-8

序号	专利名称	专利类型	专利号
1	一种检测水中残存微量吐温 80 的方法	发明	201110161063.1
2	一种异质复合中空纤维膜的制备方法	发明	201110368797.7
3	一种中空纤维复合膜的制备方法	发明	201210081941.3
4	一种检测中空纤维状膜孔径性能的方法	发明	201210192720.3
5	一种浸没式膜组件支撑曝气装置	实用新型	201320059704.7

续表

序号	专利名称	专利类型	专利号
6	一种利用压力式连续膜过滤系统实现水处理的方法	发明	201310167639.4
7	一种连续膜过滤系统	实用新型	201320355663.6
8	一种连续膜过滤系统及水处理的方法	发明	201310246676.4
9	一种抗污染中空纤维膜及其制备方法（发明）	发明	201310492612.2
10	一种中空纤维疏水膜及其制备方法（发明）	发明	201310491584.2
11	一种中空纤维内压膜及其制备方法（发明）	发明	201310491144.7
12	一种中空纤维膜喷丝组件（发明）	发明	201310491141.3
13	一种中空纤维膜组件（8寸柱式膜）	外观设计	201330278580.7
14	一种中空纤维膜组件（6寸柱式膜）	外观设计	201330278566.7
15	一种中空纤维膜组件（SMF膜）	外观设计	201330349902.2
16	一种中空纤维膜组件及其生产方法	发明	201210295503.7
17	一种超滤膜组件干态保存方法	发明	201210183461.8
18	一种大通量聚偏氟乙烯中空纤维膜及其制备方法	发明	201210573855.4
19	一种连续的热致相分离法成膜装置及成膜工艺	发明	201310480433.7
20	一种热致相分离聚偏氟乙烯中空纤维膜及其制备方法	发明	201310512745.1
21	一种低截留分子量卷式超滤膜制备方法及其产品	发明	201410093148.4
22	一种抗生物污染聚醚砜中空纤维超滤膜及其制备方法	发明	201410224584.0
23	一种连续的热致相分离法成膜装置	实用新型	201320634857.X
24	一种不锈钢过滤器	实用新型	201420163203.8
25	一种内压式中空纤维超滤膜组件	实用新型	201420162915.8
26	一种聚偏氟乙烯酚酞侧基聚芳醚砜合金膜的制备方法	发明	221310712210.9
27	一种用于饮用水处理的内压式中空纤维合金膜的制备方法	发明	201310711497.3
28	一种用于饮用水净化的大通量中空纤维膜的制备方法	发明	201310713103.8
29	一种用于饮用水处理的超低压聚偏氟乙烯合金膜的制备方法	发明	201310711308.2
30	一种用于饮用水处理的聚偏氟乙烯中空纤维超滤膜的制备方法	发明	201310712516.4
31	一种用于饮用水处理的热法聚偏氟乙烯中空纤维膜的制备方法	发明	201310712323.9
32	一种用于浸没式膜装置的可伸缩固定器	实用新型	ZL201320609245.5
33	一种用于浸没式膜装置的曝气连接头	实用新型	ZL201320614105.7
34	一种用于水深度处理的自动监控浸没式膜系统	实用新型	ZL201320612706.4

标准情况 表14-9

序号	标准名称	标准类型	阶段
1	膜孔径性能测试方法　泡点法	国家标准 （20100161-T-469）	通过终审
2	超滤膜测试方法	国家标准 （20120315-T-469）	通过终审

软著情况 表 14-10

序号	名称	软著证书号	开发完成日期	首次发表日期
1	SMF 工程设计软件［简称：SMF 设计软件］ V1.0	0674535	2013.1.20	2014.1.14
2	CMF 工程设计软件［简称：CMF 设计软件］ V1.0	0674835	2013.1.20	2014.1.14
3	招金膜天溶解釜电机控制系统软件 V1.0	0732927	2012.12.1	2012.12.7
4	招金膜天纺丝温度与压力控制系统软件 V1.0	0732932	2012.12.1	2012.12.7
5	招金膜天中空纤维膜纺丝自动进料控制软件 V1.0	0732926	2012.10.24	2013.04.12
6	招金膜天水质在线监控软件 V1.0	0732925	2013.4.17	2013.5.6
7	招金膜天水处理设备运行监控报警系统软件 V1.0	0732928	2013.2.5	2013.8.20
8	招金膜天平板膜生产自动监控系统软件 V1.0	0732931	2013.10.22	2014.4.8

14.4.3 产品性能

津膜科技开发了新型饮用水处理用压力式膜组件 UOT640D 型（图 14-10）与浸没式膜组件 ST635D 型（图 14-11），定型开发生产的高效 CMF 和 SMF 膜组件具有低能耗、防堵塞、易于安装与维护的特点，接近或达到国际同类产品水平。

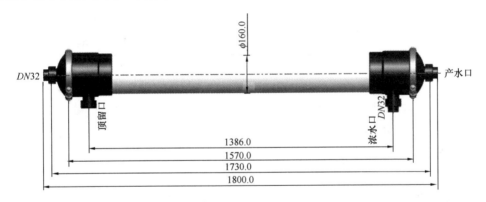

图 14-10 UOT640D 型 CMF 膜组件

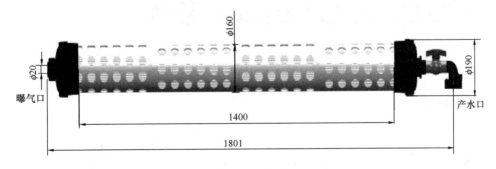

图 14-11 ST635D 型 SMF 膜组件

膜华科技重点研究了组件流体力学特性对产水性能的影响；组件密封形式及材料；加工技术及方法，优化了组件结构，有效降低流道阻力，提高了其抗污染能力。已定型生产

iMEM、iSMF 两个系列三种形式的膜组件产品。见图 14-12～图 14-14。

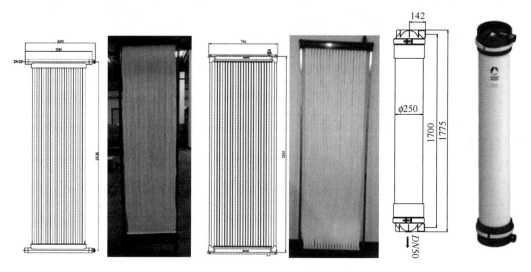

图 14-12　iSMF 浸没式组件（C 型）
示意图及照片

图 14-13　iSMF 浸没式组件
（D 型）示意图及照片

图 14-14　iMEM 压力式组件
示意图及照片

　　招金膜天优化设计了大型膜组件，完成了 MTUF、MTFPA 共两个不同系列的超滤膜组件的设计和研制（图 14-15、图 14-16）。膜丝具有耐温、耐氧化、耐化学药品、耐污染、拉伸强度高等优良特性，可以去除水中的微生物、胶体、藻类等物质。

　　2011～2013 年项目实施期间饮用水处理市场工程推广共实现新增营业收入 8096.69 万元，新增产值 9734.97 万元，新增利税 1537.24 万元，经济效益显著。

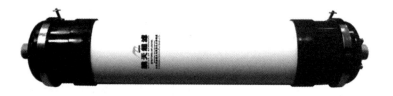

图 14-15　MTUF 膜组件

图 14-16　MTFPA 膜组件

14.4.4　推广应用情况

　　课题产品已在市政饮用水中推广应用，建成了具有标志意义的大型膜法市政饮用水处理工程 6 个，即金坛第三自来水厂 50000m³/d 饮用水工程、天津市南港工业区 50000m³/d 输配水中心工程、上海徐泾水厂 10000m³/d 市政饮用水提标改造工程、泰安三合水厂 40000m³/d 市政饮用水水质提升工程、沧州绿源 33600m³/d 饮用水处理工程、淮南鑫马集团袁庄自来水厂 5040m³/d 处理工程。累计建成超滤膜水厂总规模 62.81 万 t/d，农村及小型供水应用点 66 个。

　　示范工程的设计和建设均建立在中试研究基础上。其投产运行对超滤膜技术的推广具有示范意义。超滤膜法饮用水处理技术在工程投资和运行成本方面已经降到可以接受的范围，且超滤膜工艺系统具有占地面积小、自动化程度高、出水水质好等优点，在运行过程中通过经济有效的方式减缓膜污染、延长膜的使用寿命和控制系统电耗可大大降低运行成本。

　　典型案例 1：天津市南港工业区 50000m³/d 输配水中心工程

　　该工程处理水水源为经过预处理后的滦河水，以 CMF 超滤膜组件为核心，采用"机械混凝＋斜板沉淀＋CMF 超滤膜"水处理工艺，处理规模达到 5 万 t/d，产水水质达到《生活饮用水卫生标准》GB 5749—2006 要求，运行时间为 24h，运行方式为自动运行，保证系统的回收率不小于 92％，满足了南港工业区工业和生活用水的需求（图 14-17、图 14-18）。

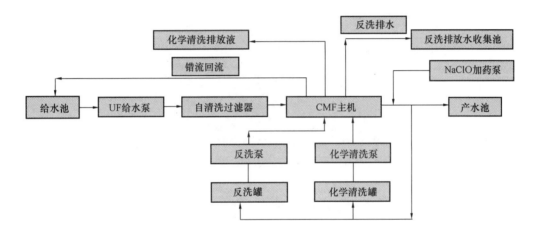

图 14-17　工艺流程简图

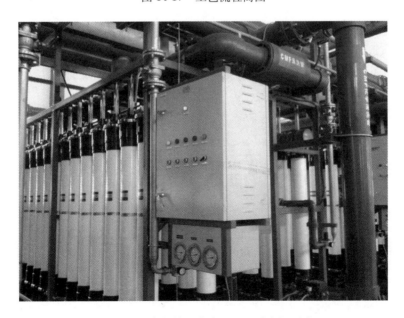

图 14-18　南港输配水中心工程膜车间照片

典型案例 2：泰安三合水厂 $40000m^3/d$ 市政饮用水处理示范工程

该工程在中试现场试验的基础上，由上海市政院设计，由膜华科技提供膜技术和膜设备，采用预氧化＋混凝沉淀＋浸没式超滤的工艺，处理规模为 $40000m^3/d$。水源水取自泰安市黄前水库，经三合水厂处理后供给泰安市居民用水。工程 2013 年 10 月初开始安装调试，12 月 31 日投入运行。

浸没式超滤的工艺流程见图 14-19，图 14-20 是膜池实景照片。

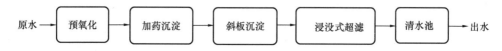

图 14-19 浸没式超滤工艺流程图

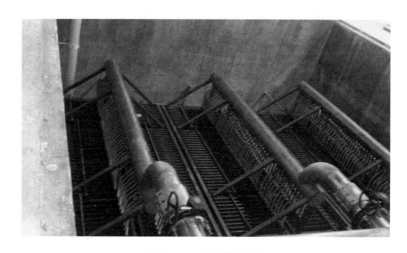

图 14-20 膜池实景照片

典型案例 3：沧州绿源 $33600m^3/d$ 饮用水处理项目

该工程以 CMF 超滤膜组件为核心，该工艺采用"絮凝＋斜板沉淀＋多介质过滤＋CMF 超滤膜"水处理工艺，处理规模 33600t/d。该项目从运行到现在没有出现过异常问题，产水浊度一直低于 0.1NTU，完全达到国家饮用水标准要求。工艺流程图见图 14-21，现场机组照片见图 14-22。

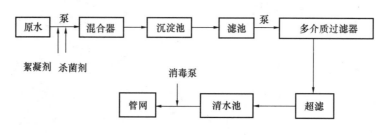

图 14-21 饮用水处理工艺流程

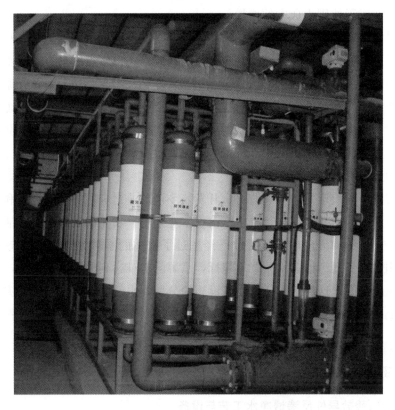

图 14-22　沧州绿源示范工程机组照片

14.5　小型一体水质净化装备

14.5.1　研发背景

　　我国农村饮用水除了极少部分接入市政供水外，大部分还是以小型集中供水和分散供水为主。我国农村的集中式供水规模普遍较小，目前全国农村集中式供水受益人口 5 亿多，约占农村总人口的 50％，而日供水量大于 200m³ 的集中式供水工程受益人口仅占农村总人口的 15％。其中，乡镇级的集中式供水工程只占 9％，91％的工程为村级集中式供水工程。在乡镇级供水工程中，北方以地下水源为主，南方以地表水源为主；村级集中式供水工程，多数为单村供水，水源以地下水和山溪水为主；集中式供水工程中，由于农村饮用水基础设施建设标准低，多数水源没有任何保护措施，并且供水设施简陋，只有水源和管网，饮用水很难稳定达标。另一方面是已有的集中供水工程缺少处理设备和消毒设施，即使建成了的也由于运行成本高，管理相对落后，基本不能正常运行，成为只有集水设施和管道的所谓直肠水。这种饮用水工程实际只解决了农村用水的方便程度问题，并未从根本上解决用水的安全性问题；有水处理设施并且正常运行的集中式供水工程仅占集中供水工程总量的 8％左右。此外，部分集中供水工程存在供水能力与实际用水量不匹配的问题，这样就造成了饮用水成本的增加。

分散式供水人口中，67％为浅井供水，主要分布在浅层地下水资源开发利用较容易的农村，供水设施多数为真空井或筒井，建在庭院内或离农户较近的地方，取水方式主要为手动泵、辘轳或微型潜水电泵；3％为集雨，主要分布在干旱及山丘等水资源开发利用困难或海岛等淡水资源缺乏的农村，以屋檐和硬化庭院集流场为主，北方以水窖蓄水为主，南方以水池蓄水为主；9％为引泉，主要分布在山丘区，南方较多；21％无供水设施或供水设施失效，直接取用河水、溪水、坑塘水、山泉水或到其他村拉水，主要分布在南方降水较丰富的山丘区农村。

随着农村经济的快速发展和农业综合开发，乡镇工业对资源的利用强度和规模日益扩大，农村环境污染和生态破坏日趋严重；由于工业废水、农业面源污染、生活污水的排放量不断增加，完全不加治理的随意排放已经超过了水体的承载能力。水生态环境日益恶化，许多饮用水源受到污染，水质严重超标，水源已很难达到饮用水的标准，甚至达不到地表饮用水源的标准。这对于无任何净水设施的分散饮水的用户无疑是一场灾难。

针对以上问题，急需开展适宜不同分散式农村饮水安全的小型设备、材料、装置和工艺研究及集成应用，提高村镇居民饮用水的供水安全保障水平。

14.5.2　关键技术内容

1. 地下水硝酸盐异位反渗透净水工艺与设备

通过对离子交换、反渗透和生物反硝化等三种最常用的地下水脱硝酸盐技术的比选，并结合华北村镇分散式供水及山东章丘示范区地下水水质特点，设计加工了用 Na_2CO_3/NaOH 软化与反渗透组合工艺处理地下水的中试设备。此外，还研究开发了一类新型膜生物反应器（图 14-23），用其进行地下水反硝化脱氮，可以避免地下水被硝化和反硝化细菌所污染。

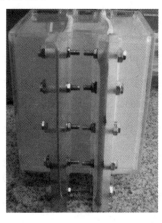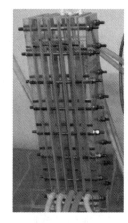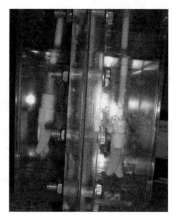

图 14-23　新型膜生物反应器（发明专利，公开号：CN101786763A）

2. 地表水过滤—超滤—消毒一体化设备

该技术集成了针对设备和管网二次污染的微生物消毒与原水悬浮物过滤技术，以该技术

为核心所研制的 $10m^3/h$ 和 $15m^3/h$ 水处理设备获得发明和实用新型专利证书（图 14-24）。

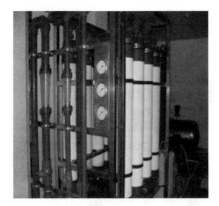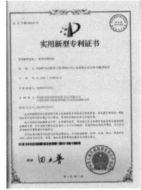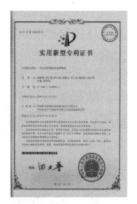

图 14-24　塘坝水过滤—超滤—消毒一体化设备

超滤与消毒相结合的污染防控技术是净水技术的核心内容。中空纤维膜是膜过滤的最主要形式之一，呈毛细管状。其内表面或外表面为致密层，或称活性层，内部为多孔支承体。致密层上密布微孔，溶液就是以其组分能否通过这些微孔来达到分离的目的。

根据致密层位置不同，中空纤维滤膜又可分为内压膜、外压膜及内、外压膜三种。本研究开发的主要为外压膜。

用中空纤维滤膜组装成的组件，由壳体、管板、端盖、导流网、中心管及中空纤维组成，有原液进口、过滤液出口及浓缩液出口与系统连接。其特点：一是纤维直接粘结在环氧树脂管板上，不用支撑体，有极高的膜装填密度，体积小而且结构简单，可减小细菌污染的可能性，简化清洗操作。二是检漏修补方便，截留率稳定，使用寿命长。研究开发的膜组件为 DYUF-2860。

DYUF-2860 膜组件见图 14-25。

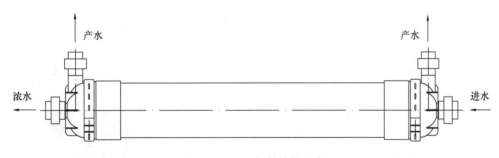

图 14-25　UF 组件结构示意

DYUF-2860 型膜组件能够满足大多数 RO 前处理以及中水回用处理的需要。以 UF 以高通量、高品质的外压中空纤维膜为基础，并根据其主要用途进行了结构改进，以适应较高的进水浊度。

（1）小型消毒过滤一体化功能的饮用水设备

该设备主要集中针对末端微生物污染治理的问题，是以加药消毒和超滤为核心技术的微生物原水消毒和二次污染控制的小型农村净水设备。在原水消毒的同时，避免了设备和管网的微生物二次污染，保障了管网末端入户饮用水的卫生达标，具有针对村镇饮用水微生物普遍超标和管网陈旧设计的适应性。该成果适用于需要建设安全供水工程而且城镇供水管网到不了的村镇（图14-26）。

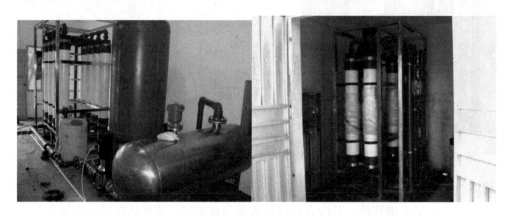

图14-26　宁德九都供水工程示范点和惠州潼侨供水工程示范点

（2）新型二氧化氯消毒设备

该装置应用于村级水厂消毒工序，采用的亚氯酸钠法，完全密封，不需加热，节能不漏气。

原料转化率在95％以上，杀菌强，副产物少。采用化学物质输入通道和循环系统，提高反应效率，节约原料。位差势能定比定量投加系统，利用负压自动开关，按定量系统的比例投加，实现精准投药（图14-27）。

（3）超滤集成净水设备

本设备将活性炭和纳米金属簇与超滤技术相结合，集成了微电解氧化氨氮工序，通过纳米金属簇中铜锌稀土合金之间的多元微电解氧化作用对水中的氨氮进行氧化去除，为超滤常规净水技术赋予了去除氨氮的功能（图14-28）。

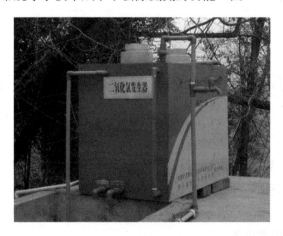 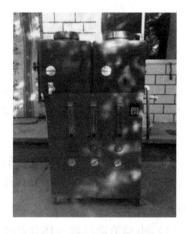

图14-27　二氧化氯发生器　　　　　　　图14-28　超滤集成净水设备

14.5.3 地下饮用水氟去除工艺与设备

该技术工艺主体吸附单元装置共 4 个，3 个运行，1 个再生，循环周期为 900～1000 倍。采用氢氧化钠再生，硫酸铁活化，再生周期约 5d。再生尾液采用石灰—盐酸法处理，可达到排放标准要求。该技术适用于县镇规模含氟地下水的净化，在华北地区地下水含氟量范围内均适用。采用硫酸铁改性活性氧化铝固定床三柱串联吸附除氟技术，原材料价格低廉，处理效果良好，运行稳定，在降低含氟地下水处理费用方面效果明显，出水氟含量达到我国现行《生活饮用水卫生标准》GB 5749—2006 要求，同时还解决了原水砷超标的问题，可为县镇饮用水安全保障提供技术支持，具有推广应用前景。

14.5.4 地下饮用水铁锰微电解氧化—沉淀—过滤组合净化工艺

针对村镇地下饮用水中微生物、铁和锰等超标问题，利用提升泵余压（不增加额外动力）在曝气池中对地下水进行射流曝气，铁锰被氧化成胶体或沉淀，部分在沉淀池中沉淀并通过定期排泥去除，其余经过多种组合滤料（主要是石英砂、锰砂、麦饭石、活性炭等）分级过滤去除，然后通过反冲洗管道利用无油空气压缩机和潜水泵进行"气升水淋"式反冲洗技术（配套技术），再将滤料吸附截流的铁锰通过自吸泵排出处理系统，最后在水塔中进行紫外灯间歇照射消毒，该技术模式在示范基地的应用效果表明，原水水质中铁锰削减 86％以上，微生物和有机物削减 65％以上，供水系统出水水质中铁锰、微生物、有机物等超标指标达到《生活饮用水卫生标准》GB 5749—2006 要求，并研发了配套工艺设备 1 台（套）（DYTM-BG 01）。

14.5.5 集雨水生物慢滤技术与设备

在突破关键技术的基础上，研究形成了一套家用自动生物慢滤水处理设备（图 14-29）。

（1）设备创新性：①针对西北地区集雨水高浊度的特点，设计了 Y 形前置过滤器（过滤网规格为 100 目）对水窖水进行粗滤，减少了后续慢滤装置的堵塞概率。②针对传统配水箱底部开口，重力供水作用下流速先急后缓难以控制的特点，设计了恒流器，保证了高位水箱流出的水流速恒定，避免了流速不均导致的出水水质超标问题。③针对传统慢滤装置直接进水，其布水不均匀性导致滤料表面易冲蚀，容易产生沟流等问题，在慢滤装置顶部设计了布水筐，布水筐清洗方便，不仅起到了均匀布水作用，而且对大颗粒污染物进行初步拦截，减少了滤料堵塞概率。④针对农民文化水平低的特点，设计了进水自动控制系统，在极低的成本下实现了进水自动化，简化了农民操作管理。

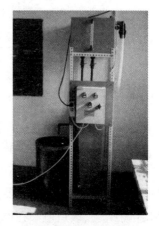

图 14-29　家用自动生物慢滤水处理设备

（2）设备的主要性能参数：单台处理规模：170～848L/d；主要性能指标：滤料装填

高度为 600～700mm，上层水深 100～200mm，滤料粒径 0.3～0.6mm，滤料高度 0.6～0.7m，滤速 0.2～0.4m/h。综合制水成本：0.2～0.8 元/m³。

14.5.6　地表水生物粉末活性炭—超滤膜组合净水工艺

该技术主要是针对华东河网中愈来愈多的微污染水源水体中存在溶解性有机物和氨氮超标等问题，创新性地将混凝、沉淀、吸附、生物氧化和膜分离组合在一起，形成集反应—短时间沉淀—吸附/生物氧化和膜分离工艺于一体的组合工艺。在膜分离前先进行接触氧化，利用回流的活性污泥和生物粉末活性炭（BAC）加上搅拌曝气充氧，氧化氨氮和降解 COD_{Mn}，并在接触氧化池与超滤膜之间设过渡区，以形成一个活性污泥、生物粉末活性炭的回流空间。过渡区后的水进入超滤膜处理池，结合有效的前处理，选择浸没帘式中空纤维膜，有效去除原水中的悬浮颗粒和吸附在颗粒上的 COD_{Mn}、氨氮等，使出水浊度稳定在 0.1NTU 以下。

在生物接触氧化段，投加体积浓度为 2g/L 的粉末活性炭作为生物生长载体，反应器内维持较高的 PAC 浓度，具备一定的缓冲能力，能使整个系统运行更稳定。过渡区的作用类似沉淀池，在实际改造工程中充足的池长保证活性炭能够充分沉降，上清液则溢流入膜池，能起到抑制生物活性炭污染膜表面的作用。该工艺尤其针对贫营养的微污染地表水源水，去除水体中浓度低、种类多、性质复杂的污染物，同时也具备抵抗水质和水量变化的冲击、设备布置紧凑、易于自动化控制管理等优点（图 14-30）。

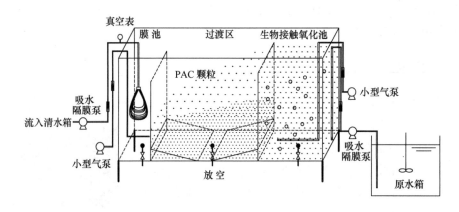

图 14-30　组合工艺示意图

根据上源闸水厂的现状，在全厂 15 万 m³/d 的总能力中，将一条 3 万 m³/d 生产线的沉淀池和滤池部分改造为能在引现状总干渠原水的条件下，生产出水符合《生活饮用水卫生标准》GB 5749—2006 要求的处理池。系统采用混凝、沉淀、生物粉末活性炭接触氧化和超滤工艺。改造范围在原上源闸水厂一期工程的平流沉淀池和滤池范围内，380V 电源由临近配电间引出，混凝剂投加沿用原系统。改造工程尽量利用原有水池和可利用设备，尽可能减少池外用地，在改造过程中尽可能减少对水厂运行的影响。

本示范工程以现场中试成果为基础，结合上源闸水厂的实际情况设计，项目建成后，不仅为上虞增加新的可用水源，而且对类似水源水厂的升级改造具有很好的示范作用。

絮凝剂自动投加设备

该装置应用于村级水厂，采用无级变速泵确保搅拌转速为理想的每分钟 200 转左右，保证絮凝剂既能充分溶解分子结构又不被破坏。

拥有自主专利技术的独立球阀系统保证絮凝剂不沉淀，可实现水来药来，水停药停。

定量系统保证絮凝剂按照比例投加，实现了絮凝剂的均匀精准投配。

装置采用了"虹吸投加"专利技术，使用特制的混凝剂虹吸投加箱或者简易虹吸投加装置，使其在箱体内充分稀释，利用加工而成的虹吸装置，水流经过时带走空气形成负压，絮凝剂被定量带入水中，可实现水来药来，水停药停，完全不用动力和人工（图 14-31）。

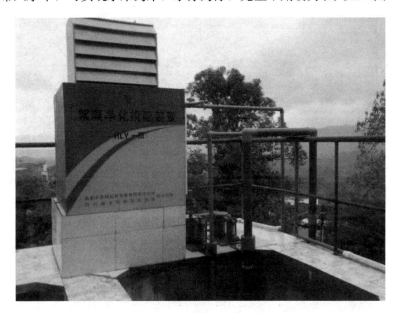

图 14-31　絮凝净化投配装置

14.5.7　海岛村镇典型水源水净化工艺与设备

1. 太阳能动力屋顶接水净化技术与装置

针对水电两缺的海岛家用净水装置，通过分质供水杂用水龙头和气压罐来实现家用净水装置中空纤维膜的正洗反冲等维护功能，并将出水用于杂用水，充分利用淡水资源；研发多功能电源控制器，实现太阳能、蓄电池、市电的自动稳定切换。

2. 海岛超滤膜净化装置的膜丝断裂检测技术

针对海岛村用间歇性超滤膜净化装置，在处理流程中增设小型气泵，增加气路，并在每一支膜元件出水管路上设置透明管段，通过 PLC 系统智能集成控制，自动进行水泵、气泵的启闭切换，实现在可视管段处目测是否产生气泡以判断每一支膜元件的膜丝是否断裂。装置通过 PLC 系统智能集成控制，实现了超滤膜膜丝断裂与破损一键检测的功能，操作简单。

针对反渗透膜淡化装置（图 14-32），不同于用原水顶替反渗透膜元件中浓水的常规方法，而是用少量的反渗透纯水顶替反渗透膜元件中的高盐、高污染浓水，可显著减少反渗透膜的污染。当设备待机时间过长时亦可用 PLC 程序控制反渗透装置的定时自动快速冲洗，防治反渗透膜表面的微生物生长污染，无需膜供应商要求的加药保护；针对海岛山塘水库、平地水库由于容量较小，水位变化较大的特点，研制的水面浮动式原水抽吸技术有利于获得稳定取水，并且与潜水泵的取水方式不同，它不受水体底泥的污染和影响，有利于获得表层浊度相对较低或盐度较低的原水；针对山塘水质咸淡季节性变化现象，在同一设备中实现咸水淡化/淡水净化技术的共存，依据水质变化情况实现净化技术的手动切换，或者同时运行，以保证设备出水满足饮用水要求。

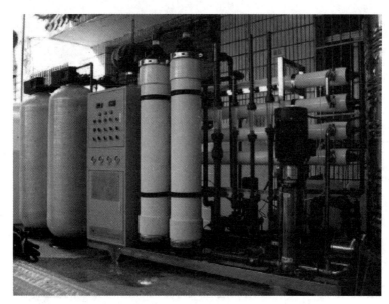

图 14-32　海岛苦咸水淡化/淡水净化一体化装置

3. 海岛村镇典型水源水净化工艺与设备

散列海岛村镇主要以小山塘、分散的坑道井、屋顶接水作为淡水水源，水源水质水量变化系数大，用水量冲击负荷剧烈，电力成本高，夏季水电两缺，水源咸淡交替。围绕海岛产水水质、投资成本、运行成本、操作管理（全自动、少耗材）四个影响海岛村镇饮用水处理技术推广应用的关键问题，研发了海岛家用净水装置的正反冲洗与分质供水技术、太阳能、蓄电池与常规电源的稳定切换技术、膜处理装置的膜丝断裂检测技术、苦咸水淡化/淡水净化一体化技术、延长膜使用寿命的 PLC 控制的膜污染自动冲洗技术、水面浮动式原水抽吸技术等，形成了一整套从取水到产水的海岛村镇典型水源水净化集成创新技术体系，开发出经济实用和便于管理的全自动海岛典型水源水净化设备，在舟山 4 个海岛进行了示范与中试，设备出水水质均已达到《生活饮用水卫生标准》GB 5749—2006 中关于"农村小型集中式供水和分散式供水部分水质指标及限值"的要求，净水设备的制水成本，与类似设备对比，降低了约 10%～30%，得到了当地政府、渔农民以及海防营官兵的高度肯定。

4. 家用屋顶接水收集处理系统

针对散列海岛旱季水电两缺的现状，以及海岛家用自备井与屋顶接水系统，课题组开发了以中空纤维膜为核心的家用净水器、以太阳能供电为动力的家用屋顶接水收集处理系统，成功解决了传统中空纤维膜家用水处理无法正冲反洗及二次污染的问题，突破了家用净水器的分质供水技术、以及太阳能屋顶接水供水系统的太阳能、蓄电池与常规电源的稳定切换技术，解决了散列海岛村镇夏季水电两缺的矛盾，保证了渔农民的饮水安全。目前有 3 套家用净水器和 2 套太阳能动力屋顶接水供水系统安装在舟山庙子湖岛和青浜岛使用。

5. 低压超滤坑道井水处理技术与设备

针对海岛坑道井水现状，研发了低压超滤坑道井水处理设备，突破了超滤膜水处理设备中空纤维膜膜丝断裂的检测技术，解决了膜丝断裂、破损等造成的杂质穿透而引起的水质污染问题，以及用水冲击负荷造成的高能耗问题，成功研制出 ZJU-UF 系列坑道井水处理设备。ZJU-UF-10 自 2009 年 11 月起在舟山东极镇青浜岛示范应用，ZJU-UF-30 自 2010 年 5 月起在庙子湖岛海防营示范应用。

6. 苦咸水淡化/淡水净化一体化装置

针对海岛部分山塘水质呈现出季节性咸淡交替、导致常规淡水净化装置在水源水质盐度超标情况下出水无法达标的现象，课题组研制出了海岛山塘苦咸水淡化/淡水净化一体化装置，且在湖泥岛农村饮用水工程中得到应用。该装置采用反渗透淡化与超滤净化集成工艺，根据咸度变化可实现超滤与反渗透切换或产水混合调配，保证了海岛渔农民在任何季节的水质安全。

7. 海岛苦咸水反渗透淡化技术与装置

针对海岛平地水库、滩涂水库多为苦咸水的现状，课题组开发出海岛苦咸水反渗透淡化装置，集成了课题组研发的水面浮动式原水抽吸技术、PLC 程序控制的反渗透膜自动冲洗技术等反渗透膜污染控制技术，有效地降低了苦咸水淡化成本，增加了海岛可用水资源量。该设备已在六横岛蛟头千丈塘平地水库使用，出水已供应至夏家村、翁家村自来水管网，中试电耗 1.5kWh/m³，制水成本低于 2.5 元/m³。

8. 移动式小型海水淡化技术与装置

针对散列海岛淡水资源匮乏但海水丰富的情况，课题组引入国内新研发的小型能量回收装置，集成 PLC 程序控制的反渗透膜污染自动冲洗技术，突破了小型海水淡化装置上的能量回收与节能技术，研制出移动式小型海水淡化装置。由于集成了小型能量回收装置，本设备的能耗（4.0kWh/m³）远小于国内同类小型海水淡化装置的能耗（7.0kWh/m³）；同时，课题组设计的三种灵活连接的预处理系统，使装置可用于外海船用、应急海水淡化与海岛长期海水淡化饮用水处理设备。具有节能和灵活、经济、实用的优点。该设备已在六横岛台门镇进行中试，制水成本低于 4.0 元/m³。

9. 移动式应急深度水处理技术与装置

针对海岛旱季淡水短缺、原水污染程度高的问题，基于分离效率最高的反渗透膜技术和水面浮动式原水抽吸技术，课题组研制出移动式应急深度水处理装置。装置配备汽油发电机，采用车载移动方式，提高了应急装置使用的快速响应和灵活性；装置可保证在原水水质多样性和不确定性的情况下出水水质的安全性；装置适用于海岛村镇和大陆的各类山塘、水库、江河、溪流、洪水，可快速将苦咸水或污染淡水处理成饮用水，已在舟山六横岛、杭州城郊小河试用，出水符合饮用水水质标准。

技术成熟度及经济可行性分析：

离子交换、反渗透和新型膜生物反应器都能有效地脱除地下水中的硝酸盐。离子交换法具有成本低、运行管理方便等优点，但在无废水排放途径的农村其再生废液的处置非常困难；生物反硝化投资和运行成本低，但脱氮效果易受温度等因素影响，并且其对运行管理人员的要求高，因此这两种方法均不宜在村镇使用。反渗透法脱氮效果好、运行管理方便，反渗透法生产的纯水水质好，制水成本为 8.30 元/m³，每桶水（18.9L）0.16 元。同时，反渗透产生的浓水可作为灌溉用水，比较适合村镇饮用水处理。

集成了以针对设备和管网二次污染的微生物消毒与原水悬浮物过滤技术为核心的地表水过滤—超滤—消毒一体化设备，已获得 3 项专利，满足了出水达到国家饮用水的标准。制水成本为 0.43~0.5 元/m³。结合水源原水净化工艺，保障了设备出水达到国家饮用水106 项的标准。

地下饮用水氟去除工艺与设备，除氟运行费为 0.59 元/m³水。采用硫酸铁改性活性氧化铝固定床三柱串联吸附除氟技术，原材料价格低廉。主体吸附单元装置共 4 个，3 个运行，1 个再生，循环周期为 900~1000 倍。采用氢氧化钠再生，硫酸铁活化，再生周期约 5d。再生尾液采用石灰—盐酸法处理，可达到排放标准要求。地下饮用水氟去除工艺与设备适用于县镇规模含氟地下水的净化，在华北地区地下水含氟量范围内均适用，可以同时去除水中的砷，因此也适用于氟和砷都超标的地下水源，可为县镇饮用水安全保障提供技术支持，具有推广应用前景。

地下饮用水铁锰微电解氧化—沉淀—过滤组合净化工艺与国内外同类型的技术相比，该组合工艺将射流曝气滤池、铁锰过滤和深度处理、反冲洗、紫外灯间接照射消毒等工艺组合，辅以提升泵余压射流曝气、气升水淋反冲洗技术，该组合技术具有很强的可行性和可操作性。

家用自动生物慢滤水处理工艺在国内首次应用于干旱地区雨水处理，具有投入成本低、操作简单、方便卫生、出水水质达标、不需要投加药剂等特点，可以有效解决农村地区一家一户分散供水的饮水安全问题，不仅适用于我国西北依靠集雨水窖蓄水的地区，也适用于我国西南山区依靠集雨水柜、塘坝供水的农村地区，社会、经济和环境效益显著，在我国新农村建设中具有广阔的推广应用前景。集雨水生物慢滤技术与设备综合制水成本为 0.2~0.8 元/m³。通过调研对比可以看出，目前，市场上家用净水装置主要采用膜过滤技术，其高昂的运行成本和零部件更换的复杂操作极不适用于我国经济条件相对落后的广大农村地区。

14.5.8　推广应用情况

1. 地下水硝酸盐异位反渗透净水工艺与设备

在山东章丘示范基地宁家埠镇徐家村建立了一项中试工程——反渗透法去除地下水中的硝酸盐，运行效果：进水 $[NO_3^--N] \approx 80mg/L$，硬度 $\approx 850mg/L$（以 $CaCO_3$ 计）；出水 $[NO_3^--N] \approx 7.8mg/L$，硬度 $\approx 30mg/L$（以 $CaCO_3$ 计）。目前正向当地村民提供符合《生活饮用水卫生标准》GB 5749—2006 的饮用水，可满足 1500 人的饮水安全需求。

2. 地表水过滤—超滤—消毒一体化设备

地表水过滤—超滤—消毒一体化设备已经在广东惠州和福建宁德分别应用于 3500 人的小型集中供水示范工程，应用后经过稳定运行监测，设备出水口和用户终端水质都达到了《生活饮用水卫生标准》GB 5749—2006 中关于小型集中供水的 106 项的水质指标。

小型消毒过滤一体化功能的饮用水设备已经在广东惠州和福建宁德农村应用，针对华南地区村镇塘坝水源地与饮用水存在的养殖污染问题，解决了农村 7000 人的饮用水安全问题。示范基地的饮用水水质常规指标达到了《生活饮用水卫生标准》GB 5749—2006 中关于小型集中供水的要求。本成果不仅为村镇饮用水安全供水保障体系的建立提供了技术支持，而且保障了农村人口身体健康和新农村建设的基本和实质需求，取得了显著的社会效益。

新型二氧化氯消毒设备已经在课题的示范点进行示范应用，并在四川等地区得到进一步推广。

超滤集成净水设备在甘肃省会宁县柴家门乡柴家门村示范应用。第三方水质检测评估报告表明：各示范户的水源水质浊度、COD、氨氮等主要指标达到地表Ⅲ类水标准；饮用水水质常规指标达到《生活饮用水卫生标准》GB 5749—2006 要求。

3. 地下饮用水氟去除工艺与设备

在北京市昌平区东南部小汤山镇建设含氟地下水净化示范工程 1 项，规模为 $1000m^3/d$，采用硫酸铁改性活性氧化铝固定床三柱串联吸附除氟技术，原材料价格低廉。主体吸附单元装置共 4 个，3 个运行，1 个再生，循环周期为 $900 \sim 1000$ 倍。采用氢氧化钠再生，硫酸铁活化，再生周期约 5d。再生尾液采用石灰—盐酸法处理，可达到排放标准要求。示范工程处理效果良好，运行稳定，在降低含氟地下水处理费用方面效果明显，除氟制水成本 0.59 元/t，出水氟含量达到我国现行《生活饮用水卫生标准》GB 5749—2006 要求，同时还解决了原水砷超标的问题。

该技术适用于县镇规模含氟地下水的净化，在华北地区地下水含氟量范围内均适用，可以同时去除水中的砷，因此也适用于氟和砷都超标的地下水源，可为县镇饮用水安全保障提供技术支持，具有推广应用前景。

4. 地下饮用水铁锰微电解氧化—沉淀—过滤组合净化工艺

示范工程地点：辽宁省清原县草市镇

完成时间：2010 年 8 月 20 日

示范技术：示范铁锰曝气过滤技术、微电解氧化—沉淀—过滤组合净化工艺、紫外灯消毒净化技术和防低温管道施工新工艺。

示范工程地点：辽宁省清原县北三家乡

规模范围：50m³/d；示范面积 0.5km²；解决了 150 户村镇居民的安全饮水问题。

运行效果：示范基地出水水质铁锰去除率均达到 80％以上，COD_{Mn}、微生物去除率达到 65％以上。饮水水质达到《生活饮用水卫生标准》GB 5749—2006。

5. 集雨水生物慢滤技术与设备

家用自动生物慢滤水处理设备在甘肃省会宁县会师镇南十里堡村、新添堡乡道口村示范应用。本设备具有以下特点：①通过滤料层表面培养微生物黏膜的生化作用达到对水体中污染物去除之目的，无需消毒，处理出水即能满足《生活饮用水卫生标准》GB 5749—2006。②适用于农村一家一户分散式供水处理。第三方水质检测评估报告表明：各示范户的水源水质浊度、COD、氨氮等主要指标达到地表Ⅲ类水标准；饮用水水质常规指标达到《生活饮用水卫生标准》GB 5749—2006 要求。

14.6 供水管网漏损监控设备

14.6.1 研发背景

我国供水企业漏损情况严重，漏失的水也需要经过水质处理、泵站输送，漏失水的商品属性无法体现，使得供水负担增加，供水收益减少，这与国家节能减排的目标不符，为达到供水企业节能减排的目标，必须采取措施控制管网漏损。

针对目前我国国产检漏仪器设备检测效率低、定位精度低、市场占有率低等问题，研制具备辅助定位功能的小流量泄漏的检漏仪器设备，开发漏损预警系统，促进管网检测和压力控制设备的国产化与产业化，提高我国管网检漏技术和装备水平。

我国多数供水设施陈旧、技术水平提高缓慢、管理体制存在许多问题等原因使城市供水管网漏损率高于国家所规定的标准，距发达国家的先进水平还有很大的差距。各地供水公司开展漏水调查工作，配备有简单的仪器设备，以管道事故抢修为主，漏水调查靠老工人的经验，多数单位管道漏水控制效果不好。近几年由于国内经济环境和市场管理机制的改善、有关用水节水政策措施的颁布，供水管网检漏受到各级政府和各地供水公司的重视，国外成熟的技术与设备进入国内市场，为开展漏水调查工作提供了良好的条件，各地供水公司相继引进了不少西方发达国家的先进漏水检测设备。一些供水公司根据自身状况也成立了相应的检漏队伍，专门从事漏水控制工作，取得了一定的效果，但从总体上来看和发达国家还有一定的差距，检漏技术人员较少，专业技能较低，对先进设备的引进和使用没有很好地消化，工程经验不足，虽有先进的仪器设备也无法达到应有的效果。

因国产设备在技术上和稳定性上与国外产品的差距，国内用户对于国产设备的采购和使用积极性不高，导致本行业的产业化进展缓慢。而像英国、德国、瑞士、日本等都有本国的管网漏损控制管理设备的生产厂家，这有利于这些国家的相关专业的技术、理念的发展，同时对于相关上下游行业也有很大的推动，反过来也对本行业起到促进作用；由于本行业专业性较强，在国际上成熟的专业生产厂家不超过 10 家。

正是由于我们的理念和技术水平发展缓慢，无法抵御国外相关设备大量进入国内市场，也无法要求国外厂家能够按照我国用户的实际需求作产品的改进。

综上所述，漏损控制设备产业化势在必行。

14.6.2　关键技术及产品性能

1. 听漏仪

听漏仪是用于供水管道、供热管道等泄漏检测的电子产品。在原有产品基础上，增加了国外同类设备没有的声音、图像、现场采集的数据存储、回放以及数据的下载，并通过 PC 机导出、打印（图 14-33）。

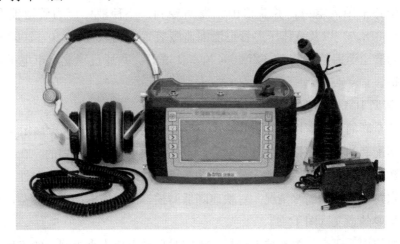

图 14-33　听漏仪

本产品突破的关键技术有：小信号的放大滤波、选频、高信噪比的模拟电路；基于 FFT 的频谱显示技术；将现场采集的漏水噪声进行海量存储和回放；对现场噪声波形进行客观记录；音频电路设计原理、PCB 布线的抗干扰及低噪声技术。

该产品已获得多项国家专利，包括采用可编程滤波器的听漏仪（ZL201120146120.4）、可调频率滤波分析软件（2011SR048215）、供水管网泄漏检测仪（ZL201230080050.7）、固定频段滤波分析软件 V1.0。

2. 相关仪

本产品是应用高精度延迟时间差确定、互相关分析、基于线性回归的计算模式理论泄漏定位和利用 FFT 的傅里叶变换、kalman 滤波、小波分析等技术实现高精度滤波等具有国际先进技术水平的技术，结合液体压力管道检测技术要求而自主开发研制完成的，由硬件实现信号检测、采样、模拟滤波、放大（自动增益）、A/D 转换、传输以及供电，由软件实现数字滤波、相关分析、泄漏定位、频谱分析以及扩展的多种功能。泄漏噪声信号的采集、滤波、相关分析、输入输出等均由相关仪主机来控制，通过人机接口界面完成（图14-34）。

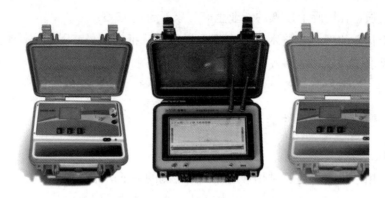

图 14-34 相关仪

该产品填补了国内空白，并获得国家发明专利：一种液体压力管道泄漏检测装置（ZL200910086818.9）以及液体压力管道泄漏监测装置专用软件 V3.0（2009SR044754）、一种液体压力管道泄漏检测装置（ZL200420096159X），并通过了北京市电子产品质量检测中心的认证。

3. 供水管网 DMA 分区计量漏损控制管理系统

这是一项全新的、创新性的、世界性的发明，是供水管网 DMA 分区定量漏损控制一体化系统方案配套的区域漏损评估分析软件。也是一项填补国内空白的，在世界同行中也绝无仅有的数据采集、监控、评估、分析软件系统。能明晰、准确、方向性、数字化地显示和预报全水司或区域的漏水情况。对快速降低漏损，极大地提高经济效益，保障人民安全生活具有重要的意义（图14-35）。

软件主要应用、研究的关键技术包括：①实时自动采集供水管网中的流量、压力监测数据；②DMA 漏损评估分析；③在线监测；④动态监测；⑤派工处置。

本产品获得了计算机软件著作权——供水管网 DMA 分区定量漏损监控管理系统［简称：wDMA 系统］V2.0（2014RS115625），并通过中国软件评测中心的检测。另外，作为本产品的经验总结，于 2014 年年初在中国建筑工业出版社出版了技术专著《分区定量管理理论与实践》。

4. 插入式三功能一体漏损监测仪

创造性地将流量、压力、噪声等三种传感数据进行一体化应用，采集、传输同步，目前仅在国外有 1 家家庭小作坊研制类似产品，但尚未形成生产能力（图14-36）。

插入式三功能一体漏损监测仪的压力和流量传感器采用国内厂家现有部件，与埃德尔研发的噪声传感器和数据记录仪经过软硬件集成，已经投入示范城市应用，并开始小批量销售。

（1）GPRS 无线通信技术

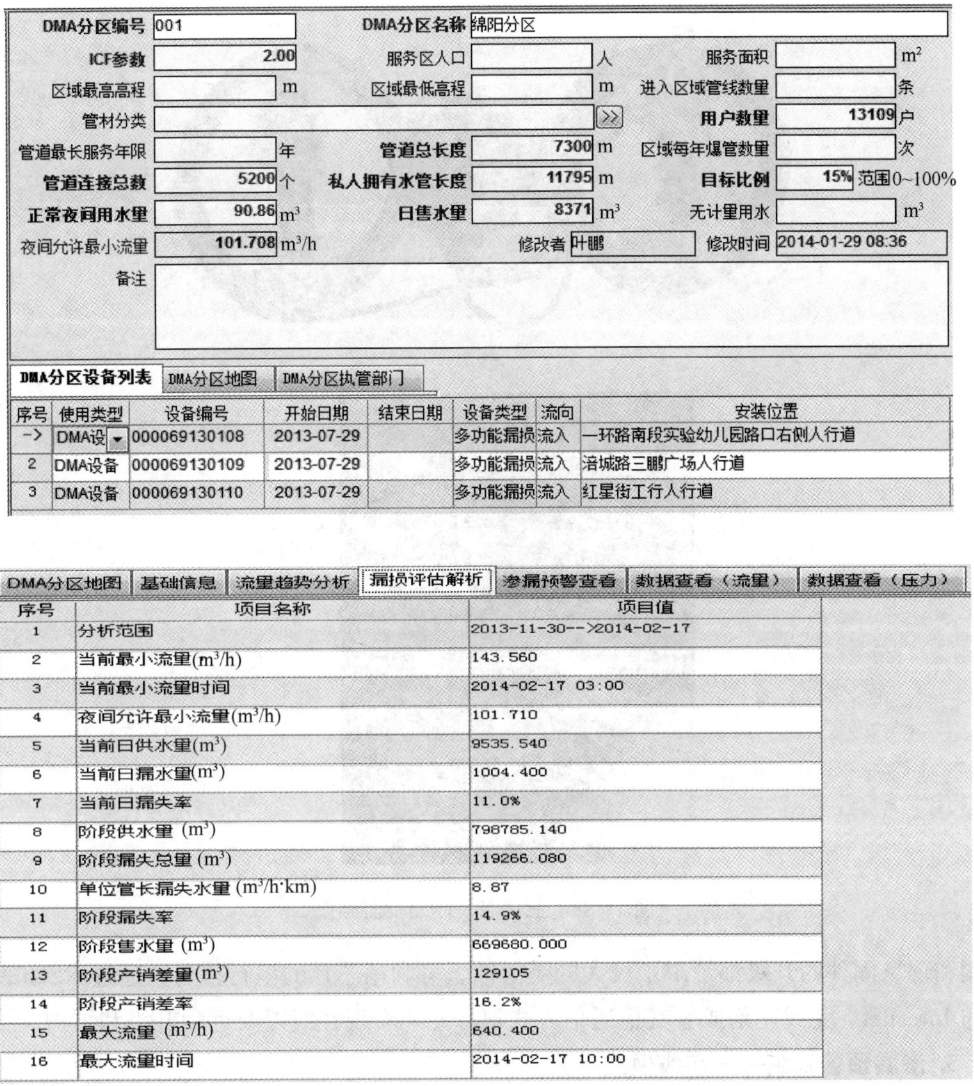

DMA分区编号	001			DMA分区名称	绵阳分区			

ICF参数	2.00	服务区人口		人	服务面积		m²
区域最高高程	m	区域最低高程		m	进入区域管线数量		条
管材分类				>>	用户数量	13109	户
管道最长服务年限	年	管道总长度	7300	m	区域每年爆管数量		次
管道连接总数	5200 个	私人拥有水管长度	11795	m	目标比例	15%	范围 0~100%
正常夜间用水量	90.86 m³	日售水量	8371	m³	无计量用水		m³
夜间允许最小流量	101.708 m³/h		修改者	叶鹏	修改时间	2014-01-29 08:36	
备注							

DMA分区设备列表 DMA分区地图 DMA分区执管部门

序号	使用类型	设备编号	开始日期	结束日期	设备类型	流向	安装位置
->	DMA设 ▼	000069130108	2013-07-29		多功能漏损	流入	一环路南段实验幼儿园路口右侧人行道
2	DMA设备	000069130109	2013-07-29		多功能漏损	流入	涪城路三鹏广场人行道
3	DMA设备	000069130110	2013-07-29		多功能漏损	流入	红星街工行人行道

DMA分区地图 基础信息 流量趋势分析 **漏损评估解析** 渗漏预警查看 数据查看（流量） 数据查看（压力）

序号	项目名称	项目值
1	分析范围	2013-11-30-->2014-02-17
2	当前最小流量(m³/h)	143.560
3	当前最小流量时间	2014-02-17 03:00
4	夜间允许最小流量(m³/h)	101.710
5	当前日供水量(m³)	9535.540
6	当前日漏水量(m³)	1004.400
7	当前日漏失率	11.0%
8	阶段供水量 (m³)	798785.140
9	阶段漏失总量 (m³)	119266.080
10	单位管长漏失水量 (m³/h·km)	8.87
11	阶段漏失率	14.9%
12	阶段售水量 (m³)	669680.000
13	阶段产销差量(m³)	129105
14	阶段产销差率	16.2%
15	最大流量 (m³/h)	640.400
16	最大流量时间	2014-02-17 10:00

图 14-35　DMA 分区计量漏损控制管理系统

GPRS，即通用分组无线业务。GPRS 特别适用于间断的、突发性的或频繁的、少量的数据传输，也适用于偶尔的大数据量传输，具有实时在线、按量计费、快捷登录、高速传输、自如切换的优点。目前，该技术已经模块化，可以通过相应的指令对其进行操作。

（2）传感器技术

传感器的作用是把非电量的物理量转变成模拟电信号，例如电流、电压、频率及脉冲等，通常这些信号比较小，需要放大及滤波后才能得到我们想要的信号。例如，噪声传感器是将管道噪声（即漏水振动）转换成变化的电压，压力传感器也是将管道压力转换成变化的电压等。

（3）远程升级技术

应用编程（IAP）技术为系统在线升级和远程升级提供了良好的解决方案，也为数据

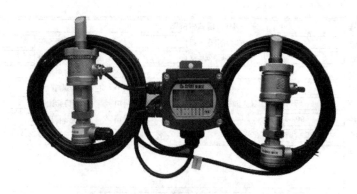

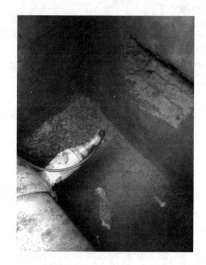

图 14-36　三功能一体漏损监测仪

存储和现场固件的升级都带来了极大的灵活性。可利用芯片的串行接口，通过 RS232、现有的 Internet、无线网络或者其他通信方式很方便地实现在线以及远程升级和维护。

5. 渗漏预警系统——在线模式

每套在线渗漏预警系统主要由探头（探头内含噪声记录模块、数据存储模块、GPRS

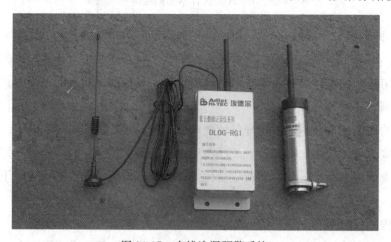

图 14-37　在线渗漏预警系统

无线发射模块、电源模块)、监测仪、智能分析软件组成(图 14-37)。渗漏预警在线监测系统的探头安装在阀门、消火栓或直接安装在管道上,该装置有坚固的外壳,符合 IP68 防护标准,并监测、记录管网的噪声数据,利用 GPRS 网络将数据发送至监控中心,并通过 PC 智能分析软件对测量数据进行图形显示和管理。按照已经划分好的区域,把分布于管网各处的监测点监测到的数据传输到服务器或数据中心,应用漏水点噪声强度和离散度,按区域进行统计分析,使用户能即时地发现管道是否存在渗漏或大的泄漏,起到监测漏点和预警的作用,从而实现快速、稳定、长期降低爆管概率和供水安全事故的发生。长期的噪声可以快速反映漏水复原的现象,即时发现区域内新的漏水点。

本系统的主要特点是:实时监测管段漏损,对噪声强度、频率和带宽进行分析;原始噪声回放,以区分漏水声或干扰噪声;具有泄漏实时短信报警功能;24h 噪声监测数据;消火栓报警;GPRS 无线通信;监测结果可实时在地图上标注显示。

6. 渗漏预警系统——离线模式

本系统主要由多个探头(探头内含噪声记录模块、数据存储模块、无线发射模块)、巡检仪、智能分析软件等组成。根据管网特点,合理选择管道节点(选择管道阀门、消火栓等),多台探头安装在管网上的不同地点,按预定时间开关机,并监测、记录管网的噪声数据,将这些信息储存在探头的存储器内,利用巡检仪收集各个探头存储的噪声数据,并通过智能分析软件处理,按照已经划分好的区域,把分布于管网各处的数据传输点发出的数据分区域进行统计分析,通过管网噪声强度和离散度,以及对区域内夜间用水状况的调查,使用户能及时地发现管道是否存在渗漏或大的泄漏,起到检漏和预警的作用,从而降低爆管概率和供水安全事故的发生。

本系统主要特点:应用清晰的泄漏识别、移动或固定泄漏监测、经过巡检收集数据,再分析管网漏损情况,以便确定检漏策略。不需要标定、安装便捷、操作简单。

14.6.3　推广应用情况

wDMA、在线监测渗漏预警系统、多功能漏损监测仪分别在北京、绍兴、南昌、绵阳、黄石、福州、德州等城市示范应用,拟计划与北京沟通,开展涉及所有课题成果的综合示范工作。如 wDMA 系统在南昌供水公司的应用已经由最开始的 4 个 DMA 分区扩展到 33 个,除了接入多功能漏损监测仪的数据以外,还接入了 ABB 的流量计、国产流量计、两家国内厂家的远传水表数据,下一步要与 SCADA、GIS、营销系统等并网运行;超声波原理的多功能漏损监测仪接入绍兴自来水公司的 SCADA 系统后,查出许多新的漏点,效果明显;通过示范应用 wDMA,取得意外效果,利用短期数据可评估出水司的真实漏损率和漏损量。

1. 北京劳动保障职业学院地下管线模拟试验场地

为充分应用和延伸应用“十二五”课题研究的成果,中国城市规划协会地下管线专业委员会、北京劳动保障职业学院、北京埃德尔公司三方展开校企共同合作,在北京劳动保障职业学院建立了“智慧管网实训基地”,由埃德尔负责组织设计铺设了四种智慧管网:

包括供水、供热、燃气、排水等地下管网，也把电力电缆作为探测内容包括了进去。并设置了多个监测点；设计安装了北京埃德尔公司提供的多种在线监测设备和监控软件系统。如"十二五"课题成果的多功能漏损监测仪、渗漏预警系统、wDMA软件系统以及排水多功能监测一体机、燃气阀井在线监测系统、供热管网漏损光纤监控系统等。同时，建立了综合展示室和地下剖面室。在综合室通过2m×3m的大屏幕展示4种管网在线监测系统的综合信息平台；在剖面室展示各种管材在土壤地层中的铺设状况，以及相关模拟维修、抢修操作，如带压打孔等。

该实训基地既可以满足学校教学使用，也可以作为相关行业岗位培训基地，同时也可以作为"十二五"课题的生产、研发试验场地。目前，该实训基地正在建设中，四种智慧管网及在线监测设备已经基本完成安装，正在进行综合室和剖面室的施工建设（图14-38）。

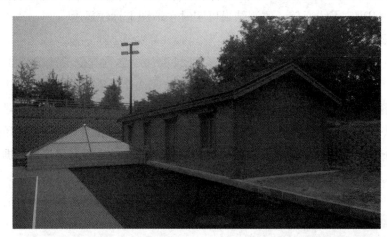

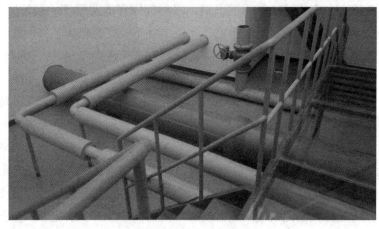

图14-38　综合室和剖面室

2. 供水管网DMA分区计量漏损控制管理系统在南昌的应用

供水管网DMA分区计量漏损控制管理系统在示范单位南昌水司运行近一年，为南昌市自来水公司发现漏损挽回经济损失520万元；由开始的3个DMA分区，现在已经扩大到12个大区，60多个DMA分区，系统运行稳定；除了接入课题成果的多功能漏损检测仪外，同时接入国内外 2 个厂家的流量计、压力计以及国内 2 家远传水表厂的数据，显示了很好的兼容性；目前正在与北京市自来水公司、德州市自来水公司、绵阳市自来水公司、开封市自来水公司、黄石市自来水公司、吴江市自来水公司等沟通系统实施方案。在国内还没有见到类似产品，属于国内首创，完全自主开发。

14.7　新型二次供水设备

14.7.1　研发背景

二次供水是关乎国计民生的重要事情，并且已经被纳入国家公共卫生安全体系。虽然经过长期的发展我国城市供水水平得到了很大的提高，但目前也存在着很多隐患。我国二次供水设备的水泵大多没有优化选型配置，造成水泵长期低频率运行，其中 35Hz 以下运行比例占 60%，单位电耗量平均在 $1500kWh/(km^3 \cdot MPa)$ 左右；并且传统供水设备所用三相异步电机在低负载状况下效率偏低，从而为二次供水设备从电机优化层面寻求效率增长点提供了巨大空间。

近年来，相关文献经常提到二次供水设备水箱或蓄水池污染引起二次供水突发性水污染事件，储水设备陈旧开裂，或因储水设备过大、不定时循环，或没有在供水过程中全密闭供水，已经成为二次供水突发水污染事件的主要原因之一，所以关注全密闭供水对水质保障有重大意义。另外，在出厂水水质符合生活饮用水标准的情况下，还存在水质二次污染的可能性，其主要原因是输送过程中发送的浊度升高，因余氯下降引起的细菌超标，或管网破损引起的水质污染都是较为常见的现象。课题组以北京、上海两大最具代表性的城市为研究对象，分别对上海出厂水与管网水数据进行收集，并随机抽取北京近百处二次供水终端水质，发现在水质绝大多数符合饮用水标准的情况下还是有个别地方存在超标或已接近标准上限，所以二次供水设备、水质改善设备功能的研究刻不容缓。

在线监测方面，世界上曾发生过多起在城市饮用水浊度和细菌学指标符合卫生标准的情况下，由贾第鞭毛虫和隐孢子虫引起疾病暴发的事例；虽然浑浊度低于 0.1NTU 被视为安全的饮用水，但此时水中仍然存在大量的颗粒物质，浑浊度测量作为超滤膜后水质指标不能准确反映水体中这些病原微生物的情况，新型二次供水设备如果用浊度评价水质监测结果也会存在一定的问题；另外，现在的二次供水监控平台大多只具备设备运行参数的监测，以超滤为核心的二次供水设备缺少水质监测结果合理评估、预警远程监控平台。

14.7.2　关键技术及产品性能

以矢量泵和永磁电机的技术应用为核心，开展了无负压二次供水设备、超滤膜及在线检测技术的集成研究，形成了批量生产能力，取得如下成果：

（1）开发了以矢量泵和永磁电机组合应用为核心的二次供水设备，并进行了系统优化，实现了节能目标。在研发中，联合国家稀土永磁电机工程技术研究中心以唐任远院士为核心的设计团队，通过对永磁电机磁路结构计算优化、无位置无编码器变频矢量解耦控制数学模型改进、矢量电机专用变频控制器的开发、不可逆退磁问题的攻克等，研发出具有高效节能特点的永磁同步矢量电机，其效率比同功率三相异步电动机（IE2）最高效率点高 5 个百分点以上，普遍达到 IE4 能耗标准，属于超高效电机，达到国际领先水平。

（2）建立了水泵参数数据库，成功应用于新型二次供水设备水泵选配。课题组根据 SVM（最小二乘支持向量机）数据挖掘原理，首先进行了大规模适用于二次供水设备的水泵运行参数测量，并利用 Matlab 进行了后期数据处理，最终得到了 200 余种规格常用立式多级泵各频率下的流量—扬程、水泵效率、电机效率等数据曲线共计 12000 余条，并对数据进行了软件化录入，为系统设计优化奠定了基础。

以上述两项技术为核心，应用国产专业变频器、国产超滤膜及国产控制元器件，在北京、山东泰安、浙江余姚等地实施了二次供水改造工程，相对于进口国外配置成本降低了 36.8%；与改造前相比，能耗降低 38%～47%，浊度、颗粒物、微生物等水质指标得到明显改善。以北京核工业乙二号院住宅小区生活给水系统项目改造为例，使用课题成果前后节能贡献率分析如图 14-39 所示（因系统水泵搭配已按课题研究模型优化，此处矢量泵只考虑最高效率提升率）。

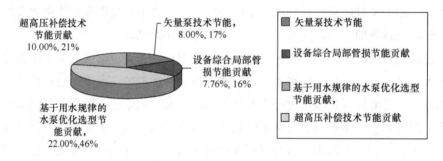

图 14-39 节能贡献率分析

以某项目日供水量 100t，扬程 100m 为例，该项目改造前吨水耗电量平均为 1.2kWh/(m³·MPa)，采用矢量泵并进行系统优化后，其吨水耗电量平均为 0.7kWh/(m³·MPa)。该项目年节省电量为 18250kWh。

（3）研制出不间断产水超滤膜组件。研发出包含超滤处理单元、在线反冲洗切换模块、防压差破坏流量控制模块、智能控制柜、在线反冲洗模块、在线化学清洗模块在内的超滤膜在线净化设备，实现不间断产水功能，与传统超滤组件相比节约占地 79%～83%，节能 90%。

研发出以颗粒计数仪为主的在线监测技术，将超滤技术和在线监测技术联用，通过云服务对二次供水设备运行数据的系统性收集，为我国智慧城市建设中供水设备大数据、物联网相关技术奠定了坚实基础（图 14-40）。

14.7.3 推广应用情况

（1）课题承担单位在二次供水行业内市场占有率大幅度提升，课题完成时形成 2 个产

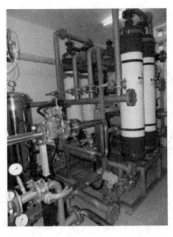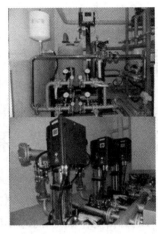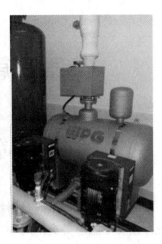

图 14-40 示范工程——宁波余姚富达广场

业化基地：新型二次供水设备产量达 4500 套/a，矢量泵产量为 1 万台/a，三年销售收入累计 12 亿元人民币以上，实现利税过 5000 万元；课题完成时使用本课题核心技术"矢量无负压、矢量变频、在线水质改善模块、智联供水设备"的产品销售已累计达 62 套，收入 3100 万元；借助课题实施相关效应，北京威派格科技发展有限公司正在筹备上市，已进入 IPO 审计阶段。

（2）课题研究成果为行业标准《矢量变频供水设备》、国家标准《矢量无负压供水设备》的编制提供了技术支撑，为课题成果在行业内的推广应用做出了重要贡献。

（3）在水专项课题支持下，课题最终建成了国内最大的无负压供水设备试验平台，该平台由二次供水设备、在线超滤膜组件、在线监测仪表等组成，可模拟工程实际情况对无负压供水设备运行进行多工况试验研究，可精确测量评定无负压、水泵、电机运行参数及各点效率，平台测量精度误差为 $\pm 0.1\%$，在课题研究过程中发挥了重要作用，今后也会为公司及二次供水行业的"节能与水质改善设备"的研究发展起到关键作用（图 14-41）。

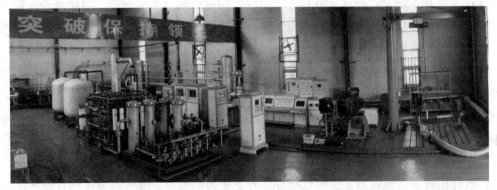

图 14-41 无负压供水设备试验平台

（4）通过"十二五"水专项课题实施，课题承担单位北京威派格科技发展有限公司技术研发能力得到大幅提升，购进了多台高精度实验仪器，凝聚了一批年轻的技术人才，建成"北京市企业技术中心"，为企业的进一步发展奠定了有力的基础。

第五篇　总结与展望

第15章　阶段成果总结

针对我国饮用水水源普遍污染、水污染事件频繁发生、饮用水监管体系不健全、供水系统存在安全隐患等突出问题，以保障水龙头饮用水稳定达标为目标，"十一五"以来开展了饮用水安全保障工程技术和监管技术研究，在水源调控、水厂净化、安全输配、监测预警、应急处理、安全管理等6个方面取得重要阶段性成果，研发了140项关键技术，其中16项关键技术取得重大进展，技术就绪度由原来的3～6级提升至6～9级；建立了6大类10个高水平研发平台基地，建成110多项示范工程，形成了《城市供水设施建设与改造技术指南》等100项以上行业标准、规范、指南和政策建议，基本构建了我国饮用水安全保障技术体系，包括："从源头到龙头"全流程的工程技术体系和"从中央到地方"多层级的监管技术体系，凝练形成了"从源头到龙头"饮用水安全多级屏障与全过程监管技术标志性成果，有力支撑了重点流域和典型地区龙头饮用水达标，整体提升了我国城乡供水的安全保障能力。

15.1　标志性成果进展

水专项饮用水安全保障研究的任务和目标是结合典型区域水源污染和供水系统的特征，通过关键技术研发、技术集成和应用示范，构建针对"水源保护、净化处理、安全输配"全流程的工程技术体系和集"水质监测、风险管理、应急处置"于一体的监管技术体系，为全面提升我国饮用水安全保障能力和促进相关产业发展提供科技支撑。

作为支撑该技术体系的标志性成果—"从源头到龙头"饮用水安全多级屏障与全过程监管技术，包括"饮用水安全多级屏障技术（水质净化处理和管网安全输配）"、"饮用水安全保障全过程监管"和"饮用水安全保障支撑能力体系"，集中体现了饮用水安全保障技术体系的重大技术创新和示范应用成效。

（1）饮用水安全保障多级屏障技术—水质净化处理

针对我国重点流域典型水源污染特征，在多水源调配、水源原位净化、臭氧活性炭工艺次生风险控制、膜法净水组合工艺、消毒副产物控制、地下水除砷等方面取得关键技术突破，技术就绪度由原来的4～6级提升至6～8级。集成创新形成了"从源头到龙头"饮用水安全多级屏障技术和工艺技术方案，在太湖流域等重点地区和典型城市开展综合示范和工程应用，实现了出厂水和管网水水质稳定达标，有效地支撑了饮用水水质改善和安全达标。

攻克了高氨氮原水低温期处理效果差的技术难题，彻底解决了冬季重污染河网原水饮用水稳定达标的难题。研发了冬季湿地对氨氮和有机物的强化去除技术，建成了全国最大规模水源生态修复示范工程，水源湿地主要水质指标提高一个等级，在冬季高氨氮情况下，可提高对氨氮的去除率 20%～40%。构建了常规处理后的两级过滤和臭氧生物活性炭新型组合工艺，在冬季低温原水氨氮浓度 2.5mg/L 以下时，实现生物滤池出水氨氮平均去除率可达 70%，与传统的生物接触氧化预处理工艺相比，低温氨氮处理效果提高了 30% 左右，保证水厂出水氨氮稳定达标。

突破了藻、消毒副产物、藻毒素、耗氧量等多种污染物协同控制技术，消除了太湖藻类暴发引发的饮用水危机。针对太湖水源藻类高，藻源性次生代谢产物多，消毒副产物生成势高，饮用水藻嗅味严重等问题，突破了预氧化-生物预处理耦合技术、藻类嗅味消毒副产物协同控制技术等关键技术，并在无锡、宜兴等城市进行工程示范应用，含碳消毒副产物较常规工艺削减 50%～60%，含氮消毒副产物未检出，实现藻类、消毒副产物和嗅味协同控制。

开发了复杂水质条件下嗅味识别技术和全流程控制技术，解决了普遍存在的饮用水臭味问题。针对全国近 50% 水厂出水存在嗅味超标的问题，开发了感官气相色谱与全二维气相谱耦合的嗅味物质识别技术，发展出复杂水源背景下嗅味与多种微量污染物协同控制深度处理技术，在上海进行了示范工程中应用，饮用水嗅和味合格率由 2011 年的 84.19% 提高到 2015 年的 97.50%。

开发了溴酸盐消毒副产物控制与臭氧-活性炭微型动物防控技术，有效防控了臭氧-活性炭深度处理工艺应用可能产生的次生风险，在苏州吴江、济南、深圳等 30 余座水厂应用，总规模超过 500 万 m³/d，为臭氧-活性炭深度处理技术大规模推广应用扫清了瓶颈技术障碍。

攻克了净水用膜污染控制技术，形成了膜法净水组合集成技术和工艺方案，有力促进了膜法净水工艺的推广应用。针对水厂膜组合工艺集成及膜污染控制问题，提出了膜组合优化工艺方案、稳定运行通量参数、膜前预氧化处理、膜反冲洗优化参数等保障膜稳定运行的措施和方案，形成了多种膜处理组合工艺，在东营、烟台等城市 40 余座水厂应用，有力促进了膜法净水工艺的推广应用。

研发了铁、锰、砷、氟、硝酸盐、硬度、卤代烃和放射性物质等系列化地下水处理技术，攻克了地下水除砷的国际性难题。针对地下水典型污染问题，形成了地下水铁、锰、砷、氟、硝酸盐、硬度、卤代烃和放射性物质等成套去除技术，并在沈阳、哈尔滨、郑州、济南、北京和徐州等地进行了应用示范。开发兼具氧化与吸附性能的铁锰复合氧化物新型除砷材料，构建了吸附除砷接触过滤工艺，实现重大技术突破，在郑州东周水厂建成我国最大规模除砷示范工程。

（2）饮用水安全保障多级屏障技术—管网安全输配

紧密围绕城市供水管网水质与水量安全，在管网水质保持、管网漏损控制、管网智能监控和优化调度、二次供水保障等方面取得重大关键技术进步，技术就绪度由原来的4～6级提升至6～8级。集成创新形成了适合我国城市供水管网的安全运行综合技术，在嘉兴和苏州等城市进行示范应用，实现嘉兴市供水管网漏损率由17.8%降低到10%以内；苏州市供水管网漏损率由22%降低到10%以内，提高我国供水管网运行管理水平。

阐明了水源切换下管网"黄水"发生机理，形成了管网水质稳定识别与控制技术，有效化解了南水北调受水区供水管网"黄水"风险。针对多水源切换条件下管网水质敏感区识别、水质稳定性控制能力弱等问题，建立了管网"黄水"控制技术、管网脆弱区综合判定方法、管网科学调度及水质稳定控制技术，在京津冀鲁豫等南水北调受水区城市开展示范应用，有效避免了水源切换过程中供水管网"黄水"发生。

开发了供水管网区域优化、供水管道更新改造、管网多级优化加氯、末梢管道的水力清洗等管网水质保障技术，有效保障供水管网水质。研发管网更新改造技术和管网水龄分布整体优化技术，缩短供水管网末梢水龄，保持适量余氯、降低浊度，减少水质风险。研发了基于综合水龄指数的乡镇区域水力调度技术，有效解决乡镇管网末梢水龄和滞流，保障城乡统筹管网末梢水质。

建立了适合我国大型复杂环状管网的漏损解析-评价-控制技术，为漏损控制提供了系统化解决方案。针对我国供水管网漏损严重、漏损构成不清、漏损监测与控制效率低的问题，改进了国际水协的水平衡分析方法、建立了管网漏损预警及漏损可控水平的定量评价方法，形成了管网漏损综合控制技术，研究成果在北京大规模应用，目前北京实现年节水3300万 m^3，节电940万 kWh 的效果。成果支撑了《城镇供水管网漏损控制及评定标准》CJJ 92—2016 的修订。

开发了基于监测点优化布置与实时水力水质模型的管网优化运行技术，构建了供水系统实时水力水质监控分析与调度系统，建立了供水管网的智能化监控与优化调度平台，实现了"一个数据中心、管网一张图、运行管理一个平台"，为供水系统进一步大数据分析应用提供支撑，平台已在北京、广州、嘉兴、绵阳等市应用，管网运行能耗下降可达5个百分点，经济社会效益显著。

（3）全过程饮用水安全监管技术—监测预警应急

以大力强化政府监管和行业管理支撑能力为目标，围绕水质监测、风险评价、预警应急、运行管理等环节开展系统研究，建立了我国的饮用水水质标准检测方法、基于风险评价的饮用水水质标准制定技术、突发污染应对技术、供水系统安全管理技术等，支撑了20多项国家、行业和地方标准、规范和技术指南的编制，技术就绪度由原来的3～4级提升至7～8级，研究成果直接服务于各级政府对饮用水安全的监督管理，全面落实了"水十条"提出的"从水源到水龙头全过程监管饮用水安全"的要求。

形成了我国的饮用水水质标准检测方法，有力推动了供水行业水质检测和监测标准化和规范化。针对城市供水水质监测技术落后、监测网络不完善等问题，研发了240项水质指标的实验室检测和13项指标的在线监测方法，大幅降低了"两虫"等指标的检测成本，规范了涉及127项水质指标的71个标准化检测方法，建立了针对300多种特征污染物检测方法和 40 种快速检测方法库，编制了《城市供水水质检验方法标准》CJ/T 141—2018、《城市供水水质在线监测技术标准》CJJT 271—2017、《城镇供水与污水处理化验室技术规范》CJJ/T 182—2014 等 3 项行业标准，有力推动了供水行业水质检测和监测标准化和规范化。

建立饮用水水质风险评价方法，夯实了水质标准制定的科学与技术基础。"十一五"针对 35 个重点城市 127 个水厂、"十二五"针对重点流域 20 个城市 100 个水厂，分别进行了 170 项和 200 项水质指标的调查，获得了迄今为止最全面的饮用水水质数据，发现全氟化合物、高氯酸盐等需要重点关注的饮用水新型污染物。初步构建了病原微生物、致癌污染物和非致癌污染物饮用水健康风险评价方法，完成了我国人群暴露参数调查，建立了污染物内暴露途径和外暴露途径饮水贡献率模型，制定了《集中式饮用水源地环境状况评估技术指南》，修订了《城市供水水质标准》、《饮用水水源保护区划分技术规范》。

突破城市供水全流程多源异构水质监测数据整合、水质安全评价和风险动态预警关键技术，建设了现场、实验室和在线"三位一体"水质监测网络，首次集成建设了具有高度集成度、可扩展性的城市供水水质监测预警系统，可实现基于在线监测的耗氧量等 14 种特征污染物、藻类暴发和咸潮影响即时报警、基于模型算法的标准内 92 种水质指标概率预警、基于综合毒性的标准外污染物毒性评价，在 116 处水源地得到示范应用。

开发了城市供水应急处理成套技术，并成功应用于水源重大污染事故的应急处理。针对我国突发性水源污染事件频发、应急处置缺乏系统技术支撑的问题，编制了《供水应急预案编制指南》、《饮用水中污染物健康参考值编制指南》、《城市供水应急管理控制程序》等文件，建立了针对 115 种污染物的应急处理技术体系，形成了 39 个重点城市的供水应急能力建设规划方案，在北京、天津等地建成了总计达 715 万 m^3/d 的 6 个大型应急处理示范工程，关键技术成果已成功应用于广西龙江河镉污染等 7 次大型水污染突发事故的应急处理。

（4）饮用水安全保障支撑能力体系

针对我国饮用水安全监管体系不健全、产业化支撑能力弱、研发能力不高等问题，初步构建了我国饮用水安全保障支撑能力体系，建立我国城市供水水质督察技术体系、城市供水全流程水质监测预警及应急调度业务化平台和饮用水关键设备材料产业化平台，并基本实现了业务化运行，全面提升了我国饮用水安全保障支撑能力。

建立了适于中国国情的城市供水水质督察技术体系。突破了水质督察要素筛查、水质风险定量分级和问题归因评价、数据质量保证等关键技术，形成了我国城市供水水质督察技术体系，编制完成了《城市供水水质督察技术指南》（征求意见稿），并纳入国家、省、市三级饮用水安全监管业务化运行，实现我国市县饮用水水质督察全覆盖。

建立了涵盖"水质监测—风险评价—预警预报—预案启动—应急处理"等信息联动的"城市供水水质监测预警应急技术平台"。平台实现了对全国 43 个重点城市重要水质指标的信息化管理，并在住建部水质监测中心、济南市、杭州市、东莞市和南水北调河北、河南、山东受水区城市进行了应用示范。

　　建立了饮用水安全保障关键设备材料产业化平台。针对饮用水安全保障关键设备材料国产化水平低、长期被国外垄断等现状问题，实现了大型臭氧发生器、生物毒性监测仪等多项供水关键设备研制方面的重大技术突破，核心部件和技术具有自主知识产权，产品性能达到国际先进水平，拉低国外产品价格 30% 以上，市场占有率大幅提高。

　　形成了国家饮用水安全保障科技创新平台。围绕全流程饮用水安全保障，已形成水源调控、净化处理、安全输配、水质检测、水质监管、应急救援等 6 大类研发平台基地，针对不同地区和流域的污染特征及存在问题，在京津冀、太湖流域、南水北调受水区等全国重点地区和流域布局建设了中试基地和研发平台；形成了多支具有国际竞争力的人才队伍。通过对水专项现有研发平台的整合、优化和提升，具备了创建国家饮用水安全保障科技创新中心的条件。

15.2　实施效果评价

　　2016 年 10 月科技部委托中国工程院对水专项标志性成果开展咨询，提出了咨询意见和建议。其中，对水专项饮用水安全保障标志性成果评估意见如下：

（1）突破从"源头到龙头"饮用水安全多级屏障技术并工程化应用。

　　【成果概况】 本专项成果围绕"龙头水"达标的总体目标，针对重点流域典型水源污染特征，在水源原位净化、水厂溴酸盐控制、膜法净水组合工艺、管网水质与漏损控制、二次供水以及地下水除砷等关键技术取得突破，国产臭氧发生器、超滤膜、管网检漏新设备等饮用水净化材料、装备开发及生产制造方面的技术水平大幅提升，技术就绪度由原来的 4～5 级提升至 6～8 级。通过关键技术研发、集成创新及在规模化应用示范，提出了重点流域"从源头到龙头"饮用水多级屏障安全保障整体解决方案，建成 100 余项示范工程，直接受益人口 2500 余万。多项产品实现自主生产并替代进口，带动了自主品牌的净水产品在国内市场占有率的提升。编制《城镇供水设施建设与改造技术指南》等行业标准导则、技术规范和工程技术指南。中央财政经费投入成果研发约 10.5 亿元。

　　【特色与价值】 本专项成果围绕我国饮用水安全保障的重大需求，以"政、产、学、研、用"协作攻关为研发模式，突破一批我国典型流域、城市饮用水安全保障关键技术。太湖流域河网地区水源地水质原位生态净化技术、在深度处理工艺中控制溴酸盐与微型动物技术、超滤膜规模化应用与组合工艺、地下水除砷技术、南水北调水源切换"黄水"控制技术等具有创新性和针对性，进一步发展了适应我国水源水质特点的净化工艺和适用技术体系；国产品牌大型臭氧发生器、超滤膜、管网漏损监控设备等关键材料与装备实现自主创新和优质制造，产品性能达到国际先进水平，部分产品填补国内空白并实现批量出口。通过中间试验、系统集成、技术装备产业化、规模化应用示范，形成针对不同类型水源的"从源水到龙头"多级屏障成套技术和组合工艺，为我国城市饮用水"龙头水"达标目标的实现提供了技术支撑。本专项成果对引领我国供水行业的科技进步、提升供水企业的技术与管理水平、保障饮用水安全发挥了积极作用。

【对专项的支撑作用】本专项成果面向我国饮用水安全保障的重大工程需求，紧密围绕"以保障饮用水安全为重点，攻克饮用水安全保障等关键与共性技术"的专项总体目标，结合《国家中长期科学和技术发展规划纲要（2006～2020 年）》部署要求和国家高端装备制造、新材料、节能环保等战略性新兴产业发展布局，以核心技术突破、重大装备开发和产业化带动重点，战略定位恰当，总体目标明确；开展"政、产、学、研、用"联合攻关和综合示范，努力发掘企业创新发展的源动力，以"科技专项经费引导、企业自主经费主导"的研发经费投入模式，资源投入匹配合理；在上百个城市开展工程示范，应用成效显著。

【存在问题和建议】（1）需加强顶层设计，进一步突出科技目标，重视技术原理创新和重大关键技术突破，提升整体科技水平；（2）应着力提升关键器件和重大装备的自主创新和产业化能力和水平；（3）建议加强技术系统集成，分别针对不同典型流域、区域水源水质特点，形成可复制、可推广、可持续的工艺体系和分类解决方案；（4）希望进一步提升示范工程的总体技术水平，加强专项研发的突破性技术的工程实践和推广应用。

（2）创新了从"源头到龙头"全过程饮用水安全监管技术并实现业务化运行。

【成果概况】本专项成果以建立科学、规范、可业务化运行的饮用水安全全流程监管技术系统为目标，重点围绕饮用水日常管理、监督管理、应急管理等重要需求，突破饮用水风险评价、监测预警、应急处置等关键技术，集成并形成了基于饮用水风险评价与水质监测预警的水厂应急与日常运行成套技术方案，构建了我国城市供水全流程、立体化监管业务化平台；多项饮用水质监测设备实现自主创新与产业化，支撑了饮用水全过程监管；技术就绪度由原来的 3～4 级提升至 7～8 级，进行规模化应用；编制并颁布 20 余项行业标准、规范和指南等标准化文件，提升我国全过程饮用水安全监管能力，有力促进了行业的科技进步。

【特色与价值】本专项成果针对我国饮用水安全管理薄弱、缺少国产水质监测预警核心设备的问题，针对饮用水全过程监管的科学化、规范化、业务化技术难题，构建我国城市供水水质督察、水质监测、水厂应急处置等技术体系并纳入国家饮用水安全监管业务化运行，首次完成全国 654 个城市、1534 个县城的 4457 个水厂的水质、工艺状况系统调查，建立我国检测指标最多、覆盖面最广的饮用水水质数据库；研发了 240 项水质指标的实验室检测和 13 项指标的在线监测方法，规范了涉及 127 项水质指标的 71 个标准化检测方法，建立了针对 300 多种特征污染物检测方法和 40 种快速检测方法库；建立了针对 115 种污染物的应急处理技术系统，形成涵盖"水质监测—风险评价—预警预报—预案启动—应急处理"等信息联动的"城市供水水质监测预警应急技术平台"；建成国产 GC-MS、ICP-MS、颗粒计数仪、生物毒性监测仪等生产线，填补国内空白，拉低国外产品价格 30% 以上，市场占有率大幅提高。本专项成果对提高我国饮用水全流程科学监管能力、提升国产关键监测设备国产化水平、支撑我国城市饮用水全面达标具有重要作用。中央财政经费投入成果研发约 1.5 亿元。

【对专项的支撑作用】本专项成果紧密围绕"以保障饮用水安全为重点，攻克饮用水安全保障等关键与共性技术"的总体目标，积极响应"水十条"中"从水源到水龙头全过程监管饮用水安全"的要求，在常规技术规范、关键技术创新、核心技术跨越以及重大装备产业化、管理体系标准化与业务化上取得重要进展，编制并发布《城市供水水质督察技术规程》等20余项行业标准、规范和指南，研究成果直接服务于饮用水安全保障的政府监管、企业监测与公众监督，突破部分水质监测、仪器自主创新和和产业化的关键技术，战略定位恰当，支撑目标明确，科技投入合理，应用成效显著。

【存在问题和建议】加强投入产出分析，总结少量经费投入即产生重大技术装备成果的实施经验；进一步加强顶层设计，在重大装备的核心技术、器件或组件的开发方面力争取得原创性成果；技术体系与管理平台规范化、流程化、业务化研究与示范，推进专项成果在全国各级城市供水安全监管中规模化应用，推动我国饮用水监管信息网络化集成与共享；与国外最先进的供水监管技术体系进行比较，明确今后发展方向。

第16章 "十三五"任务部署与成果展望

16.1 总体思路

"十三五"以深化完善饮用水安全保障技术体系为目标,在"十一五"和"十二五"的基础上,紧紧围绕补齐技术短板和全面推广应用两个突破方向,开展研究成果的技术评估、验证及标准化和城市供水全过程监管系统业务化运行研究,形成若干针对我国重点地区典型问题的饮用水安全保障整体解决方案,构建城市供水全过程监管系统平台建设并实现业务化运行,实现技术体系的系统化、工程化、业务化、产业化和标准化;在太湖流域城乡地区和京津冀重点地区开展技术体系的示范应用,验证技术体系;在辽河、淮河、巢湖等其他重点流域和重点地区开展关键技术示范应用和评估,完善技术体系;通过技术集成创新,形成完善的饮用水安全保障技术体系,进行宣传扩散,实现研究成果的推广应用。

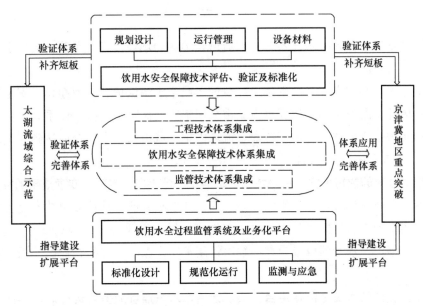

图 16-1 饮用水安全保障"十三五"任务总体部署图

16.2　任务部署

"十三五"期间，饮用水安全保障的研究任务共设技术体系集成和综合应用示范2个板块，包括2个项目和11个独立课题（见附表3），重点研究任务是：

（1）补齐技术短板，完善技术体系。以完善饮用水安全保障技术体系为目标，结合重点流域和典型地区问题导向和科技需求，突破若干项饮用水水质监控关键技术、饮用水生物风险防控技术、新兴污染物控制与净化等关键核心技术，补齐技术短板；系统梳理和集成创新水专项研究成果，结合工程化和业务化运行情况，建立可量化的评估体系，开展技术评估、验证，筛选成熟技术及产品进行标准化、规范化和产业化，最终实现工程技术标准化、监管技术业务化、技术产品的产业化。

（2）突出示范亮点，推动成果扩散。在太湖流域开展技术体系综合示范应用，全面形成集水源保护、高效净化、安全输配、联合应急于一体的太湖流域饮用水安全保障集成技术体系和多层次的监管技术体系；实现全流域技术应用全覆盖，流域内重点城市供水水质全面达标，通过综合应用示范，完善和验证技术体系。在京津冀地区开展体系应用和饮用水生物风险防控等关键技术突破，建设城市供水信息监管平台并业务化运行，通过关键技术的应用示范，完善技术体系。建立成果推介平台，借助重点流域和典型地区应用示范成效宣传，向全国各地相关行业推广应用。

16.3　预期成果

（1）饮用水安全保障技术体系在重点流域和地区的规模化应用示范，支撑示范区水质全面达标。

在"十一五"和"十二五"基础上，全面形成集水源保护、高效净化、安全输配、联合应急于一体的太湖流域和京津冀重点城市饮用水安全保障集成技术体系和多层级的监管技术体系；实现全流域技术应用全覆盖，流域内重点城市供水水质全面达到《生活饮用水卫生标准》GB 5749—2006 要求。

（2）形成成套的饮用水安全保障技术、标准及设计手册，实现水专项成果的推广应用。

对水专项研究成果进行综合集成、系统评估和实际验证，筛选成熟技术充实到技术标准、规范、指南和手册等标准化文件中，有效指导供水行业的工程规划设计、运行管理、材料设备生产等，使水专项成果为普遍解决饮用水安全保障工程问题提供实用、有效和标准化的技术支撑。

（3）建立城市供水安全监管平台，实现饮用水水质监管业务化运行。

形成国家、省、市三级城市供水系统监管业务化平台，实现业务化运行，满足我国城市供水系统全方位、多层次监管的业务需求，具备整合和优化配置国家供水应急救援能力的功能，形成监管业务化平台系统的系列标准规范，为国家和地方的城市供水安全监管业务提供科技支撑。

附　　录

饮用水主题"十一五"课题清单   附表1

项目/课题编号	项目/课题名称	项目/课题牵头单位	项目/课题负责人
2009ZX07419	饮用水安全保障管理技术体系研究与示范	中科院生态环境研究中心	杨　敏
2009ZX07419-001	水源与饮用水水质风险评价方法研究	中科院生态环境研究中心	杨　敏
2009ZX07419-002	饮用水源与饮用水水质标准支撑技术	中国城市规划设计研究院	宋兰合
2009ZX07419-003	饮用水源地保护与管理技术与示范	中国环境科学研究院	苏一兵
2009ZX07419-004	供水系统安全评估与管理研究	城市水资源开发利用国家工程中心有限公司	张明德
2009ZX07419-005	突发性水污染事件应急处理预案	北京市自来水公司	刘锁祥
2009ZX07419-006	城镇供水绩效评估体系研究与示范	北京首都创业集团有限公司	韩　伟
2009ZX07419-007	饮用水安全保障关键技术集成研究与示范	中国城市规划设计研究院	邵益生
2008ZX07420	饮用水水质监控预警及应急技术研究与示范	中国城市规划设计研究院	邵益生 宋兰合
2008ZX07420-001	水质监测关键技术及标准化研究与示范	中国城市规划设计研究院	何　琴
2008ZX07420-002	三级水质监控网络构建关键技术研究与示范	中国城市规划设计研究院	边　际
2008ZX07420-003	水质安全评价及预警关键技术研发与应用示范	住房城乡建设部信息中心	郝　力
2008ZX07420-004	水质信息管理系统及可视化平台关键技术研发与示范	浙江大学	张宏建
2008ZX07420-005	城市供水应急处理技术及工艺体系研究与示范	清华大学	陈　超
2008ZX07420-006	城市供水系统规划调控技术研究与示范	中国城市规划设计研究院	莫　罹
2008ZX07420-007	饮用水水质督察技术体系构建与应用示范	中国城市规划设计研究院	李　琳
2009ZX07420-008	水质监测材料设备研发与国产化	中国城市规划设计研究院	周长青
2008ZX07421	长江下游地区饮用水安全保障技术集成与综合示范	南方工程中心	尹大强

续表

项目/课题编号	项目/课题名称	项目/课题牵头单位	项目/课题负责人
2008ZX07421-001	区域饮用水源优化配置与水质改善技术集成与示范	浙江大学	郭宗楼
2008ZX07421-002	高藻、高氨氮湖泊型原水处理技术集成与示范	同济大学	高乃云
2008ZX07421-003	高氨氮、高有机物河网原水的深度处理技术集成与示范	浙江大学	张　燕
2008ZX07421-004	长江、黄浦江微污染原水高效净化关键技术与示范	南方工程中心	张　东
2009ZX07421-005	长江下游地区饮用水区域安全输配技术与示范	南方工程中心	孟明群
2008ZX07421-006	长江下游地区饮用水安全应急技术体系	同济大学	董秉直
2008ZX07422	黄河下游地区饮用水安全保障技术集成与综合示范	济南供排水监测中心	贾瑞宝 王明全
2008ZX07422-001	引黄供水系统水质风险评估技术研究与示范	济南供排水监测中心	孙韶华
2008ZX07422-002	引黄水库水源系统水质改善技术研究与示范	中国城市规划设计研究院	桂　萍
2008ZX07422-003	高藻引黄水库水常规工艺强化集成技术研究与示范	济南监测中心	贾瑞宝
2008ZX07422-004	高嗅味引黄水库水臭氧-生物活性炭优化技术研究与示范	清华大学	刘文君
2008ZX07422-005	引黄水库水超滤膜处理集成技术研究与示范	哈尔滨工业大学	李　星
2009ZX07422-006	黄河下游城市供水管网水质保障技术研究与示范	青岛理工大学	吕　谋
2008ZX07423	珠江下游地区饮用水安全保障技术集成与综合示范	清华大学	张晓健 陈　超
2009ZX07423-001	珠江下游地区水源水质预警与系统调控技术	北京市政设计研究总院	郗燕秋
2008ZX07423-002	季节性高有机污染原水预处理和常规处理工艺强化技术集成与示范	清华大学	张晓健
2009ZX07423-003	南方湿热地区深度处理工艺关键技术与系统化集成	深圳市水务（集团）有限公司	韩德宏
2009ZX07423-004	南方大型输配水管网诊断改造优化与水质稳定技术集成与示范	广州市自来水公司	王建平

项目/课题编号	项目/课题名称	项目/课题牵头单位	项目/课题负责人
2009ZX07424	典型城市饮用水安全保障共性技术集成与示范	浙江大学	张土乔
			俞廷超
2009ZX07424-001	潮汐影响城市饮用水安全保障共性技术研究与示范	浙江大学	孙志林
2009ZX07424-002	地下水源城市饮用水安全保障共性技术研究与示范	沈阳水务集团有限公司	张亚峰
2009ZX07424-003	南水北调受水区饮用水安全保障共性技术研究与示范	北京市自来水集团	白迪琪
2009ZX07424-004	山地丘陵城市饮用水安全保障共性技术研究与示范	重庆大学	蒋绍阶
2009ZX07424-005	北方寒冷城市饮用水安全保障共性技术研究与示范	哈尔滨工业大学	袁一星
2008ZX07424-006	水源季节性重污染的城市饮用水安全保障共性技术研究与示范	北京首都创业集团有限公司	潘文堂
2008ZX07425	典型村镇饮用水安全保障适用技术集成与示范	中国农业科学院	梅旭荣
			朱昌雄
2008ZX07425-001	华北村镇地下饮用水污染控制和水质安全保障适用技术研究与示范	中国农业科学院	李玉中
2008ZX07425-002	华南村镇塘坝地表饮用水污染控制和水质安全保障适用技术研究与示范	中国农业科学院	郭 萍
2008ZX07425-003	西南村镇库泊地表饮用水污染控制和水质安全保障适用技术研究与示范	农业部沼气科学研究所	颜 丽
2008ZX07425-004	东北村镇地下饮用水污染控制和水质安全保障适用技术研究与示范	中国农业科学院	齐学斌
2008ZX07425-005	西北村镇集雨饮用水污染控制和安全保障适用技术研究与示范	中国水利水电科学研究院	刘玲花
2008ZX07425-006	华北县镇地下饮用水安全保障技术体系研究与工程示范	清华大学	刘书明
2008ZX07425-007	华东县镇河网饮用水安全保障技术体系研究与工程示范	同济大学	邓慧萍
2008ZX07425-008	沿海岛屿村镇饮用水安全保障技术体系研究与工程示范	浙江大学	邵卫云

饮用水主题"十二五"课题清单

项目/课题编号	项目/课题名称	项目/课题牵头单位	项目/课题负责人
2011ZX07401	饮用水供水安全保障管理技术体系研究与示范项目	中国科学院生态环境研究中心	杨　敏
2011ZX07401001	城镇供水安全保障管理支撑体系研究与示范	住房和城乡建设部城乡规划管理中心	刘佳福 牛璋彬
2012ZX07403	太湖流域地区饮用水安全保障技术集成与综合示范	同济大学	尹大强
2012ZX07403-001	江苏太湖水源饮用水安全保障技术集成与综合示范	江苏省水处理服务中心	于水利
2012ZX07403-002	太湖流域上海饮用水安全保障技术集成与示范	上海城市水资源开发利用国家工程中心有限公司	顾金山 张　东
2012ZX07403-003	浙江太湖河网地区饮用水安全保障技术集成与示范	浙江大学	张　燕
2012ZX07403-004	太湖流域地区饮用水安全保障管理技术与综合集成	同济大学	尹大强
2011ZX07404	南水北调受水区饮用水安全保障技术研究与综合示范	济南市供排水监测中心	贾瑞宝
2012ZX07404-001	南水北调受水区城市水源优化配置及安全调控技术研究	中国城市规划设计研究院	张　全
2012ZX07404-002	南水北调京津受水区供水安全保障技术研究与示范	清华大学	刘文君
2012ZX07404-003	南水北调山东受水区供水安全保障技术研究与示范	济南市供排水监测中心	贾瑞宝
2012ZX07404004	南水北调河南受水区供水安全保障技术研究与示范	河南省城市规划设计研究总院有限公司	张　雷
2012ZX07408001	给水处理系统运行特性与工艺设计技术研究	哈尔滨工业大学	崔福义
2012ZX07408002	城市供水管网水质安全保障与运行调控技术	中国科学院生态环境研究中心	王东升
2011ZX07409001	非玻璃介质大型臭氧发生器设备研制及其产业化	青岛国林实业股份有限公司	丁香鹏
2011ZX07409002	玻璃放电材质大型臭氧发生器设备研制及其产业化	福建新大陆科技集团有限公司	陈　健
2011ZX07410001	饮用水处理用 PVC 膜组件及装备产业化	海南立昇净水科技实业有限公司	陈良刚
2011ZX07410002	饮用水处理用 PVDF 膜组件及装备产业化	天津膜天膜工程技术有限公司	张宏伟
2011ZX07411001	新型二次供水设备研制及产业化	北京威派格科技发展有限公司	柳　兵

项目/课题编号	项目/课题名称	项目/课题牵头单位	项目/课题负责人
2011ZX07412001	供水管网漏损监控设备研制及产业化	北京埃德尔黛威新技术有限公司	杨　帆
2012ZX07413001	饮用水水质检测监测设备产业化	聚光科技（杭州）股份有限公司	顾海涛
2012ZX07414001	小型移动式饮用水应急供水设备产业化	上海城市水资源开发利用国家工程中心有限公司	叶　辉
2011ZX07415001	净水厂用高效活性炭制备产业化	山西新华化工有限责任公司	阴兆栋
		神华新疆能源有限责任公司	靳满城
2014ZX07402001	饮用水全流程水质监测技术及标准化研究	中国城市规划设计研究院	桂　萍
2014ZX07405001	重点流域水源污染特征及饮用水安全保障策略研究	中国科学院生态环境研究中心	杨　敏
2014ZX07405002	江苏省域城乡统筹供水技术集成与综合示范	江苏省城市规划设计研究院	朱建国
			朱光灿
2014ZX07405003	巢湖市水源优化与水质保障技术研究与示范	巢湖市城镇建设投资有限公司	胡强干
2014ZX07406002	建筑水系统微循环重构技术研究与示范	中国建筑设计研究院有限公司	赵　锂
2014ZX07406-003	城市供水管网智能管理系统关键技术研究与示范	天津市自来水集团有限公司	刘秋水
2015ZX07402-002	突发事件供水短期暴露风险与应急管控技术研究	中国疾病预防控制中心环境与健康相关产品安全所	张　岚
2015ZX07402-003	农村饮用水安全保障技术标准化研究及规模化应用示范	中国灌溉排水发展中心	闫冠宇
2015ZX07406-001	饮用水特征嗅味物质识别与控制技术研究与示范	中国科学院生态环境研究中心	于建伟
2015ZX07406-004	中小水厂消毒工艺优化及副产物控制技术研究与示范	深圳市水务（集团）有限公司	张金松
2015ZX07406-005	地下水源饮用水卤代烃及硬度控制技术研究与工程示范	山东省城市供排水水质监测中心	孙韶华
2015ZX07406-006	饮用水放射性污染控制技术及应急装备研发	天津大学	侯立安

"十三五"水专项饮用水安全保障项目（课题）　　　　附表3

序号	编号	项目（课题）名称	承担单位	负责人
1	2017ZX07108	多水源格局下城市供水安全保障技术体系构建项目	北京市自来水集团有限公司	刘锁祥
2	2017ZX07207	太浦河金泽水源地水质安全保障综合示范项目	上海城市水资源开发利用国家工程中心有限公司	樊仁毅
3	2017ZX07201001	苏州市饮用水安全保障技术集成与综合应用示范	同济大学	陶　涛
4	2017ZX07201002	常州市太湖流域水源饮用水安全保障技术与应用示范	常州通用自来水有限公司	肖　磊
5	2017ZX07201003	湖州南太湖水源供水区饮用水安全保障综合应用示范	浙江大学	张仪萍
6	2017ZX07201004	嘉兴市城乡一体化安全供水保障技术集成与综合示范	浙江大学	张　燕
7	2017ZX07201005	太湖流域饮用水安全保障工程技术与综合管理技术集成研究	同济大学	楚文海
8	2017ZX07501001	城市供水系统规划设计关键技术评估及标准化	中国市政工程中南设计研究总院有限公司	杨书平
9	2017ZX07501002	城镇供水系统运行管理关键技术评估及标准化	深圳市水务（集团）有限公司	韩德宏
10	2017ZX07501003	城镇供水系统关键材料设备评估验证及标准化	山东省城市供排水水质监测中心	贾瑞宝
11	2018ZX07502001	城市供水全过程监管技术系统评估及标准化	中国科学院生态环境研究中心	安　伟
12	2017ZX07502002	城市供水全过程监管平台整合及业务化运行示范	中国城市规划设计研究院	张志果
13	2017ZX07502003	饮用水安全保障技术体系综合集成与实施战略	中国城市规划设计研究院	林明利